Terry Clifford

Tibetische Heilkunst

Einführung in Theorie und Praxis
der altbewährten Naturheilkunde
der Tibeter
Diagnostische Methoden, Heilmittel,
Psychosomatik und Seelenheilkunde

Mit einem [illegible] Dalai Lama

Mit 20 Ab[illegible]

Ullstein Sachbuch

Ullstein Sachbuch
Ullstein Buch Nr. 34648
im Verlag Ullstein GmbH,
Frankfurt/M – Berlin
Titel der amerikanischen Originalausgabe:
Diamond Healing
Einzig berechtigte Übersetzung
aus dem Amerikanischen von
Jochen Eggert

Ungekürzte Ausgabe

Umschlagentwurf:
Volker Noth Grafik-Design
Unter Verwendung einer
Abbildung vom Archiv für Kunst und
Geschichte, Berlin
(Indische Handschrift, 18. Jahrhundert)

Printed in Germany 1990
Druck und Verarbeitung:
Clausen & Bosse, Leck
ISBN 3 548 34648 0

April 1990

CIP-Titelaufnahme
der Deutschen Bibliothek

Clifford, Terry:
Tibetische Heilkunst : Einführung
in Theorie und Praxis der
altbewährten Naturheilkunde
der Tibeter ; diagnostische Methoden,
Heilmittel, Psychosomatik und
Seelenheilkunde/Terry Clifford.
Mit e. Vorw. d. Dalai Lama.
[Übers. aus d. Amerikan. von Jochen
Eggert]. – Ungekürzte Ausg. –
Frankfurt/M ; Berlin : Ullstein, 1990
(Ullstein-Buch ; Nr. 34648 :
Ullstein-Sachbuch)
Einheitssacht.: Diamond healing <dt.>
ISBN 3-548-34648-0
NE: GT

Inhalt

THE DALAI LAMA

THEKCHEN CHOELING
McLEOD GANJ 176219
KANGRA DISTRICT
HIMACHAL PRADESH

FOREWORD

Health and happiness are the rights of every individual. That is why it is important to encourage the promotion of different medical systems. While many systems of medicine such as the Tibetan are traditional and ancient, their importance in contributing substantially towards medical sciences particularly in the field of treating psychosomatic and non-infectious diseases should not be ignored.

I, therefore, welcome this work by Miss Terry Clifford and hope that it will provide the type of information that will assist both medical students and patients in understanding Tibetan medicine better.

December 26, 1981

Vorwort des Dalai Lama

Jeder Mensch hat ein Anrecht auf Gesundheit und Glück, und aus diesem Grund ist es wichtig, die Verbreitung verschiedener medizinischer Systeme zu fördern. Viele dieser Systeme wie etwa das tibetische beruhen zwar auf uralten Überlieferungen, können jedoch trotzdem einen wesentlichen Beitrag zur Gesamtheit der medizinischen Wissenschaft leisten, vor allem auf dem Gebiet der Psychosomatik und der Behandlung nichtinfektiöser Krankheiten.

Ich begrüße deshalb das Erscheinen dieses Buchs von Terry Clifford und hoffe, daß es sowohl für Medizinstudenten als auch für Patienten zu einer Informationsquelle wird, die ihnen ein besseres Verständnis der tibetischen Medizin erlaubt.

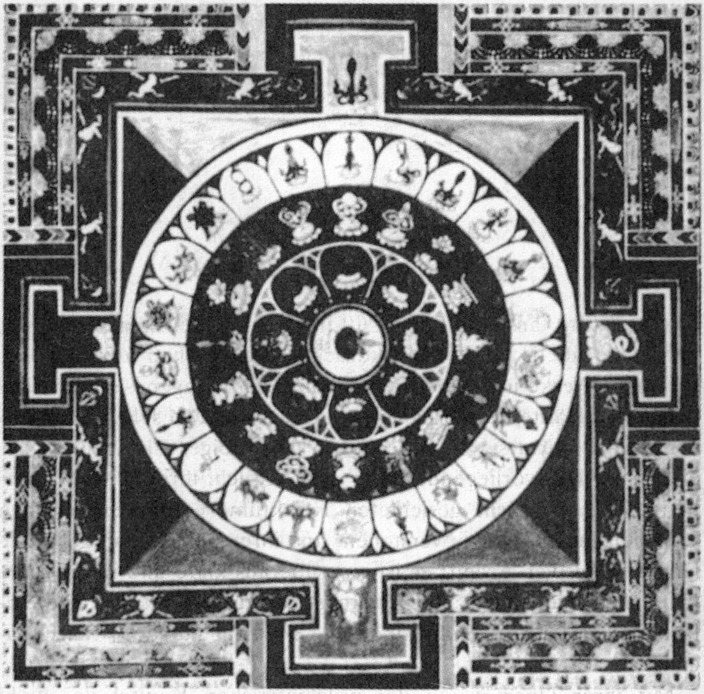

Abb. 1 Thanka (tibetisches Rollbild) mit einem Mandala des Heilenden Buddha. Die dreiundfünfzig Gottheiten, die dieses Mandala enthält, sind hier in symbolischer Form dargestellt; sie sind repräsentiert durch ihr jeweiliges ikonographisches Attribut wie zum Beispiel die Medizinschale, den Sūtra-Text, das Schwert der Weisheit usw.

Einleitung

*von Dr. Lokesh Chandra**

Seit dem Tag, an dem Terry Clifford mein Arbeitszimmer betrat, um einige tibetische Holzblockdrucke durchzusehen und englischsprachige Werke über tibetische Medizin zu befragen – manche aus der ersten Hälfte des vorigen Jahrhunderts und so selten wie Sterne am Tag –, hat sie mich durch ihr zielstrebiges Engagement beeindruckt. Das vorliegende Buch ist die Frucht ihrer Entschlossenheit, die noch nicht gesichteten Reichtümer der medizinischen Überlieferung Tibets zu verstehen, und ihrer Bereitschaft zu jahrelanger intensiver Arbeit: es ist eine überaus klare und informative Darstellung der tibetischen Heilkunst und dabei so flüssig und einfach geschrieben, daß die tibetische Medizin nun jedermann zugänglich werden kann.

Mit ihrer Übersetzung der psychiatrischen Kapitel des wohl wichtigsten Texts der tibetischen Medizin, den *Vier Tantras* oder *Gyü-shi (rgyud-bz'i)*, erweitert sie unseren ethno-psychiatrischen Horizont, und ihr Versuch, die tibetischen Ausdrücke mit den Begriffen moderner Psychiatrie in Beziehung zu setzen, rechtfertigt die im Schlußkapitel ausgesprochene Hoffnung, daß die «inspirie-

* Direktor der International Academy of Indian Culture, New Delhi; Autor und Herausgeber von dreihundert Büchern, in denen die Weisheit des klassischen Asien bewahrt werden soll, darunter: das *Tibetan-Sanskrit Dictionary, Materials for a History of Tibetan Literature, Studies in Indo-Asian Art and Culture*, Werke über die Materia Medica Tibets, *The Classic of Eighteen Topics, A New Tibeto-Mongol Pantheon, The Mongolian Kanjur* (108 Bände).

rende Kraft der tibetischen Medizin sich auf jetzt noch nicht vorstellbare Weise neue Ausdrucksmöglichkeiten schaffen» könnte.

Dieses Werk wird ein neues Verständnis der indo-tibetischen Medizin begründen. Der unerschrockene Leser ist aufgerufen, sich auf Neuland vorzuwagen und die letztlich transzendentalen Grundlagen und Implikationen dieses Systems zu erkunden. Es ist ein ganzheitlicher Ansatz, der Gesundheit als die harmonische Einheit von Geist und Körper definiert und Krankheit als eine Störung dieser Homöostase. Das Individuum wird hier als eine Ganzheit betrachtet, deren physische, psychische und spirituelle Kräfte um den Ausgleich von Unausgewogenheiten im gesamten Sein des Menschen ringen. Die moderne Naturwissenschaft hat lange gebraucht, um die Einsicht durchzusetzen, daß das Universum nichtmateriell ist, daß Materie Energie ist, daß der Raum real ist und Prozesse dieselbe Gültigkeit besitzen wie Dinge und daß das Prinzip der Komplementarität dem «bloß» subjektiven Gehalt menschlicher Erfahrung einen ganz neuen Stellenwert verschafft. Das vorliegende Buch erhellt die lebendige Ordnung tibetischer Weisheit und zeigt uns diese Ordnung als einen universalen Bezugsrahmen, der an die Stelle der unhaltbar gewordenen mechanistischen Vorstellungen der abendländischen Schulmedizin treten könnte.

In der tibetischen Medizin fließen indische, chinesische und hellenische Einflüsse zu einer Einheit zusammen, und den Hintergrund bildet die kosmo-the-andrische Weltsicht des Buddhismus, die weder dem Kosmos noch dem Göttlichen *(theos)* noch dem Menschen *(andros)* die zentrale Stellung einräumt: das Zentrum wird vielmehr von der Überschneidung dieser drei Prinzipien gebildet. Terry Clifford untersucht die tibetische Medizin in Hinsicht auf eine zeitliche Dreiheit: sie interpretiert das Erbe der Vergangenheit in der Sprache unserer Zeit und führt damit neue qualitative Parameter für eine künftige Medizin ein.

Die medizinische Überlieferung Tibets beruht in erster Linie auf dem indischen Āyurveda. Siebzehn Sanskrit-Texte wurden ins Tibetische übersetzt, und sie füllen sechs große Bände des *Tengyur*, des kommentierenden Teils der kanonischen Literatur Tibets, der sich seit über tausend Jahren der Verehrung der Gläubigen in diesem Schneeland erfreut und von tibetischen Lamas eifrig studiert wird. Das sind alles in allem über viertausend Seiten klassischer Gelehrsamkeit, deren Reichtümer noch der Erforschung durch westliche Gelehrte harren.

Der erste medizinische Text, der ins Tibetische übersetzt wurde, scheint das *Gyü-shi* des Chandranandana zu sein. Seit seiner Übersetzung im achten Jahrhundert ist es *der* medizinische Klassiker Tibets, maßgeblich für die medizinische Praxis und im Lauf der Jahrhunderte immer wieder neu kommentiert. Im 17. Jahrhundert schrieb Sangye Gyatso, der Regent des Fünften Dalai Lama, einen ausführlichen Kommentar, der in seiner Weite und Klarheit des Verstehens alle Vorgänger in den Schatten stellte.

Der produktivste Übersetzer indischer medizinischer Texte war der unermüdliche Rinchen Sangpo, der von 958 bis 1055 lebte. In Zusammenarbeit mit dem Inder Jalandhara übersetzte er das *Ashtangahridaya* des Vāgbhata und den dazugehörigen Kommentar des Chandranandana. Er war auch verantwortlich für die Übersetzung einer veritablen Enzyklopädie der Veterinärwissenschaften – den Prinzipien der Pferdeheilkunde (Hippiatrie).

Im 13. Jahrhundert übersetzte Ratnashrī (1228–1308) mit der Hilfe eines Yogin und einiger Gelehrter Sanskrit-Texte über Alchemie ins Tibetische. Die alten Sanskrit-Texte sind verlorengegangen, und die tibetischen Fassungen sind deshalb einzigartige Werke über tonische Elixiere von breiter Wirkungskraft für die Gesundheit des Körpers.

Dharmapāla, der große Übersetzer aus Jhalu, ist vor allem durch seine Systematisierung der grammatischen Literatur Tibets bekannt geworden. Er lebte von 1441 bis 1528 und übersetzte das *Schatzhaus der Wurzeln*, ein Kompendium großer Arzneien des berühmten Nāgārjuna. Es ist ein Rezeptbuch für Wurzelarzneien (mit den dazugehörigen Mantras) gegen Nervenstörungen, Fieber, Haut-, Augen- und andere Krankheiten. Darüber hinaus ist es ein unschätzbar wertvolles Werk über psychosomatische Behandlungsweisen.

Der große Fünfte Dalai Lama, Losang Gyatso (1617–1682), war nicht nur ein großer Staatsmann, sondern auch ein führender Schriftsteller Tibets. Er bereicherte sein Land um historische Werke, liturgische Abhandlungen, Handbücher über Versöhnungsmethoden für verschiedene Gottheiten, abrißhafte Darstellungen der Metaphysik, feinsinnige Kommentare zur Essenz des Buddhismus, Werke über Metrik, Rhetorik, Literaturkritik, Stilistik und Medizin. Er verschönerte sein Land mit Tempeln und Klöstern, wofür die mongolischen Edelleute, die, mit Geschenken beladen, in Scharen nach Lhasa strömten, die Mittel bereitstellten. Er erneuerte die Tradition, indische Pandits nach Tibet einzuladen, und diese weckten hier ein neues Interesse an der Übersetzung von Werken zu weltlichen Themen wie etwa der Medizin.

Dharmo Manrampa, der Hofarzt des Fünften Dalai Lama, ließ die Biographien der berühmten tibetischen Ärzte Yuthog des Älteren und des Jüngeren in Holzblöcke schneiden und drucken. Er und einige andere gaben die Übersetzung neuer medizinischer Sanskrittexte in Auftrag. Er stellte Auszüge aus den Werken zehn hochberühmter indischer Ärzte zusammen – über Krankheitsursachen, Hygiene, Opium- und Alauntherapie, medizinisch-tantrische Formeln, über Serien magischer Diagramme und verschiedene pathologische Erwägungen. Insgesamt stellt dieses im Jahre 1644 im Potala-Palast fertiggestellte Werk eine breitgefächerte Gesamtschau sehr unterschiedlicher, aber sämtlich auf praktischer Erfahrung fußender Einzelgebiete dar. Das zweite Werk dieser Arbeitsgruppe befaßt sich mit den Behandlungsmethoden des Arztes Danadasa; diesem Werk sind zweiundsiebzig esoterische Medizinchakras angegliedert. In der dritten Abhandlung, einem medizinisch-alchemistischen Sammelwerk, an dem auch der Arzt Raghunatha aus Mathurā (bei Delhi) beteiligt war, gibt Verfahrensweisen für die Zubereitung metallischer Arzneimittel an. Darauf folgte eine Sammlung von okkulten Heilmitteln für Krankheiten, die von *Pishācha* und *Graha* (zwei

Arten von krankheitsverursachenden Dämonen) ausgelöst werden; diese Arzneien wurden dem großen Lotsava Lhündup von dem Arzt Raghunatha übermittelt. Das letzte medizinische Werk, das dem Tengyur eingegliedert wurde, war ein Werk mit dem Titel *Erneuerer des Augenlichts*, in dem praktische Anleitungen für Hygiene, Heilmittel und operative Eingriffe bei Augenkrankheiten gegeben werden.

Vier Werke des Nāgārjuna wurden ins Tibetische übersetzt, darunter das *Yoga-Shataka* und das *Jīva-Sūtra*. Das *Yoga-Shataka* war eins der populärsten Bücher medizinischer Verordnungen. Es war von Zentralasien bis Sri Lanka im Gebrauch. Seine drei Bände wurden in Zentralasien sogar in der Kucha-Sprache, die den europäischen Sprachen verwandt ist, aufgefunden. Von dem ebenfalls ins Tibetische übersetzten *Siddha-Sara* des Ravigupta wurden Bruchstücke in uigurischer Sprache (einer Türksprache) aus dem Sand Zentralasiens geborgen.

Die Übermittlung medizinischen Wissens von Indien nach Tibet war etwa ein Jahrtausend lang (vom 8. bis ins 17. Jahrhundert) eine durchgängig gepflegte Tradition. Tibetische Gelehrte eigneten sich die Übersetzungen an, um sie dann durch Kommentare und praktische Handbücher zu vertiefen und zu erweitern. Hervorragende Ärzte legten sich kleine, nur wenige Blätter umfassende Zusammenfassungen ihrer wichtigsten Rezepte und Behandlungsweisen an, die dann mittels Blockdruck für den täglichen Gebrauch vervielfältigt wurden.

Weitere Kräfte wuchsen der tibetischen Medizin zu, als sie über Persien das griechische Heilsystem in sich aufnahm. Auch die chinesische Medizin und *Materia medica* haben die medizinische Tradition Tibets um eine wesentliche Dimension bereichert. All diese verschiedenen Einflüsse haben im Lauf der Zeit Modifizierungen erfahren, um sich schließlich harmonisch in den besonderen Erfahrungsraum dieses bergigen Hochlandes einzufügen. Basis all dieser Bestrebungen um körperliche und geistige Gesundheit blieb stets die buddhistische Weltsicht mit ihren Anschauungen über das wahre Wesen von Mensch und Natur.

Unberührt von Kriegen mit äußeren Feinden, konnte Tibet sein reiches medizinisches Erbe bis zur Besetzung durch die Chinesen bewahren. Die Chagpori-Hochschule in Lhasa war die älteste medizinische Institution ihrer Art. Die tibetische Medizin gelangte bis zu den Khalka, den Bewohnern der inneren Mongolei und den fernen Burjäten im nordöstlichen Sibirien. Dazu fällt mir eine Begegnung mit Dr. P. Cyrill von Korvin-Krasinski ein, der sich auf sibirische Medizin spezialisiert hatte. Wir trafen uns in Deutschland, und er berichtete von seinem Glück, W. N. Badmajew in Warschau als Lehrer für mongolischen Āyurveda in Anspruch nehmen zu können. Badmajew stammte aus einer Familie mongolischer Lama-Ärzte, und ein Mitglied dieser Familie war Hofarzt des Zaren Alexander II. gewesen. Sein Cousin war der sibirische Arzt N. N. Badmajew, der in Leningrad durch seine ayurvedische Praxis bekannt und für seine Heilerfolge berühmt war. Unter seinen Patienten waren Prominente wie der Schriftsteller Alexej Tolstoi und kommunistische Führungsgestalten wie Nikolaj Bucharin und Alexej Rykow; gelegentlich wurde er sogar zu Stalin gerufen.

Der Volkskommissar für das Gesundheitswesen, Kaminski, hatte eine so hohe Meinung von ihm, daß in Leningrad unter Dr. Feodorow eine besondere ayurvedische Abteilung eingerichtet wurde. Während einer Säuberungswelle wurde diese Abteilung aufgelöst und ihr Personal liquidiert. Badmajew konnte jedoch nach Polen entkommen, wo er Dr. Krasinski traf. Dr. Krasinski erzählte mir, Badmajew habe ihm eine Anzahl sibirischer Arzneimittel gegeben. Ich bat ihn, mir eines dieser Mittel zu zeigen. Er holte eine Flasche und sprach von der Wirksamkeit des Mittels, sichtlich traurig, daß er es in Zukunft nicht mehr beschaffen konnte, weil Badmajew nicht mehr lebte. Ich bat ihn, mir ein wenig von dieser wunderbaren Droge zu zeigen, und siehe da! – es war ganz gewöhnliches Hingvashtaka-Churna (ein ayurvedisches Arzneimittel aus acht Bestandteilen, vorwiegend *Ferula assafoetida*), das man in Tibet und Indien in jedem Haushalt findet. – Kein Zweifel, die indisch-tibetische Medizin ist heute dabei, sich in aller Stille neue Wachstumsplätze zu suchen.

ERSTER TEIL

Die Buddhistische Medizin Tibets

NAMO MAHA BHAIKANZEYA

Ehre dem Großen Heilenden Buddha

Wer durch falsche Vorstellungen und Einstellungen
Notwendigerweise in den Zustand des Leidens fällt –
Wenn der auch nur den Klang deines heiligen Namens hört,
Wird er nicht in Leiden wiedergeboren,
Sondern makellose Reinheit erlangen.

Chagmed Rinpoche, aus der
Hymne zum Preis des Heilenden Buddha

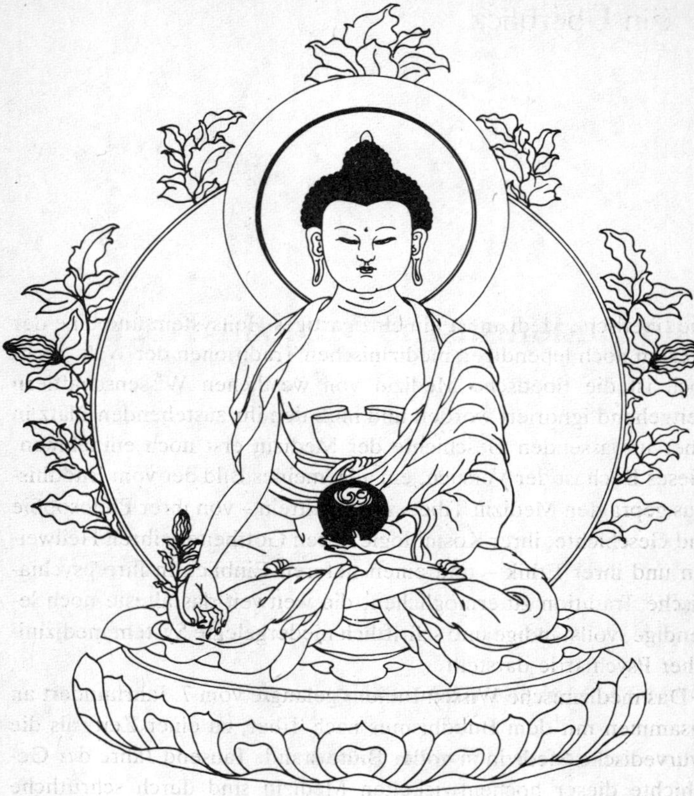

Abb. 2 Der Heilende Buddha, der Meister der Heilmittel, König des Lapislazuli-Glanzes – Bhaishajya-guru, Sangye Menla oder Vaidurya genannt. Sein strahlender Körper ist tiefblau; im Schoß hält er eine Bettelschale, gefüllt mit dem Nektar des langen Lebens. Zum Zeichen, daß er Schutz vor allen Krankheiten gewährt, hält er in der zur Geste des Gebens ausgestreckten Rechten die «Große Medizin», einen Zweig des Myrobalanenbaums *(a-ru-ra)*.

1. Ein Überblick

Die tibetische Medizin ist ein einzigartiges Heilsystem und eine der ältesten noch lebendigen medizinischen Traditionen der Welt. Dennoch ist die tibetische Medizin von westlichen Wissenschaftlern weitgehend ignoriert worden und muß den ihr zustehenden Platz in einer umfassenden Geschichte der Medizin erst noch einnehmen. Dieses Buch ist der Versuch, ein allgemeines Bild der vom Buddhismus geprägten Medizin Tibets zu vermitteln – von ihrer Philosophie und Geschichte, ihrer Kosmologie, ihren Gottheiten, ihren Heilweisen und ihrer Ethik – und einen tieferen Einblick in ihre psychiatrische Tradition zu ermöglichen, die weltweit das älteste noch lebendige, vollständige und schriftlich niedergelegte System medizinischer Psychiatrie darstellt.

Das medizinische Wissen Indiens gelangte vom 7. Jahrhundert an zusammen mit dem Buddhismus nach Tibet, zu einer Zeit, als die ayurvedische Medizin in voller Blüte stand. Tausend Jahre der Geschichte dieser hochentwickelten Medizin sind durch schriftliche Zeugnisse belegt, und die mündliche Überlieferung reicht bis in die vedische Zeit (ca. 5000 bis 2000 v. Chr.) zurück. In den Jahrhunderten nach dieser Übertragung von Indien nach Tibet erlebte der Āyurveda in seinem Heimatland einen rapiden Niedergang und ging teilweise verloren. In Tibet blieb er jedoch erhalten und wurde noch durch chinesische und persische Elemente erweitert. All das haben die Tibeter mit ihrer vorbuddhistischen schamanischen Tradition verbunden, und bis zum heutigen Tage erweitert und fortentwickelt.

Das Einzigartige an der tibetischen Medizin ist die zwanglose Verknüpfung von spirituellen, «magischen» und rationalen Heilmethoden. Die erstaunliche Wirksamkeit dieser Medizin ist in Zentralasien seit Jahrhunderten bekannt, und Tibet erhielt sogar die Beinamen «Land der Medizin» und «Land der Arzneipflanzen». Heute ist jedoch auch dieses uralte System in Gefahr verlorenzugehen. Es ist ein System, das im Exil leben muß und wie die gesamte klassische Kultur Tibets ums Überleben kämpft. Diese Lage der Dinge beruht auf dem Umstand, daß der chinesische Kommunismus den Buddhismus gewaltsam aus seiner Stellung als beherrschender Faktor aller Lebensaspekte in Tibet verdrängt hat. Als die Chinesen das Land 1959 endgültig an sich rissen, gingen hunderttausend Tibeter ins Exil; darunter befanden sich zwar viele der großen tibetischen Lamas, aber nur wenige der großen tibetischen Ärzte. Diese Menschen sind die letzte Generation einer tausend Jahre alten buddhistischen Kultur und die erste Generation von Tibetern, die intensiv in Kontakt mit der modernen Welt kommt.

Um die medizinische Tradition auch im Exil weiterzuführen, wurde von seiner Heiligkeit dem 14. Dalai Lama in Dharamsala (Indien) ein medizinisches Zentrum mit Behandlungshaus für ambulante Patienten, einem Hospital und medizinischen Lehreinrichtungen geschaffen. Dieses Zentrum leistet die medizinische Versorgung der Exiltibeter und hat inzwischen auch Ambulanzen in anderen tibetischen Siedlungen auf dem Subkontinent eingerichtet.[1] Darüber hinaus gibt es eine Anzahl unabhängig arbeitender tibetischer Ärzte und Lama-Ärzte, die in Indien und den Himalaja-Ländern weiterhin ihre uralte Kunst praktizieren.

Es gibt Berichte, nach denen die Chinesen, die seit jeher große Hochachtung vor der Medizin empfinden, die medizinische Überlieferung Tibets weitgehend bewahrt haben, vor allem die große Vielfalt tibetischer Kräuterheilmittel, die nun in alle Teile Chinas exportiert werden. Doch soviel sie von dieser Tradition auch bewahrt haben mögen, wir können wohl davon ausgehen, daß sie all die religiösen und spirituellen Aspekte daraus entfernt haben, die nicht nur integraler Bestandteil, sondern Ursprung und Fundament dieses Systems sind.

Gerade dieser spirituelle und philosophische Kern macht die tibetische Medizin zu einer so einzigartigen Erscheinung. Wir können sogar sagen, daß es keine andere medizinische Tradition auf der Welt gibt, die so konsequent nach der Maßgabe einer Philosophie und Metaphysik entwickelt wurde. Die Beziehung zwischen Buddhismus und Heilkunde ist eine Wesensbeziehung.

Um das verstehen zu können, müssen wir uns zunächst vor Augen halten, daß der Buddha selbst die höchste Wahrheit in eine medizinische Analogie kleidete. Seine gesamte Lehre dreht sich um die Frage, wie das Leiden zu verhindern beziehungsweise zu überwinden sei. Nach den Worten des Buddha leiden wir an dem naturgegebenen Ungenügen der bedingten Existenz, und die Ursachen unseres Leidens sind vor allem die Unbeständigkeit allen Seins und unser irrtümlicher Glaube an ein unabhängig existierendes Ich, der die Grundlage für all unser selbstsüchtiges Streben bildet. Die Medizin, die der Buddha verordnet, um unser Leiden und unsere Verblendung zu überwinden, ist seine Lehre, der Dharma. Der Buddha lehrte, daß der Geist oder das Bewußtsein die Grundlage aller Phänomene ist. Geist erschafft die Materie, und Geist erschafft Gesundheit und Krankheit. Deshalb betont die Lehre des Buddha die Notwendigkeit, den Geist zu zähmen und negative emotionale Energien umzuwandeln: dies ist die psychosomatische Grundannahme buddhistischer Medizin.

Im Gegensatz zu theistischen Religionen ist der Buddhismus in erster Linie eine psychologische Religion. Es geht ihm um ein Verständnis der Natur des Geistes und um die Entwicklung von Gewahrsein und Erbarmen. Die Praxis der Dharma-Medizin beruht auf eigenen persönlichen Bemühungen und zielt auf Erkenntnis der Unbeständigkeit, Beherrschung des Geistes und Verminderung der Begierden.

Nach buddhistischer Anschauung können physische Krankheit und Leiden eine Hilfe sein und unser Streben nach Erleuchtung bestärken. Auch können sie uns dazu verhelfen, mehr Erbarmen gegenüber anderen aufzubringen. Während wir krank sind, können wir unser Leiden zu unserem Weg der Befreiung machen. Durch die Praxis des Dharma erkennen wir negative Gewohnheiten und Verhaltensmuster, die Leiden und Krankheit erzeugen, und können sie abbauen.

Die psychologischen Anschauungen des Buddhismus werden in einem Teil der Schriften vorgetragen, der Abhidharma genannt wird. Dieses Gebiet der Literatur bildet die philosophische Basis buddhistischer Psychologie und leistet eine ins Einzelne gehende Analyse und Klassifizierung des Bewußtseins und der mentalen Funktionen.

Was nach den Worten des Buddha und den Aussagen des Abhidharma den menschlichen Geist verblendet und seine Vollkommenheit überdeckt, sind Gegebenheiten, die im Sanskrit Klesha und im Tibetischen Njömong *(nyon-mongs)* genannt werden. Europäische Sprachen gebrauchen dafür Ausdrücke wie kränkende Emotionen, Verunreinigungen, mentale Verzerrungen, negative Emotionen oder verwirrende Vorstellungen. Im *Abhidharma-Samuchchaya* wird Klesha definiert als «mentaler Faktor, der, sobald er im Geist auftaucht, Verwirrung in der Psyche stiftet und die Kontrolle über die Psyche vermindert».[2] Diese mentalen und emotionalen Verblendungen oder Verdunkelungen des Geistes sind eingeschliffene und automatisch gewordene Reaktions- und Emotionsmuster. Sie bilden die psychischen Wurzeln der Krankheit.

Es gibt Tausende solcher Kleshas, die sich zu den sogenannten drei Giften verdichten können, zu Verwirrung (Verblendung), Verhaftung (Gier) und Aversion (Aggression), deren gemeinsamer Ursprung in Unwissenheit und mangelndem Gewahrsein zu suchen ist. Verdunkelungen des Geistes werden auch nach zwei Hauptkategorien mit Untergruppen eingeteilt:

1. Emotionale Muster
   a. grob – in diesem Leben erworben
   b. fein – angeboren

2. Mentale Verdunkelungen
   a. grob – falsche Anschauungen
   b. fein – Subjekt-Objekt-Dualismus.

Dieser letzte Aspekt, der Subjekt-Objekt-Dualismus oder das Festhalten an der Vorstellung eines beständigen, von allem anderen getrennt existierenden «Ich», ist die grundlegende Verblendung, aus der alle anderen hervorgehen. Nach der buddhistischen Philosophie, Psychologie und Medizin ist dieses Festhalten am Ego der Grund für alles Leiden und alle Krankheiten. Sehr klar kommt dies in einem Hauptwerk der tibetischen Medizin zum Ausdruck:

> Es gibt nur eine einzige Ursache für alle Krankheit, nämlich die Bedeutung der Identitätslosigkeit [des Nichtvorhandenseins eines beständigen Ego] nicht zu verstehen. Ein Vogel, selbst wenn er am Himmel schwebt, trennt sich nicht von seinem Schatten. So auch alle anderen Kreaturen: sie mögen zwar in Freuden leben, doch solange sie verblendet sind, können sie nicht frei von Krankheit sein.[3]

Das tibetische Heilsystem ist ein faszinierendes und komplexes Ineinandergreifen von Religion, Mystik, Psychologie und rationaler Medizin. Neben Arzneimitteln und Behandlungsmethoden im engeren medizinischen Sinn spielt hier auch eine Vielzahl immaterieller Gegebenheiten eine Rolle, die dem Abendländer manchmal unverständlich bleiben oder gar abwegig erscheinen, insbesondere wenn er mit dem Buddhismus, der dieses Heilsystem so entscheidend prägt, nicht vertraut ist. Gerade unter einem so praktischen Aspekt wie dem medizinischen ist es besonders schwierig, die Kluft zwischen dem Weltbild einer uralten religiösen Kultur und dem wissenschaftlichen Materialismus der Moderne zu überwinden, doch es ist nicht unmöglich und nicht ohne Wert.

Die Erforschung der tibetischen Medizin könnte uns nicht nur neue Informationen, sondern auch neue Einsichten zugänglich machen, und das in zweifacher Hinsicht. Erstens sind die sehr umfangreiche Literatur, der ungeheuere Arzneimittelschatz, die eigentümlichen Diagnose- und Behandlungsmethoden, die ethischen Prinzipien und die philosophischen und psychologischen Fundamente dieser Überlieferung es schon für sich genommen wert, studiert, dokumentiert und bewahrt zu werden, da ohne sie eine Geschichte der Medizin, der medizinischen Anthropologie und der Ethnopsychiatrie unvollständig wäre. Zweitens könnte dieses Heilsystem auch für die moderne Medizin abendländischer Prägung Bedeutung gewinnen, und zwar nicht allein in praktischer Hinsicht, sondern vor allem durch seine sehr klar definierten Modelle, die unseren modernen Anschauungen über Gesundheit und Krankheit durchaus noch etwas hinzufügen könnten, etwa das Modell der Ganzheitlichkeit, das psychosomatische und psychiatrische Modell, aber auch zum Beispiel die Ethik des Heilers und die Vorstellung, daß Krankheit auch ein Weg zu vertiefter Einsicht und Weisheit sein kann.

Ganzheitlichkeit ist der prägende Zug der tibetischen Medizin. Besonderer Wert wird hier auf die Beziehung zwischen Geist und Körper und zwischen dem verkörperten Psycho-Organismus und dem gesamten Universum gelegt. Vorbeugende und heilende Maßnahmen haben zum Ziel, das kosmische Gleichgewicht innen wie außen zu wahren oder wiederherzustellen. Wie in den meisten überlieferten Medizinsystemen der Welt wird Gesundheit hier als ein Zustand der Ausgewogenheit definiert, doch ist diese Vorstellung in der tibetischen Medizin wie nirgendwo sonst bis in ihre substilsten Ausläufer entwickelt.

Auf der Ebene der relativen, mit dem alltäglichen Bewußtsein erfahrbaren Wirklichkeit wird Krankheit als Disharmonie innerhalb des Mikrokosmos (Mensch) oder zwischen Mikrokosmos und Makrokosmos (Universum) verstanden. Absolut gesehen, ist Krankheit jedoch Ausdruck einer Disharmonie, die auf dem Grundirrtum der Dualität beruht, auf dem Glauben an ein unabhängig existierendes Ich. Die relative Zielsetzung der tibetischen Medizin besteht also im Verhindern und Heilen von Krankheiten, während es aber letztlich darum geht, zur Wurzel von allem Leiden vorzudringen, das heißt, Erleuchtung zu finden.

Alle diagnostischen und therapeutischen Maßnahmen gehen davon aus, daß Körper und Geist eine Ganzheit bilden. Auf der organischen Ebene wird der Körper in den Begriffen einer Säfte- oder Humoraltheorie beschrieben. Die drei «Säfte» oder *humores* des Körpers sind Wind, Galle und Schleim und haben sich nach tibetischer Anschauung aus den drei Grundmängeln oder Verdunkelungen des Geistes entwickelt: Schleim aus Unwissenheit, Wind aus Begierde und Galle aus Haß. Auf der physischen Ebene entscheidet die Ausgewogenheit oder Unausgewogenheit dieser drei Grundbestandteile über Gesundheit und Krankheit. Sie unterliegen allerlei natürlichen Einflüssen wie etwa der Ernährungsweise und dem Wechsel der Jahreszeiten. Daneben sind jedoch noch etliche andere Faktoren wichtig für ihre Stärke und Gewichtung: äußere Aktivitäten, psychische Bedingungen, astrologische und «unsichtbare» Kräfte und schließlich spirituelle Bedingungen, zusammengefaßt unter dem Begriff «Karma», die im gegenwärtigen oder in zurückliegenden Leben geschaffen wurden.

Karma und Reinkarnation sind für den Buddhismus insgesamt und insbesondere für die buddhistische Medizin von zentraler Bedeutung. Karma können wir einfach als das Wirken des Gesetzes von Ursache und Wirkung verstehen. Jedes Handeln, sei es körperlicher, sprachlicher oder geistiger Art, bewußt oder unbewußt, hat Folgen, die sich unweigerlich auf dieses oder künftige Leben auswirken. Wenn wir an Reinkarnation denken, so ist die karmische Kraft, die wiedergeboren wird, keine eigenständige Ego-Einheit oder Identität, sondern die kontinuierliche psychisch-moralische Fortführung dessen, was ein Mensch in vergangenen Leben geschaffen hat, und dieses Karma wirkt sich mit der unerbittlichen Konsequenz eines subtilen Naturgesetzes auf die folgenden Wiedergeburten aus.

Da also das Karma zurückliegender Inkarnationen sich in diesem Leben auswirken kann, geht man bei manchen Krankheiten davon aus, daß sie rein spirituelle oder karmische Ursachen haben. In der tibetischen Medizin ist bekannt, daß solche Krankheiten nicht auf die üblichen medizinischen Behandlungsmethoden ansprechen, sondern spirituelle oder religiöse Methoden erfordern, die auf der Ebene ihrer Verursachung ansetzen. Selbst in der Beziehung zwischen Patient und Arzt kann das Karma eine wichtige Rolle spielen, denn nach tibetischer Anschauung können auch der fähigste Arzt und der willigste Patient keinen Heilerfolg haben, wenn keine karmische Verbindung zwischen ihnen besteht.

Der Übersichtlichkeit halber unterteile ich die tibetische Medizin in drei große Kategorien: Dharma-Medizin oder religiöse Medizin, tantrische oder yogische Medizin und somatische oder reguläre Medizin. In der tatsächlichen Praxis sind diese drei natürlich zu einem Ganzen integriert.

Die Dharma-Medizin heilt durch spirituelle und psychologische Methoden; hier geht es darum, das Wesen des Geistes zu erkennen und negative Emotionen unter Kontrolle zu bringen. Dazu verhelfen Meditation, moralische Bildung, Gebet und andere religiöse Praktiken.

Die tantrische Medizin deckt sozusagen den Bereich zwischen dem Geistigen und dem Physischen ab. Hier werden psycho-physische Yogapraktiken angewendet, um die feinen Vitalenergien des Körpers so umzuwandeln, daß sie zu Kräften der Selbstheilung und der Heilung anderer werden. Diese Methoden bringen häufig «übernatürliche» oder «magische» Kräfte hervor. Die spirituellen, psychischen und yogischen Heiltechniken der tibetischen Medizin könnten auch unser abendländisches Verständnis von der geheimnisvollen Beziehung zwischen dem Geist und den Kräften des Heilens vertiefen, und zwar um so mehr, je tiefer die moderne Medizin in psychosomatische Zusammenhänge eindringt, je deutlicher sie den Einfluß negativer Emotionen auf den Körperhaushalt und die Rolle des Glaubens oder der positiven Grundhaltung – sichtbar zum Beispiel in der Wirkungsweise des Plazebo-Effekts – erkennt.

Die dritte Kategorie, die somatische oder reguläre Medizin, beruht vorwiegend auf dem indischen Āyurveda, ergänzt durch Einflüsse aus anderen Heilsystemen und eigenständige tibetische Elemente. Ganz im Vordergrund stehen hier «sanfte» naturheilkundliche Methoden wie mineralische Bäder, Massagen und Maßnahmen zur Verbesserung der Ernährungsweise und anderer Lebensumstände; daneben kommen Kräuterarzneien zur Anwendung, aber auch Akupunktur, Schröpfbehandlungen und ähnliches.

In allen tibetischen Heilmethoden spielt das unmittelbare Engagement des Heilers eine entscheidende Rolle. Als einer der wichtigsten Faktoren für die Genesung des Kranken wird «liebevolle Fürsorge» angesehen. Der moralische Entwicklungsstand des Heilers, das heißt die Tiefe seiner Weisheit und seines Mitgefühls, ist das Maß seiner Fähigkeit, eine Heilung zu bewirken.

Die somatische oder reguläre tibetische Medizin umfaßt seit jeher acht Zweige, von denen einer die Psychiatrie ist. Von Kennern der Geschichte der Psychiatrie wurden drei verschiedene Grundrichtungen der Behandlung seelischer Erkrankungen identifiziert: der magisch-religiöse Ansatz, der organisch-physische Ansatz und der psychologisch-emotionale Ansatz.[4] Das Interessante an der medizinischen Psychiatrie Tibets ist, daß sie diese drei Ansätze in sich vereinigt.

Während die Anschauungen der modernen Psychiatrie über Psychosen zur Einseitigkeit neigen, indem sie sich ein bestimmtes Modell, beispielsweise das physiologische oder das psychologische, zu eigen machen und alle anderen ablehnen, stellt die tibetische Psychiatrie ein ganzheitliches, wenn auch ungewöhnliches Modell der Ursachen und Behandlungsmöglichkeiten schwerer psychischer Störungen dar. Fünf Grundursachen werden hier unterschieden: 1. Karma, 2. Störungen im Säftehaushalt, 3. Gift, 4. emotionale Faktoren, 5. unsichtbare negative Kräfte oder «Dämonen». Karma und dämonische Kräfte liegen natürlich gänzlich außerhalb des Horizonts der modernen Psychiatrie. Wir werden uns in einem späteren Kapitel mit der Frage beschäftigen, wie diese «Dämonen» zu interpretieren sind. Hier mag der Hinweis genügen, daß die Beschreibung von Symptomen, die auf den Einfluß von Dämonen schließen lassen, ein einzigartiges psychopathologisches Klassifizierungssystem darstellt, das im übrigen nicht ohne bemerkenswerte Parallelen zur modernen wissenschaftlichen Klassifizierung psychischer Störungen ist.

Die Tibeter haben eine breitangelegte Psychopharmakologie geschaffen und verfügen über eine große Anzahl psychiatrischer Arzneien, von denen bisher noch keine im Westen identifiziert oder wissenschaftlich getestet wurde. In Asien erfreuen sie sich dagegen des Rufs großer Wirksamkeit. Ich erfuhr von diesen Mitteln zum ersten Mal durch eine Freundin, die normalerweise von sehr ausgeglichener Gemütsverfassung war, nach einer Kopfverletzung aber an plötzlichen Stimmungseinbrüchen und Wutanfällen litt. Der tibetische Arzt, der sie behandelte, verordnete Räucherwerk (in diesem Fall den Rauch von glimmendem schwarzem Aloeholz, tib. *a-ga-ru*), eine in Tibet beliebte Form psychiatrischer Medizin, und das Einatmen dieses Rauchs beruhigte sie augenblicklich. Theodor Burang, meines Wissens der einzige Abendländer, der die tibetische Psychiatrie in ihrer ganzen Breite und vor Ort studiert hat, schreibt zu diesem Thema: «Groß sind die Heilerfolge der tibetischen Methoden in der Behandlung von Seelenleiden.»[5]

Da das vorliegende Buch sich insbesondere auch um eine Dokumentation der psychiatrischen Tradition Tibets bemühen wird, habe ich versucht, die wichtigsten Substanzen psychiatrischer Arzneimittel zu identifizieren. Eines Tages wird die Wissenschaft sich vielleicht dieser Mittel annehmen, um sie zu analysieren und klinisch zu erproben. Schließlich stand ja auch der erste größere Durchbruch in der modernen Psychopharmakologie im Zusammenhang mit der Erforschung einer Pflanze, die in Indien seit Jahrhunderten zur Behandlung des Wahnsinns eingesetzt wird: *Rauwolfia serpentina*.

Um das psychiatrische System Tibets mit authentischem Textmaterial dokumentieren zu können, lege ich in Kapitel 10 die Originalübersetzung der drei psychiatrischen Kapitel aus dem Basistext der tibetischen Medizin vor, dem *Gyü-shi (rgyud-bz'i)* oder Buch der *Vier Tantras*. Es heißt, dieses Buch enthalte in verdichteter und destillierter Form das gesamte medizinische Wissen Tibets. Die Autorschaft wird dem Heilenden Buddha selbst zugeschrieben; das Buch wurde im achten Jahrhundert von Indien nach Tibet gebracht und hier im Lauf der Jahrhunderte erweitert. Die drei Kapitel des *Gyü-shi* stellen den ältesten medizinischen Text der Welt dar, der noch heute die Basis einer psychiatrischen Praxis bildet.

Es existiert bislang noch keine Übersetzung des gesamten *Gyü-shi*. Teile des Zweiten und Vierten Tantra übersetzte Rechung Rinpoche in seinem Buch *Tibetan Medicine* ins Englische; hier finden wir auch eine kurzgefaßte Geschichte der tibetischen Medizin und eine Übersetzung der Biographie des berühmten tibetischen Arztes und Heiligen Yuthog. Eine vollständige Übersetzung des Ersten Tantra und von Teilen des Zweiten Tantra, kommentiert von Dr. Yeshe Dhönden, dem Leibarzt seiner Heiligkeit des Dalai Lama, wurde von der Library of Tibetan Works and Archives unter dem Titel *The Ambrosia Heart Tantra, Vol. I*, veröffentlicht; hier wird zur Zeit an der Übersetzung der übrigen Teile des *Gyü-shi* gearbeitet. Die deutsche Ärztin Elisabeth Finckh veröffentlichte 1975 eine Übersetzung von Teilen des Ersten Tantra; neben einer Aufschlüsselung der medizinischen Terminologie findet man in ihrem Buch ein detailliertes Inhaltsverzeichnis des Gesamten *Gyü-shi*.[6] Daneben gibt es über das *Gyü-shi* nur noch ein Werk in englischer Sprache, die grundlegende Arbeit des ungarischen Gelehrten Alexander Csoma de Körös, der 1835 im *Journal of the Asiatic Society of Bengal* einen vollständigen Abriß des *Gyü-shi* veröffentlichte.

Die medizinische Literatur Tibets ist außerordentlich umfangreich, doch während der Niederschrift des vorliegenden Buchs lag nur einer dieser Texte in englischer Übersetzung vor. Es handelt sich um ein Werk des Nāgārjuna, das Dr. Vaidya Bhagwan Dash übersetzt und in seinem Buch *Tibetan Medicine: With Special Reference to Yoga-Sataka* veröffentlicht hat.[7] Im übrigen ist die Literatur über tibetische Medizin recht dünn gesät.[8] Es gibt nur wenige andere moderne Werke in europäischen Sprachen, die sich mit dem Gegenstand befassen: *An Introduction to Tibetan Medicine*, eine Essaysammlung, die vom *Tibetan Review* in Indien veröffentlicht wurde; Burangs *Tibetische Heilkunde*, worin auch die tibetische Psychiatrie erörtert wird; und schließlich verstreute Essays in Publikationen, die Tibet zum Gegenstand haben. Raoul Birnbaum erörtert in seinem Buch *Der Heilende Buddha** ganz allgemein die Bedeutung des Heilens im Buddhismus, bezieht sich jedoch vorwiegend auf Werke des chinesischen Buddhismus.

Das Material über tibetische Psychiatrie, das ich hier vorlege, ist in erster Linie Ergebnis meiner Studien bei tibetischen Lamas und Ärzten, die ich 1976 in Indien und Nepal traf. Informationen über den Buddhismus und über die tibetische Medizin im allgemeinen stammen ebenfalls zu einem großen Teil von den tibetischen Lamas, aber auch aus der veröffentlichten Literatur; hinsichtlich der Medizin ist hier vor allem Rechung Rinpoches bahnbrechendes Werk zu nennen.

Obgleich der Mahāyāna- und Vajrayāna-Buddhismus, wie er in Tibet Fuß faßte, sich beträchtlich von den frühen indischen Schulen des Buddhismus unterscheidet und in diesem schamanistischen Land eine ganz bestimmte Gestalt und Eigenart annahm, ist auch hier der Buddha und seine Lehre Ursprung und Grundlage des medizinischen Systems. Beginnen wir also diese Darstellung der tibetischen Heilkunst mit dem Verehrungswürdigen und seiner Medizin, dem Dharma.

* O. W. Barth Verlag, Bern 1982.

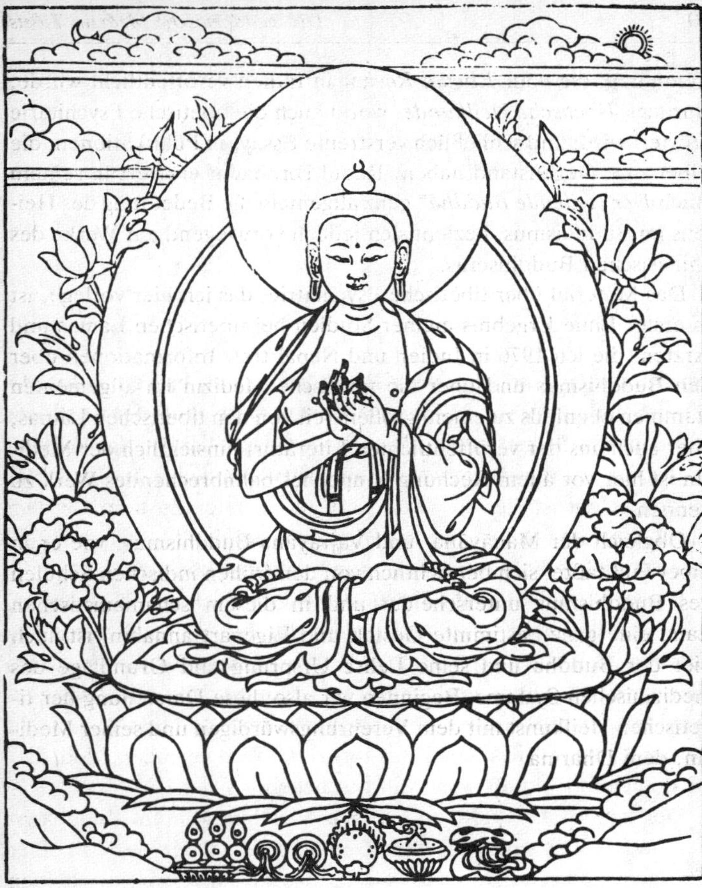

Abb. 3 Shākyamuni Buddha, der Große Arzt, auf dem Lotos-Thron, dem Sinnbild der Reinheit und der Weisheit (Prajñā) als wahres Wesen des Menschen. Aus dem erleuchteten Geist strahlen zahllose Weisheitsaktivitäten aus, und eine davon ist die erbarmungsvolle Wissenschaft des Heilens.

2. Dharma-Medizin

Im Mahāyāna- und Vajrayāna-Buddhismus, den beiden buddhistischen Schulen, die sich in Tibet etablierten, bezeichnet der Ausdruck «Buddhaschaft» mehr als die historische Gestalt des Buddha Shākyamuni, der vor ungefähr zweieinhalb Jahrtausenden in Indien lebte. Buddhaschaft ist hier ein dem Geist immanenter Zustand, an dem alle Lebewesen Anteil haben. Höchstes Ziel des Menschen ist es, seine Buddhaschaft aufzudecken und zu verwirklichen.

Diese Tatsache, daß die Erleuchtung immer schon vorhanden ist, wird im tibetischen Buddhismus gern durch die Gestalt eines Ur-Buddha (Ādi-Buddha) versinnbildlicht – Symbol für die Transzendierung der scheinbaren Dualität von Existenz und Nichtexistenz. Aus dem ursprünglichen Buddha-Wesen sind Buddhas ohne Zahl hervorgegangen, in allen Zeitaltern und Weltgegenden, und dies wird auch in Zukunft weiterhin geschehen.

Der historische Buddha Gautama oder Shākyamuni Buddha ist der Buddha des gegenwärtigen Zeitalters. Er ist der vierte in einer Reihe von tausend Buddhas, die in diesem Universum erscheinen werden. Der erste Buddha war Dipamkara, und der kommende wird Maitreya sein, der «Buddha der Liebe». Aus der Sicht des Mahāyāna und Vajrayāna war der Buddha schon erleuchtet, als er in den Schoß seiner Mutter gelangte. Um aber den Menschen den Pfad zur Erleuchtung beispielhaft zeigen und ihnen seine Lehre darlegen zu können, durchlief er im Laufe seines Menschenlebens noch einmal alle Stadien des Weges zur Buddhaschaft.

Auch das gehörte zu diesem beispielhaften Leben des Buddha, daß er um seine früheren Leben wußte, um seine Inkarnationen auf dem langen Werdegang des Bodhisattva; die Geschichten dieser früheren Leben sind aufgezeichnet in den sogenannten *Jātaka-Erzählungen*. Wir lesen in diesen Geschichten, daß der Buddha auch häufig als Tier wiedergeboren wurde, Ausdruck der Tatsache, daß im Buddhismus alles beseelte Leben als heilig gilt. Die *Jātaka-Geschichten* verzeichnen außerdem Inkarnationen des Buddha als Arzt und Heiler. Im Laufe seiner aufeinanderfolgenden Leben vertieften sich seine Weisheit und sein Erbarmen immer weiter, so daß er schließlich in seiner letzten Wiedergeburt als Prinz Gautama vollkommene Buddhaschaft und Nirvāna erlangte und damit den Kreislauf von Geburt und Tod transzendierte.

Shākyamuni Buddha

Der spätere Buddha oder «Voll Erwachte» wurde im sechsten Jahrhundert als Gautama, Prinz aus dem Geschlecht der Shākya, in Nordindien, dem heutigen Nepal, geboren. Sein Vater schirmte ihn sorgsam gegen die Schrecken und Schwierigkeiten des Lebens ab, und so verbrachte Prinz Gautama die ersten achtundzwanzig Jahre seines Lebens in königlichem Wohlleben und verfeinerter Sinnlichkeit. Eines Tages unternahm er jedoch einen Ausflug über die Palasttore hinaus und erlebte Beispiele dessen, was das Leben dort draußen wirklich bedeutete – er sah einen kranken Menschen, einen schwachen alten Mann, einen Toten und einen Asketen. Ihm wurde klar, daß die Menschheit im Leiden lebte. Tief in seinem Herzen entdeckte er den Wunsch, allem zu entsagen, und so ließ er dieses Leben der Genüsse und des weltlichen Status hinter sich, verließ den Palast heimlich bei Nacht und machte sich auf, um das Heilmittel für alle Leiden zu finden.

Sechs Jahre lang unterzog er sich strengster asketischer Zucht, doch dann verwarf er diesen Weg als zu einseitig und extrem und kehrte zu einem normalen Leben ohne absichtliche Selbstquälerei zurück. Einmal saß er vollkommen versunken in tiefer Meditation die ganze Nacht lang unter dem Bodhi-Baum. In dieser Nacht war er dem heftigen Ansturm der Kräfte des Todes und der Begierde ausgesetzt, doch er blieb unbeirrbar bei seiner Meditation und überwand alle negativen Kräfte des Geistes und des Lebens, so daß er beim Anblick des aufgehenden Morgensterns Volle Erleuchtung fand und zum Buddha, zum «Überwinder», wurde.

Das tiefe Erbarmen, das zu seinem Wesensmerkmal wurde, gab ihm ein, auch anderen die Wahrheit zu vermitteln, die er, ganz auf sich gestellt, in sich entdeckt hatte und die einen Ausweg aus allem Leiden zeigte. Seine Lehre wird Dharma genannt.

In seiner ersten Lehrrede legte der Buddha die Lehre von den «Vier Edlen Wahrheiten» dar. Als die erste Wahrheit nannte er die Wahrheit des Leidens – das Dasein ist schmerzhaft; die zweite war die Wahrheit von der Ursache des Leidens, der selbstsüchtigen Begierde; die dritte war die Wahrheit vom Ende des Leidens, dem Nirvāna, wörtlich «Verlöschen», welches das vollständige Erlöschen der Begierde ist; und die vierte war die Wahrheit von dem Weg, der ans Ende von allem Leiden führt – der «Edle Achtfache Pfad» der moralischen Entwicklung, der Meditation und des Erlangens der Weisheit.

Die fünf Mönche, die diese erste Lehrrede hörten, wurden die Keimzelle einer wachsenden Gemeinschaft von Mönchen, Nonnen und Laienschülern, die die Anhängerschaft des Buddha und seines Dharma bildeten. Diese Gemeinschaft wird Sangha genannt und bildet den lebendigen Ausdruck des Strebens nach Erleuchtung. Der Buddha, der Dharma und der Sangha bilden zusammen jene untrennbare Dreiheit, die man im Buddhismus als die «Drei Kostbarkeiten» bezeichnet. Der Weg des Buddha heißt auch der «Mittlere Weg», da er die beiden Extreme der Askese und des Wohllebens meidet.

Fünfundvierzig Jahre widmete der «Verehrungswürdige» der Aufgabe, die Menschheit zum Wohl aller empfindenden Wesen den

Weg der Wahrheit zu lehren, und dabei betonte er stets, daß selbstlose Liebe und Wohlwollen nicht nur Ausdruck jener Wahrheit sind, sondern der Weg selbst. In seinem achtzigsten Jahr, umgeben von seinen geliebten Schülern, ließ er seinen Körper zurück und ging ins Parinirvāna ein. In seiner letzten Unterweisung wiederholte er noch einmal, daß Eigenverantwortlichkeit und die Erkenntnis der Vergänglichkeit aller Dinge das Herz des Dharma bilden. Tröstend und mahnend redete er seinen trauernden Schülern zu und sagte: «Alles Zusammengesetzte muß vergehen. Seid euch selbst ein Licht, o Mönche.«

So gab das Leben eines einzigartigen und über alle Maßen gütigen Menschen, der Weisheit und Erbarmen in bis dahin noch nicht gekannter Weise in sich vereinigte, der durch eigenes, unerschütterliches Streben Volle Erleuchtung erlangt hatte, entscheidende Impulse für Religion, Philosophie, Psychologie, Wissenschaft und Kunst und für die kulturelle Entwicklung der Welt überhaupt. Im Laufe der zweieinhalb Jahrtausende seitdem ist er Milliarden von Menschen, die sich selbst und das Wesen des Daseins zu verstehen versuchen und danach streben, Frieden und Güte in ihrem eigenen Leben und in der Welt zu verwirklichen, Vorbild und Inspiration gewesen. Die Inspiration des Buddha ist uns geblieben, und seine Erleuchtung strahlt mit unverminderter Kraft.

Das Herz des Dharma

In den Jahrhunderten nach den Lebzeiten von Shākyamuni Buddha verbreiteten sich die Lehren des Buddha über weite Teile Asiens, und der Buddhismus wurde eine Weltreligion. Im Laufe der Zeit entwickelten sich zahlreiche Schulen und Traditionen des Buddhismus, die sich den Gegebenheiten ihrer jeweiligen neuen Heimatländer anpaßten. Doch welche Form der Buddhismus auch annahm, sei es im Zen oder der Schule des Reinen Landes, im Hīnayāna oder Mahāyāna, sei es in Ceylon, China oder Tibet – das Wesen des

Buddhismus, wie es in seinem Kern, der Lehre von den Vier Edlen Wahrheiten, seinen summarischen Ausdruck findet, blieb überall gleich.

Die erste Wahrheit ist die Wahrheit vom Leiden, von den Enttäuschungen, die in der Natur der bedingten Existenz liegen und daher unausweichlich sind. Alles Existierende ist zusammengesetzt und muß daher wieder zerfallen oder vergehen. Es gibt vier Grundarten des Leidens: Geburt, Krankheit, Alter und Tod. Sekundäre Formen des Leidens sind: nicht zu bekommen, was wir uns wünschen; nicht zu wollen, was wir bekommen; getrennt zu sein von Menschen oder Dingen, die uns teuer sind; an Menschen oder Dinge gebunden zu sein, die wir nicht mögen.

Die zweite Wahrheit ist die Wahrheit von der Ursache des Leidens, von Begierde oder Verlangen: Verlangen nach Sinneseindrücken, Verlangen nach Existenz, Verlangen nach Nichtexistenz. Selbstsüchtiges Verlangen zieht Wiedergeburt nach sich, erzeugt Samsāra, bringt Unglück über uns selbst und andere.

Die dritte Wahrheit ist die Wahrheit vom Aufhören des Leidens durch Beendigung des Verlangens und Anhaftens, durch Loslassen, Nirvāna. Das Loslassen von allem Verlangen erlaubt uns den Schritt in die Stille, in unaussprechlichen Frieden. Dies ist natürlich kein negativer Zustand, kein Verlöschen des Bewußtseins, sondern bedeutet im Gegenteil das volle Erwachen des Bewußtseins zur wahren Wirklichkeit, unverfälscht durch verblendetes Handeln, Denken und Fühlen.

Die vierte Wahrheit ist die Wahrheit von dem Weg, der zum Ende des Leidens führt, vom Achtfachen Pfad der vollkommenen Anschauung, der vollkommenen Absicht, der vollkommenen Rede, des vollkommenen Handelns, des vollkommenen Lebenserwerbs, des vollkommenen Bemühens, der vollkommenen Achtsamkeit und der vollkommenen Sammlung. Insgesamt ist dieser Achtfache Weg die Beschreibung geistig-seelischer Entwicklung zu Moralität, innerer Sammlung (Meditation) und Weisheit.

Zwei weitere Grundlehren ergänzen und flankieren diesen

Grundbestand buddhistischer Lehre. Die erste ist die Lehre vom Nicht-Selbst (Anātman). Es gibt kein unabhängig bestehendes, dauerhaftes Selbst (Ātman), und zwar weder im Menschen noch überhaupt in der phänomenalen Welt. Auf dieser Ebene gibt es nur bedingte Existenz. Unser Ich-Empfinden setzt sich aus den fünf Skandhas zusammen, den fünf «Aggregaten» oder psychophysischen Gruppierungen Form, Empfindung, Wahrnehmung, Vorstellung und Bewußtsein. Die ersten drei sind instinktiver Natur, die letzten vom Willen beeinflußbar. Unser Ichgefühl geht nun nicht auf ein tatsächlich vorhandenes, permanentes, also sozusagen eine ontologische Kategorie bildendes Ich zurück, sondern ist nichts weiter als das dynamische Wechselspiel dieser fünf Skandhas. Man geht in die Irre und kommt in Schwierigkeiten, wenn man aus diesem Ichgefühl das Vorhandensein eines dauerhaften Ich abzuleiten versucht, anstatt es als das zu sehen, was es ist: wechselnder Ausdruck von Interaktionen auf der Ebene der bedingten Existenz. Für die Welt der Materie und Energie werden diese fünf interagierenden Komponenten der Existenz als die fünf Elemente Erde, Feuer, Wasser, Luft und Raum interpretiert.

Da weder das Ich noch irgendein Phänomen etwas aus sich selbst heraus Bestehendes ist, soll man die Welt und alle Kreaturen als Illusion erkennen:

> Als Sterne, Täuschung des Auges oder Kerzenflamme,
> Als Schattenspiel, Tautropfen oder Schaumblase,
> Als Traum, Gewitterblitz oder Wolke –
> So ziemt es sich, das Bedingte anzuschauen.[9]

Die zweite Grundlehre ist die Lehre der «bedingten gemeinsamen Erzeugung» oder des «Entstehens in Abhängigkeit», die wir in den Schriften des Buddhismus so beschrieben finden:

> Bedingt durch Unwissenheit ist die Karma-Erzeugung;
> bedingt durch Karma-Gestaltungen ist das Bewußtsein;

bedingt durch Bewußtsein sind Name und Form;
bedingt durch Name und Form sind die Sechs Sinnesfelder;
bedingt durch die Sechs Sinnesfelder ist Berührung;
bedingt durch Berührung sind Gefühle;
bedingt durch Gefühle ist Begierde;
bedingt durch Begierde ist das Anhaften;
bedingt durch Anhaften ist das Werden;
bedingt durch Werden ist Geburt;
bedingt durch Geburt sind Verfall und Tod, Kummer, Klage, Schmerz, Traurigkeit und Verzweiflung.
So ist die Entstehung von all dem unermeßlichen Leiden.[10]

Die Praxis des Dharma bedeutet nun eine Umkehrung dieser bedingten Erzeugung und führt so zum Nirvāna. Diese Praxis ist der Edle Achtfache Pfad der Bildung von Moralität, Sammlung und Weisheit, wofür die Schulung der Achtsamkeit die wichtigste Voraussetzung und Hilfe ist.

Moralität bedeutet im Buddhismus nicht in erster Linie das Einhalten von Verhaltensgrundsätzen, sondern vielmehr die Erzeugung von Liebe, Freundlichkeit und Erbarmen. Das Wesen dieses Ansatzes besteht darin, keinem anderen Wesen Schaden oder Leid zuzufügen, sondern ihm zu helfen und für sein Glück zu arbeiten.

Sammlung oder Meditation bedeutet im Buddhismus Beherrschung des Geistes. Die Kraft, die uns durch Sammlung und Achtsamkeit zuwächst, ermöglicht uns, den haltlosen Strom der Gedanken und Gefühle, die Karma und Leiden erzeugen, unter Kontrolle zu bringen. Auf das Wesentliche zusammengefaßt, kann dieser Zusammenhang so dargestellt werden:

Der Aufruhr wird vor allem durch diese drei Wirkprinzipien verursacht: 1. die Sinne; 2. die Leidenschaften, Wünsche und Begierden; 3. das diskursive Denken. Um diese Feinde geistiger Stille zu überwinden, ist es notwendig, die Sinne von ihren Gegenständen abzuziehen, wie eine Schildkröte ihre Gliedmaßen einzieht; man muß aufhören, irgend etwas zu wünschen, und das diskursive Denken abschneiden.[11]

Weisheit zu gewinnen, bedeutet im Buddhismus das intellektuelle und meditative Begreifen der bedingten Erzeugung und der Nichtexistenz des Ich.

Diese buddhistischen Grundlehren erfahren im tibetischen Buddhismus folgende Interpretation[12], die vor allem für die tatsächliche Praxis des Vajrayāna von Bedeutung ist:

Ursache aller schmerzhaften, bedingten phänomenalen Existenz (Samsāra) ist unser Handeln in einem Zustand des Nicht-Sehens, das wiederum auf Unwissenheit und Nicht-Gewahrsein beruht. Der Urgrund von allem Existierenden ist glänzende LEERE, jenseits des Begriffsvermögens, jenseits von Geburt und Tod. Diese LEERE ist natürlich auch jenseits aller Namen; wo aber darauf hingewiesen werden soll, gebraucht man Ausdrücke wie «Essenz der Erleuchtung» oder «Buddha-Wesen». Wer diese uranfängliche Reinheit, den leeren, glänzenden, grenzenlosen Raum, nicht erkennt, verfällt der Verblendung. In Bewegung gebracht durch das Karma früherer Neigungen, Gewohnheiten und Handlungen, regt sich in der LEERE das Ich-Bewußtsein. Im Nebel des Nicht-Gewahrseins blind an einem vermeintlichen (das heißt, in Wahrheit nicht existierenden) Ich festhaltend, heftet man sich mit Gier oder Haß an diese Regungen und erschafft dadurch selbst die Illusion ihrer eigenständigen Existenz. Aus diesen subtilen inneren Kräften, den karmischen Bedingungen und dem Festhalten am «Ich», entwickelt sich durch die fünf Sinnespforten und die acht Arten des Bewußtseins das äußere Handeln.

Weil wir nicht sehen, daß die Regungen des Ichbewußtseins, die uns ein «Ich» im Unterschied zu dem «anderen da draußen» vorgaukeln, substanzlos und letztlich von der LEERE nicht verschieden sind, nehmen wir sie als etwas Wirkliches, klammern uns an sie und schaffen damit die Illusion des Getrenntseins, der Dualität von Subjekt und Objekt. Mit seinen drei Grund-Verunreinigungen Unwis-

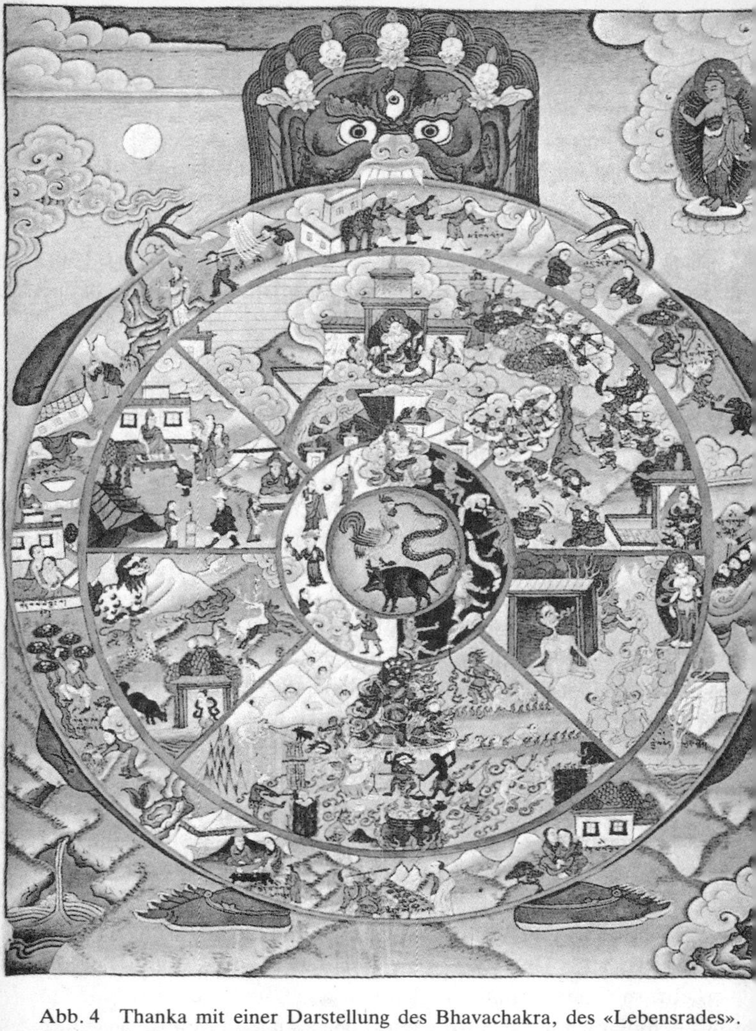

Abb. 4 Thanka mit einer Darstellung des Bhavachakra, des «Lebensrades». Es stellt die Welt des Samsāra innerhalb eines Rades dar, welches der Herr des Todes fest in seinen Klauen hält. Die drei Tiere in der Nabe des Rades symbolisieren die Drei Gifte (Hahn = Gier, Schlange = Haß, Schwein = Unwissenheit), aus denen die Sechs Bereiche der Existenz entstehen, die zwischen den Speichen des Rades zu erkennen sind. Der Reif zeigt die zwölf Glieder der bedingten Entstehung, eine Kette von Kausalfaktoren, die das Lebensrad in Bewegung halten. Das Mittel zur Befreiung aus diesem Teufelskreis des Leidens ist die Medizin des Dharma.

senheit, Gier und Haß legt das ichhafte Bewußtsein sich selbst die Schlinge, und in unserem ständigen Begehren und Habenwollen machen wir uns Enttäuschung und Unzufriedenheit selbst zu einem Dauerzustand.

Aus dieser Wurzel negativer Emotionen entspringen alle körperlichen und seelisch-geistigen Leiden. Letzte Ursache für Emotionalität und Krankheit ist aber die mangelhafte Beherrschung des eigenen Geistes. Es gibt nur einen Ausweg aus dem Leiden, nämlich die Unwissenheit und das Nicht-Gewahrsein, die unsere Verblendung und alle daraus entstehenden Qualen begründeten, mit der Wurzel auszureißen. Dies geschieht durch die Praxis des Dharma.

Eine der ersten Dharma-Übungen, der Versuch, das Ich zu lokalisieren, ist darauf angelegt, uns begreifen zu lassen, wie dieser schmerzhafte Zustand existentieller Ohnmacht und Ausweglosigkeit überhaupt zustande kommt. Bei dieser Analyse entdeckt man nämlich, daß dieses Ich nirgendwo zu finden ist, weder im Körper noch in den Sinnen noch im Gehirn. Dafür merkt man aber, daß die Ich-Vorstellung und die zu ihr gehörige besitzergreifende Tendenz sich in dem Augenblick einstellen, wo Gedanken aufsteigen und als etwas von einem selbst Getrenntes erlebt werden. Man beginnt zu erkennen, wie diese scheinbare Subjekt-Objekt-Spaltung und der Wunsch, die Objekte zu besitzen, zugleich aus unserem Nicht-Gewahrsein hervorgehen und neues Karma schaffen, das unsere Verblendung und unser Leiden fortsetzt.

Diese Erfahrung bedeutet einen schweren Schlag für unser verbissenes Festhalten an dem Glauben, wir selbst, aber auch alle anderen Lebewesen und Dinge, seien feste, dauerhafte und für sich selbst existierende Wesenheiten. Das Loslassen von diesem Ich-Gefühl gibt uns die Möglichkeit, einen direkten Zugang zum Wesen des Geistes zu suchen und Stille und Leerheit zu erfahren.

Bei solcher Meditation beobachtet man einfach unbeteiligt alles, was im Bewußtsein aufsteigt, ohne danach zu greifen oder überhaupt darauf zu reagieren. Neurotische Strukturen und Emotionen werden auf diese Weise erkannt und verlieren allmählich ihren Einfluß auf den Meditierenden. Schritt für Schritt erlernt man nicht nur wirkliche Sammlung und Kontrolle des Geistes, sondern wird auch der Stille zwischen den aufsteigenden Gedanken gewahr.

Jedes Handeln, sei es körperlicher, sprachlicher oder mentaler Art, hat Folgen gemäß dem Gesetz des Karma, und zwar gute oder schlechte, je nachdem, ob wir im Moment des Handelns voll gewahr sind oder nicht. Dies bestimmt unsere individuelle Situation, aber auch die Lage, in der sich das gesamte Universum befindet. Es gibt keine Situation, die nicht das Ergebnis von gutem oder schlechtem Karma ist. Da also der Grad unseres Gewahrseins darüber entscheidet, ob wir gutes oder schlechtes Karma bilden, ist das Gesetz des Karma keineswegs ein fatalistisches Gesetz. Vielmehr ist jede Lage, in der wir uns befinden können, voller schöpferischer Möglichkeiten, da wir unseren gegenwärtigen Geisteszustand und unsere Motivation selbst in der Hand haben. Leider neigen wir jedoch dazu, ohne Gewahrsein zu reagieren, und solange das geschieht, schickt uns die unaufhaltsame Kraft des Karma mit unserem ganzen Gepäck von unbewußten Gewohnheiten in immer neue Zyklen bedingter Existenz.

Durch allmähliche Vertiefung der Sammlung gelingt es dem Meditierenden, in der Stille und Leerheit zu verweilen, die er zuerst zwischen den aufsteigenden Gedanken entdeckte, und er sieht, daß die Bewegungen des Geistes und das Bewußtsein dieser Bewegungen nicht von der absoluten LEERE verschieden ist. Bei dieser Meditation spielen weder Gedanken an Vergangenes noch an Künftiges noch an Gegenwärtiges eine Rolle: man verharrt im klaren Gewahrsein der LEERE. Durch eine absolute und unmittelbare Erfahrung der LEERE und der absoluten Reinheit des Buddha-Wesens kann man Erleuchtung finden, und diese Erleuchtung bedeutet das vollständige Verschwinden aller Verdunkelungen des Geistes und das vollständige Ende des Karma.

Um den Dharma zu praktizieren, um also den Pfad beschreiten zu können, auf dem unsere Unwissenheit, unsere Krankheit und unser Leiden von der Wurzel her bereinigt werden, müssen drei Voraussetzungen gegeben sein: Entschlossenheit und Hingabe, Geradlinigkeit und Freiheit von trügerischen Gedanken, Freundlichkeit und Güte. Um aber den Geist überhaupt erst einmal auf das Streben nach Erleuchtung und höchster Gesundheit richten zu können, muß man nach der tibetischen Tradition zuerst vier Grundtatsachen erkannt haben. Ohne diese Tatsachen erkannt und erwogen zu haben, wird man gar nicht erst die Absicht, geschweige denn den nötigen Eifer dazu aufbringen. Diese Tatsachen sind 1. die Kostbarkeit menschlicher Geburt, in der man den Dharma hören und praktizieren kann, denn diese Geburt ist schwer zu erlangen; 2. die Vergänglichkeit von allem und jedem; 3. die unbedingte Gültigkeit des Karma-Gesetzes; 4. die Allgegenwärtigkeit des Leidens in der Welt bedingter Existenz (Samsāra).

Im tibetischen Buddhismus gliedert sich die Welt des Samsāra in sechs Seinsbereiche: den Bereich der Götter, den Bereich der Halbgötter oder Eifersüchtigen Götter, den menschlichen Bereich, den tierischen Bereich, den Bereich der Hungrigen Geister und den Höllenbereich. In welchem Bereich man auch geboren wird, überall ist man Vergänglichkeit, Karma und Leiden unterworfen. Selbst die Götter, die lange Leben und die Freuden ihrer besonderen Stellung genießen, erschöpfen irgendwann ihr göttliches Karma und müssen diesen Seinszustand verlassen, um in einem niederen Bereich wiedergeboren zu werden. Nur wer Erleuchtung findet, transzendiert den Kreislauf von Geburt und Tod und findet die Erfüllung und den Frieden des Nirvāna.

Eine bekannte buddhistische Parabel erzählt, wie das Erkennen dieser Grundwahrheiten zu einer Medizin werden kann, die einen Menschen von seinem ichbezogenen Leiden fort und auf den Weg führt:

Eine Frau namens Gotami hatte einen kleinen Sohn, der starb. Gotami verlor den Verstand vor Trauer und Schmerz. Sie trug ihr totes Kind auf der Hüfte im Dorf herum und bettelte überall um Medizin, die ihren Sohn wieder gesund machen könnte. Niemand konnte ihr helfen, und schließlich ging sie zum Erleuchteten und bat auch ihn um Medizin. Aus Erbarmen und weil er ihre Eignung für den Weg erkannte, trug der Buddha ihr auf, ihm Senfkörner aus einem Haus zu bringen, in dem noch niemand gestorben sei. So ging Gotami also von Haus zu Haus, doch sie fand keinen Haushalt, keine Familie, in der der Tod nicht schon zu Gast gewesen war. Allmählich ließ dadurch der Wahn von ihr ab. Sie verstand, daß Schmerz, Verlust und Tod unausweichlich sind und daß der Buddha diese tröstliche Einsicht für sie vorausgesehen hatte.

Sie nahm Abschied von ihrem geliebten Kind, brachte es zur Verbrennungsstätte und legte es dort mit diesen Worten nieder:

> Kein Dorfgesetz, kein Marktstadtgesetz,
> Kein Gesetz eines einzelnen Hauses ist dies –
> In aller Welt und allen Götterwelten
> Ist dies allein Gesetz, daß alles hier vergänglich ist.[13]

Danach kehrte sie zum Meister zurück und bat ihn, ihr Zuflucht zu gewähren. Er ließ sie den Grund der Dinge erforschen, und nicht lange danach war ihre Einsicht so gewachsen, daß sie eine erleuchtete Heilige (Arhat) wurde.

Die medizinische Analogie im Buddhismus und die drei Yānas

Der Buddha selbst beschrieb seine Rolle und seine Lehre anhand einer medizinischen Analogie, die sich in allen buddhistischen Traditionen wiederfindet. Zu seinen Lebzeiten war er als «der Große Arzt» bekannt, da seine Lehre dazu dient, das Leiden zu beenden. Im Laufe der Zeit wurde der Buddha zum Urbild des Arzt-Heiligen (Heiland), dem buddhistische Ärzte nachzueifern versuchten – ein spirituell hochentwickelter Mensch, der anderen hilft, indem er ihre Gebrechen heilt.

Die medizinische Analogie des Buddhismus ist klar formuliert im *Lotos-Sūtra*. Dort sagt der Buddha:

> In diesem Vergleich ist der Tathāgata [der Buddha; wörtl. «der so Gekommene»] als großer Arzt zu betrachten, und alle Wesen sind, gleich einem Blindgeborenen, geblendet durch Irrtum. Anhaftende Liebe, Haß, Irrtum und die zweiundsechzig falschen Lehren sind [die drei *humores*] Wind, Galle und Schleim. Die vier Heilpflanzen sind diese vier Wahrheiten: der Zustand der Leere, das Nichtvorhandensein einer Ursache, das Nichtvorhandensein eines Dinges und der Eintritt in die Auslöschung.[14]

Eine andere Schrift, das *Mahāparinirvāna-Sūtra*, gibt vier Grundmotivationen an, die für die Praxis des Dharma erforderlich sind: den Lehrer als Arzt zu betrachten, sich selbst als krank zu betrachten, die Lehre als Medizin zu betrachten, die Praxis der Lehre als Heilbehandlung zu betrachten.

Um die Vier Edlen Wahrheiten zu erläutern, beschrieb der Buddha eine Krankheitsentwicklung und verordnete eine Kur. Letzte Ursache der Krankheit ist Unwissenheit, und die Unwissenheit erzeugt Gier und Haß. Alle 84 000 Verunreinigungen, die der Buddha beschrieb, lassen sich in diesen «drei Giften» zusammenfassen. Die Medizin, die sie heilen kann, ist die dreifache Schulung, die den Weg des Dharma umfaßt. Moralität heilt Besitzgier und das Verlangen nach Lust; die Heilmethode ist hier die Meditation über die Häßlichkeit und Widerwärtigkeit des begehrten Objekts. Die Sammlung heilt Zorn, Haß und Widerwillen mit dem Mittel der Meditation über Erbarmen. Weisheit heilt Unwissenheit mit der Meditation über das Entstehen in Abhängigkeit.

Die wichtigste dieser drei Medizinen ist die Bildung von Weisheit (Prajñā), da sie sich auf das Wurzelgift richtet, die Unwissenheit, aus der die beiden anderen Gifte entstehen. Deshalb gilt Weisheit oder Prajñā als die höchste Medizin, die alle Krankheit und allen Schmerz heilt.

Alle Schulen des Buddhismus stützen sich auf die Vier Edlen Wahrheiten und die in ihnen enthaltenen Anweisungen zur Läuterung, doch die Formulierungen der medizinischen Analogie zeigen je nach philosophischem Hintergrund charakteristische Unterschiede. An dieser breiten Vielfalt der Anschauungen läßt sich ablesen, welchen enormen Wandlungen der Buddhismus unterworfen war in den tausend Jahren vom Leben des Buddha und dem Frühbuddhismus an bis zu den späteren Formen des Mahāyāna- und tantrischen Buddhismus, die nach Tibet gelangten.

Die beiden Hauptrichtungen des Buddhismus sind Hīnayāna (wörtl. «Kleines Fahrzeug») und Mahāyāna («Großes Fahrzeug»). Das Vajrayāna oder «Diamantfahrzeug» ist eine Schule, die sich im Zusammenhang mit der Entstehung des Tantra aus dem Mahāyāna entwickelte. Der Buddhismus Tibets ist jedoch eigentlich eine Kombination aller drei Fahrzeuge.

Der Hīnayāna-Weg, der auch Theravāda oder «Schule der Alten» genannt wird, ist die heute noch lebendige Fortsetzung des Frühbuddhismus. Besonderes Gewicht liegt hier auf Entsagung, asketischer Reinheit und Achtsamkeitsmeditation. Zentraler Begriff ist die Vergänglichkeit. Die Theravāda-Schule orientiert sich an den ursprünglichen Lehren des Buddha, wie sie gemäß der dreigliedrigen Schulung in einer dreiteiligen Sammlung niedergelegt sind, dem Tripitaka, was soviel wie «drei Körbe» bedeutet. Diese drei Teile sind der Vinaya (Moralität: die Regeln der Disziplin), die Sūtras (Meditation: die Lehrreden des Buddha, wie sie nach seinem Tod niedergeschrieben wurden) und der Abhidharma (Weisheit: die Lehre, die auf der Analyse der Erfahrungsdaten beruht).

Spirituelles Ideal des Hīnayāna ist die eigene persönliche Befreiung, verkörpert in der Gestalt des Arhat, der die Stille des Nirvāna erreicht hat und nicht mehr dem Kreislauf von Geburt und Tod unterworfen ist. Ein Arhat ist zwar ein erleuchteter Heiliger, doch hat er noch nicht die vollkommene Buddhaschaft erlangt.

Was die drei Gifte angeht, so ist die medizinische Verordnung im Hīnayāna sehr einfach: Halte dich fern! Dementsprechend ist auch die Praxis hier darauf angelegt, den Geist durch Bezwingen des Leidenschafts-Giftes zu zähmen und sich von der Welt, die voll von diesem Gift ist, abzuwenden. Den Hīnayāna-Weg prägt, allgemein gesagt, die Medizin der Entsagung, die die Krankheit der Begierde (und weniger den Haß und die Unwissenheit) heilen soll.

Das spirituelle Ideal des Mahāyāna besteht darin, zum Wohle aller Wesen Befreiung zu erlangen. Dieses Ideal wird «Bodhisattva-Ideal» genannt. Der Bodhisattva gelobt aus Liebe zu allen Wesen, seinen eigenen Eintritt ins endgültige Nirvāna so lange aufzuschieben, bis alle anderen Wesen vom Leiden befreit sind. Der Bodhisattva-Weg ist der Weg der Liebe, wie er von Shāntideva, dem großen buddhistischen Dichter und Heiligen Indiens, besungen wird:

So lange wie das Dasein des Alls und
so lange wie das Dasein der Welt,
so lange laß mein Dasein
dem Kummer der Welt gewidmet sein.

Was auch der Kummer der Welt sein mag,
möge all das in mir reifen;
und möge die Welt getröstet werden
von den glorreichen Bodhisattvas.[15]

Der Bodhisattva-Weg führt zu der Erkenntnis, daß das Ich und alles andere leer ist, und aus diesem Wissen entspringen tätige Liebe und Erbarmen. Die Aufgabe besteht darin, den «Erleuchtungsgedanken» (Bodhichitta) in anderen zu wecken, denn im Mahāyāna gilt, daß die Buddhaschaft oder volle Erleuchtung in jedem Wesen schon immer vorhanden ist, aber von Verunreinigungen überdeckt und verdunkelt wird. Auf dem Weg des Bodhisattva – Erzeugung von Weisheit und Erbarmen – wird das innewohnende Buddha-Wesen in aufeinanderfolgenden Lebensspannen allmählich verwirklicht. Und schließlich wird der Bodhisattva, indem er das wahre Wesen der Dinge erkennt (Weisheit) und in sich selbst und anderen den Erleuchtungsgedanken weckt (Erbarmen), ein Buddha.

Bodhichitta, der Erleuchtungsgedanke, gilt als der eine große Gedanke, der stets gute Früchte trägt. Geweckt und zur Inspiration und Motivation gemacht wird er durch die Praxis der «vier grenzenlosen Meditationen»: grenzenlose Liebe, grenzenloses Erbarmen, grenzenlose mitfühlende Freude und grenzenloser Gleichmut. Die Offenheit und Schrankenlosigkeit dieser im Herzen erzeugten positiven Qualitäten führt in einen Zustand vollständiger meditativer Versunkenheit (Samādhi).

Als tätiges Prinzip wird Bodhichitta durch die Übung der «sechs Vollkommenheiten» gebildet: Freigebigkeit, Moralität, Geduld, Eifer, Meditation und Weisheit. Die erste Vollkommenheit, Freigebigkeit, ist der erste Schritt auf dem Weg des nicht-anhaftenden Handelns. Um die Freigebigkeit zu schulen, so heißt es, können wir damit beginnen, unsere eine Hand etwas der anderen geben zu lassen. Jede nächsthöhere Vollkommenheit (Pāramitā) ist umfassender als die vorhergehende und schließt sie in sich ein. Und alle zusammen führen sie schließlich zur höchsten, der Weisheit – zu der Erkenntnis, daß LEERE das Wesen aller Phänomene ist.

Die LEERE (Shūnyatā) ist der Zentralbegriff des Mahāyāna-Buddhismus. Shūnyatā weist auf das Wesen der absoluten Wirklichkeit hin, und die Erkenntnis dieser LEERE stellt den Weisheitsaspekt des Mahāyāna dar. Die tiefe Bedeutung der LEERE ist dargestellt im *Prajñāpāramitā-Sūtra*, dem *Sūtra der transzendentalen Weisheit*, doch was die LEERE wirklich ist, läßt sich nicht beschreiben. Im *Prajñāpāramitā-Sūtra* heißt es: «Shūnyatā ist das Synonym für das, was keine Ursache hat, was über allem Denken und Begreifen steht, für das, was nicht geschaffen wird, für das, was nicht geboren wird, für das, was kein Maß hat.»[16] Es gibt in europäischen Sprachen keine wirkliche Entsprechung für Shūnyatā, da der Ausdruck «Leere» einen negativen Beigeschmack hat, während Shūnyatā sozusagen eine positive Leere ist, welche die Dualität von positiv und negativ transzendiert.

Zum ersten Mal dargestellt wurde die Shūnyatā-Lehre im zweiten Jahrhundert von dem indischen Buddhisten, Philosophen und Heiligen Nāgārjuna. Er sagt in seinem *Mādhyamaka-Shāstra (Leitfaden*

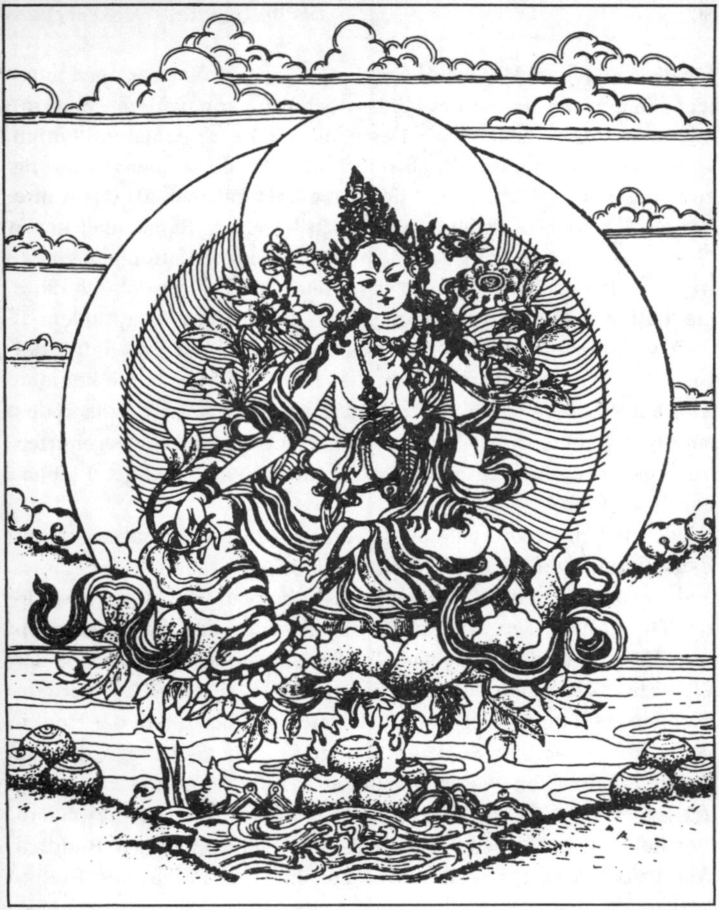

JETSUN PHAG MA DROL MA KYED KHYEN NO
O höchste, edle und erhabene Dölma

JIG DANG DUG NGAL KUN LAI KYAB TU SOL
Beschütze uns vor aller Furcht und allem Leiden.

Abb. 5 Die weibliche Gottheit Tārā (tib. Dölma, *drolma*), die «Retterin». Als weiblicher Aspekt des Buddha-Wesens symbolisiert Tārā die Weisheit der LEERE und wird daher auch «Mutter aller Buddhas» genannt. Sie wird zum Schutz gegen alle Krankheiten angerufen, und alle weiblichen Heilenden Gottheiten sind ihre Emanationen. Das kurze Gebet empfing Dudjom Lingpa, ein Lama des 19. Jahrhunderts, in einer Tārā-Vision.

für die Schule des Mittleren Weges): «Es kann weder leer noch nicht leer genannt werden, weder beides noch keins von beidem, sondern, um es zu kennzeichnen, wird es eben das Leere genannt.»[17] Man kann Shūnyatā philosophisch oder aufgrund der Lebenserfahrung zu verstehen versuchen, um die LEERE aber gänzlich als das wahre Wesen der Nicht-Zweiheit zu erfassen – in dem Sinne, daß unser Gewahrsein sich in den Raum ihrer strahlenden Offenheit hinein weitet –, müssen wir sie in tiefer Meditation erfahren. Durch diese meditative Erkenntnis der LEERE kann man Erleuchtung finden.

Das absolute Mitgefühl stellt sich spontan mit der Erkenntnis der LEERE ein. Da wir alle am Wesen der LEERE teilhaben, wie könnten wir da das Leiden anderer ertragen, das Leiden all derer, die in den endlosen Zyklen durch Verblendung verursachter Wiedergeburten irgendwann einmal unsere Mütter (und Brüder, Feinde, Liebhaber . . .) waren?

Die medizinische Analogie des ursprünglichen Mahāyāna nennt Liebe und Mitgefühl als das Heilmittel für die Krankheit des Hasses und Zorns. Im späteren Mahāyāna ist Shūnyatā die höchste Medizin. Die LEERE ist das Gegengift für alle Gifte und Verunreinigungen. Es besteht daher nicht mehr die Notwendigkeit, sich aus der Welt zurückzuziehen, um von ihren Giften gereinigt zu werden. Vielmehr verlangen Liebe und Erbarmen geradezu, daß der Bodhisattva in der Welt verweilt, um anderen helfen zu können. Da die Buddhaschaft allen Wesen immanent ist und durch die Erfahrung der LEERE verwirklicht werden kann, läßt sich die gesamte phänomenale Welt unter dem Aspekt des ihr innewohnenden Buddha-Wesens betrachten, bevölkert von unzähligen Buddhas und Bodhisattvas, die ungeachtet aller dualistischen Erfahrung in einem kosmischen «Reinen Land» leben.

Nach der Mahāyāna-Lehre gibt es zahllose Buddhas, Bodhisattvas und Gottheiten. Sie repräsentieren verschiedene Aspekte des absoluten Buddha-Wesens. Zum Beispiel ist Avalokiteshvara der Aspekt des Erbarmens, Mañjushrī der Weisheitsaspekt und Vajrapāni der Machtaspekt. Die weibliche Gottheit Tārā verkörpert die inspirierende Kraft der LEERE und ist der weibliche Apekt des Buddha-Wesens. Bhaishajya-guru-Buddha, der Heilende Buddha, verkörpert den Heilungsaspekt.

Zum ersten Mal taucht der Heilende Buddha im Mahāyāna-Buddhismus auf, und die Verehrung des «Meisters der Heilkunst» wurde einer der volkstümlichsten Anbetungskulte im Mahāyāna. Man verehrte ihn als den Spender spiritueller Medizin, die spirituelle, psychische und physische Krankheiten heilen kann. Eines der zwölf Gelübde, die der Heilende Buddha abgelegt haben soll, lautet, daß schon das Hören seines Namens oder der Gedanke an ihn heilen werde. Schon die bloße Tatsache, daß es im Mahāyāna einen Heilenden Buddha gibt, zeigt, welch große Bedeutung der Vorstellung des Heilens hier beigemessen wird.

So sehr sich das Mahāyāna auch in Charakter aund Ausrichtung vom Hīnayāna unterscheidet, das Hīnayāna bleibt doch die Basis, auf der es fußt und aufbaut. In ähnlicher Weise umschließt und erweitert das Vajrayāna das Mahāyāna. Dem Hīnayāna-Weg des Entsagens stellt das Mahāyāna den Weg des Erbarmens zur Seite, und der Hīnayāna-Anschauung von der bedingten Erzeugung stellt das Mahāyāna die Mādhyamaka-Lehre von der LEERE zur Seite. Das Vajrayāna nimmt all das in sich auf, legt jedoch besonderes Gewicht auf das Erwecken der Weisheit durch die transformierende Kraft, die in allen Phänomenen liegt, denn sie sind zwar aus der LEERE hervorgegangen, unterscheiden sich aber letztlich nicht von ihr.

Was im Vajrayāna unter Erleuchtung verstanden wird, verdeutlicht diese Unterschiede. Erleuchtung bedeutet hier nicht wie im Hīnayāna das Zurückweisen des Samsāra und das Eingehen ins Nirvāna oder das Miteinander von Samsāra und Nirvāna, wie wir es im Mahāyāna finden, sondern ist das reine Gewahrsein der Einheit von Samsāra und Nirvāna.

Die LEERE wird im Vajrayāna nicht mehr als «Gegengift» verstanden. Alle Phänomene, das Ich und das andere (relative Wahrheit), haben teil am Wesen der LEERE (absolute Wahrheit). Die beiden

Wahrheiten sind nicht voneinander zu trennen. Die Erfahrung der glänzenden LEERE bedeutet die Auflösung aller Unterscheidungen von Samsāra und Nirvāna. Alle Phänomene erweisen sich in dieser «reinen Wahrnehmung» als nicht verschieden von der glänzenden LEERE und daher als ein heiliger Ausdruck des Buddha-Wesens – sie sind selbst die Gottheiten des Mandala.

In der meditativen Erfahrung der LEERE wird unmittelbar deutlich, daß alle Manifestationen das Spiel des Göttlichen, der LEERE, sind, und darin liegt eine große Freude, eine große Erleichterung. Der Vajrayāna-Meister Longchen Rabjampa formuliert es so:

> Da der Geist als solcher – rein von Anbeginn an und ohne eine Wurzel, mit der er sich an etwas anderes als sich selbst halten könnte – keine Instanz für bestimmte Aufgaben ist und nichts zu erledigen hat, wird man wohl erleichtert und froh sein . . . Da alles nur Erscheinung ist, vollkommen in dem, was es ist, aber nichts mit gut oder böse, Annahme oder Ablehnung zu tun hat, kann es gut sein, daß man in Lachen ausbricht.[18]

Das Ideal des Vajrayāna besteht darin, in dieser Lebensspanne Buddhaschaft zu erlangen. Der Weg, der zur Verwandlung der Verblendung in Erleuchtung und damit zur Buddhaschaft führt, ist die Praxis des Tantra, die eine direkte Erfahrung des Buddha-Wesens zum Ziel hat. In der tantrischen Praxis wird die scheinbare Dualität von Kräften und Manifestationen auf eine Weise aufgehoben, die sich dem diskursiven Denken entzieht. Unsere ichbezogene und daher begrenzte Sicht der Dinge wird in reine Wahrnehmung verwandelt, für die alle Phänomene strahlende Manifestationen der LEERE sind. Hierzu dienen sowohl yogische Praktiken der Umwandlung feinstofflicher Energien in Körper und Geist als auch die Meditation, die einen direkten Zugang zur absoluten Wahrheit, zum «Geist als solchem», zum «wahren Wesen» eröffnet.

Um den tieferen Sinn des Vajrayāna oder «Diamantwegs» verstehen zu lernen, lohnt sich auch ein Blick auf seine Metaphern und

Symbole. Das Sanskritwort «Vajra» (tib. Dorje, bzw. in der wissenschaftlichen Transkription *rdo-rje*) bedeutet Diamant, Donnerkeil oder Zepter. Das allem innewohnende Buddha-Wesen wird mit einem Diamanten verglichen, der unzerstörbar und rein ist und nichts enthält, aber die Manifestationen der Energien als Regenbogenlicht widerspiegelt.

In der tantrischen Ritualsymbolik begegnet uns der Vajra als Ritualzepter und steht hier für das Wesen des erwachten Gewahrseins und für das Erbarmen und die «Geschicktheit in der Methode» (Upāya), die daraus hervorgehen. Sein Gegenstück ist die Ritualglocke, Symbol der LEERE und der Weisheit und Glückseligkeit, die in ihr liegen. Die Vereinigung dieser beiden versinnbildlicht absolute Erleuchtung, das zu sich selbst erwachte Buddha-Wesen aller Phänomene.

Im Vajrayāna wird der Erleuchtungsgedanke auf den Ur-Buddha zurückgeführt. Sein Name ist Samantabhadra (tib. Kuntuzangpo, der «All-Gott») oder Vajradhāra (tib. Dorjechang, der «Diamant-Halter»).* Diese von Urbeginn an immanente Ebene der Wahrheit wird Dharmakāya oder Soheit oder Buddha-Wesen genannt.

Unser wahres Wesen ist nichts anderes als der Ur- oder Ādi-Buddha, aber aufgrund unserer Verdunkelungen haben wir unser wahres Wesen vergessen und irren in Samsāra umher. Häufig wird als Bild für unser wahres Wesen der freie Himmel angeführt – offen, weit, end- und anfanglos. Unsere geistigen Verunreinigungen und Verdunkelungen sind wie Wolken, die sich vor diesen Himmel schieben. Durch die Praxis des tantrischen Buddhismus sollen die Verdunkelungen beseitigt beziehungsweise umgewandelt werden, so daß wir unsere Buddha-Identität wiederentdecken und erfahren können.

Um die absolute Wahrheit allen Wesen mitteilen zu können, die sie nicht aus eigener Kraft wahrnehmen können, manifestiert sich

* Im Mahāyāna ist Samantabhadra ein Bodhisattva, hier wird er jedoch als Ādi-Buddha, der Ur-Buddha, aufgefaßt. (Anm. d. Übers.)

der Ur-Buddha in seinem grenzenlosen Erbarmen in allen Bereichen und auf allen Ebenen in unzähligen Gestalten. Für die verschiedenen Bedürfnisse aller Arten von Wesen werden die einhundert rasenden und friedvollen Gottheiten manifestiert.

Aus der anfang- und endlosen Wahrheit, die der Ādi-Buddha repräsentiert, gehen fünf Dhyāni-Buddhas hervor, die für das Buddha-Wesen des manifesten Kosmos stehen. Sie sind unstoffliche, aber aktive Manifestationen, die der glänzenden LEERE entspringen. Diese Ebene wird als Sambhogakāya bezeichnet. Die Dhyāni-Buddhas werden in einem Mandala abgebildet, einem kreisförmigen Kosmogramm, das die Emanationen des Buddha-Wesens demonstriert. Jeder von ihnen steht für eine bestimmte Weisheit, eine Erleuchtungsqualität, eine Fähigkeit, eine Richtung, einen Klang, eine Farbe, eine Geste und so weiter. Im tantrischen Buddhismus und im Mahāyāna-Buddhismus gibt es zahlreiche Gruppierungen von Buddhas, Gottheiten und Bodhisattvas, die als Emanation aus dem Grund-Mandala der fünf Dhyāni-Buddhas hervorgehen.

Wenn das Buddha-Wesen sich auf der grobstofflichen, materiellen Ebene manifestiert, etwa in der Gestalt des historischen Buddha Shākyamuni, so spricht man vom Nirmānakāya.

Die drei Kāyas oder «Körper des Buddha» – Dharmakāya, Sambhogakāya und Nirmānakāya – bilden die heilige Dreiheit des Buddhismus und repräsentieren die drei Ebenen der Einen Wirklichkeit des Buddha-Wesens, den Buddha-Geist (unmanifestiert), die Buddha-Rede (manifestiert, aber unstofflich) und den Buddha-Körper (manifestiert und stofflich).

Bei der Praxis des Vajrayāna geht es darum, uns selbst und die Welt in den Körper, die Rede und den Geist des Buddha zu verwandeln. Diese Praxis ist in einer Reihe von Texten beschrieben, die Tantra (tib. *rgyud*) genannt werden. Durch Visualisation, Mantras (besondere Formeln oder Silben, die die spirituelle Kraft von Tonschwingungen nutzbar machen), Mudrās (symbolische Gesten, die spirituelle Empfänglichkeit und Bewußtheit wecken) und durch formlose Meditation läßt der Praktizierende eine bestimmte Form des Göttlichen in greifbarer Deutlichkeit entstehen und identifiziert sich mit ihr. Bei diesen tantrischen Sādhanas (meditativen Übungen), aber auch bei allen anderen Formen der Meditation und religiösen Praxis sind drei Dinge von besonderer Wichtigkeit: man braucht die Intention, diese Praxis im Dienst der Befreiung aller Wesen auszuüben; man darf sich nicht an die Erfahrungen heften, die sich bei der Meditation einstellen können; alles, was aus der Praxis erwachsen mag, die Saat des Gewahrseins und das gute Karma, muß dem universalen Schoß der Erleuchtung hingegeben werden.

Der Guru oder Lama ist im Vajrayāna von zentraler Bedeutung, da er vermöge der Kraft seines erleuchteten Bewußtseins in der Lage ist, den Schüler in das Wesen seines eigenen Geistes, in die wahre Wirklichkeit einzuführen. Dies wird als direkte Übertragung von Geist zu Geist bezeichnet. Durch besondere Kraftübertragungen oder Einweihungen führt er den Schüler in das Mandala des Göttlichen ein und stellt ihn Auge in Auge dem Licht der Wirklichkeit gegenüber. Nach der Einweihung mag der Schüler dieses Gewahrsein aufrechterhalten können oder nicht, jedenfalls ist der Same der Erleuchtung gelegt. Wenn er jetzt sein Sādhana gemäß den Anweisungen des Lehrers mit Eifer und der richtigen Intention praktiziert, kann er wirkliche Erleuchtung finden. Ein tibetischer Lama erläutert die Rolle des Guru oder spirituellen Meisters so:

> Alle Buddhas haben das Verlangen, uns zu helfen. Aber wir können sie nicht sehen und uns mit ihnen verständigen – wie wir es mit dem Guru tun.
>
> Dorje Chang, Vajradhāra und Samantabhadra sind Namen des Buddha, Namen aller Buddhas. Vajra (Diamant) ist unzerstörbar. Da alle Buddhas ihren Geist von Klesha (geistigen Verunreinigungen) befreit haben, ist der Buddha-Geist unzerstörbar wie der Vajra. Der Guru ist das Wesen von Vajradhāra . . .[19]

In allen buddhistischen Yānas besteht der erste Schritt darin, Zuflucht bei den Drei Kostbarkeiten Buddha, Dharma und Sangha zu suchen. Dies ist das Eingeständnis, daß man krank ist und die Hilfe des Arztes und seiner Medizin annimmt. Das Vajrayāna kennt noch zwei weitere Formen der dreifachen Zuflucht. Die erste ist die Zuflucht zum Guru, zur Meditationsgottheit (Yidam, der für das jeweilige Sādhana spezifische Aspekt des Buddha-Wesens) und dem ihr zugehörigen weiblichen Weisheitsaspekt (Skrt. Dākinī, tib. Khandroma). Die zweite ist die Zuflucht zum Trikāya, dem dreifachen Körper des Buddha. Der Dharmakāya (tib. *chos-sku*) wird Körper der absoluten Wahrheit, aber auch Buddha-Geist oder nicht geborene und nicht sterbende alldurchdringende LEERE genannt. Den Sambhogakāya *(longs-sku)* bezeichnet man als Körper des Entzückens, Buddha-Rede und als energetische, regenbogenartige feinstoffliche Ebene. Der Nirmānakāya wird Form-Körper und Buddha-Körper genannt, und sein Kennzeichen ist das ungehinderte Wirken des Erbarmens.

Die eigenen physischen, psychisch-mentalen und spirituellen Energien durch die tantrische Praxis umzuwandeln und die Drei Körper in sich selbst zu erkennen und zu erfahren, ist das Ziel des Vajrayāna. Es ist, wie wir in einem späteren Kapitel sehen werden, auch das Ziel der tantrischen Medizin.

Um noch einmal auf die medizinische Analogie zurückzukommen: Im Vajrayāna werden die Gifte weder ferngehalten noch mit dem Gegengift der LEERE neutralisiert. Sie werden selbst als Medizin genutzt, verwandeln sich durch die Erkenntnis ihres Buddha-Wesens in «Nektar». Häufig wird als Beispiel dafür der Pfau genannt, der Gift verzehrt und sich davon prächtig ernährt. Das will sagen, daß die «schlechten» Energien zur Gewohnheit gewordener falscher Anschauungen und konfliktgeladener Emotionen letztlich nichts anderes sind als der Weisheitsgrund der LEERE, dem sie entspringen. Wenn die Gifte aufsteigen, werden sie durch unbeirrbares, diamantenes Gewahrsein befreit, so daß ihre Energien zu Medizin werden, Nahrung für das Gewahrsein und damit für die Erleuchtung.

Im höheren Mahāyāna und im Vajrayāna wird der Heilende Buddha nicht einfach wegen seiner heilenden Kräfte angebetet. Der Heilende Buddha ist vielmehr die Form des Buddha-Wesens, die der Praktizierende in sich selbst zu verwirklichen sucht. Durch die Meditation des Heilenden Buddha kann man enorme Heilkräfte gewinnen – für die Selbstheilung oder die Heilung anderer. Das hohe Vorbild, dem ein buddhistischer Arzt nacheifert, ist der Heilende Buddha selbst. Bei all den praktischen Verrichtungen seiner Kunst ist er geistig mit dem Heilenden Buddha identifiziert.

Das Vajrayāna, in Indien entstanden unter dem Einfluß der großen tantrischen Weisen, der Mahāsiddhas, ist die Form des Buddhismus, die in Tibet ihr wichtigstes Verbreitungsgebiet fand. In allen Lebensbereichen machte die tantrische Ausrichtung ihren Einfluß geltend, und das gilt natürlich auch für die Medizin. Im Rahmen dieses Buchs würde ein vollständiger Abriß des Tantrayāna keinen Platz finden, aber die wenigen hervorspringenden Züge, die hier beschrieben wurden, werden uns beim Studium der buddhistischen Medizin und Psychiatrie Tibets Orientierungshilfe leisten – denn der tantrische Buddhismus ist die Quelle der heilenden Wasser Tibets.

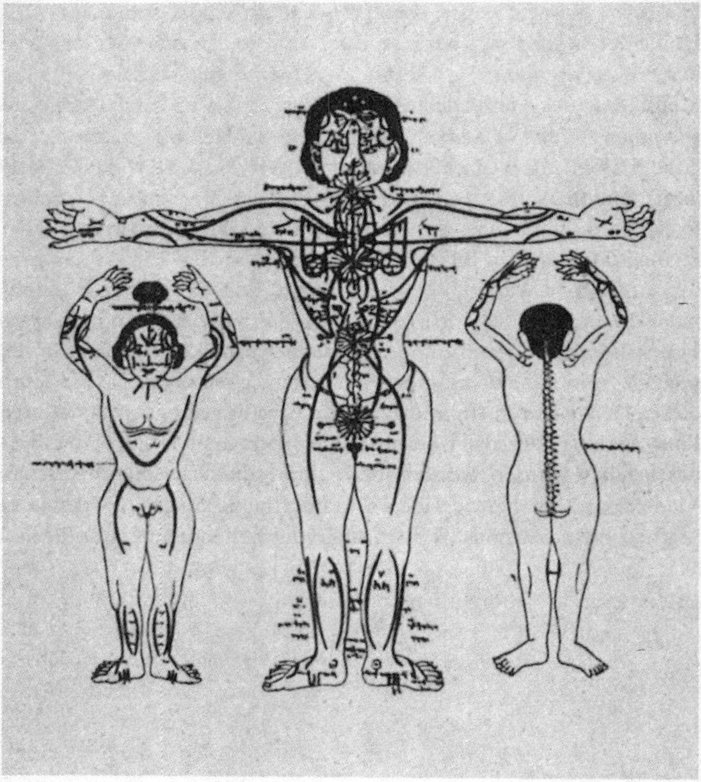

Abb. 6 Tibetisches medizinisches Diagramm, das die Kanäle («Lebensadern») und Zentren (Chakras) feinstofflicher Energie im menschlichen Körper darstellt.

3. Medizin und Buddhismus in Indien

Āyurveda

Die tibetische Medizin beruht auf dem überlieferten medizinischen System Indiens, dem Āyurveda, wörtlich der «Wissenschaft vom langen Leben». Der Āyurveda ist in seiner gesamten Ausrichtung und in seinen Heilverfahren ein ganzheitliches System. Er wird als heilige Wissenschaft angesehen, denn nach der indischen Mythologie war die Gottheit Brahmā sein Urheber. Brahmā gab ihn an die mythischen Ashvin-Zwillinge weiter, und von dort gelangte er über den Gott Indra schließlich zu Ātreya, einem Menschen. Ātreya lehrte in der antiken Metropole Taxila Medizin. Seine sechs Hauptschüler verstreuten sich über ganz Indien und verbreiteten die Lehre.

Als medizinische Tradition im eigentlichen Sinne begann der Āyurveda in vedischer Zeit, etwa in der Mitte des zweiten vorchristlichen Jahrtausends. Der *Rigveda*, ältester bekannter indischer Text, erwähnt verschiedene Krankheiten und spricht auch von den Versuchen, sie zu heilen. Dieser uralte Text enthält auch eine ganze Hymne an magische und heilkräftige Pflanzen.

Die älteste Quelle therapeutischer Anweisungen und damit der eigentliche Beginn der ayurvedischen Tradition ist jedoch der *Atharvaveda*. In dieser Schrift werden Krankheiten noch durchweg auf den Einfluß von Dämonen zurückgeführt. Es werden magische Mittel wie Beschwörungen und Anrufungen, aber auch Kräuterarzneien genannt, die den bösen Einfluß von Dämonen und Feinden bannen, die Gesundheit verbessern und die sexuelle Kraft steigern sollen.

Magie, Religion und Medizin waren in vedischer Zeit weitgehend noch unlösbar ineinander verflochten, doch daneben entwickelte sich bereits eine unabhängige medizinische Tradition und mit ihr eine Klasse von Berufsärzten, die sich deutlich von den früheren Priester-Magier-Heilern unterschieden. Es waren in vedischer Zeit vor allem die als Rishis bezeichneten Dichter-Propheten, die aufgrund ihrer Meditation und ihrer durch yogische Übungen gewonnenen Kräfte lernten zu heilen und damit wichtige Impulse für die Entwicklung einer eigenständigen medizinischen Tradition gaben.

Das zweite und klassische Entwicklungsstadium des Āyurveda begann mit der Zeit der Brāhmanas um 800 v. Chr., erreichte seinen Höhepunkt in den ersten nachchristlichen Jahrhunderten und bildete bis zur Eroberung Indiens durch den Islam im 13. Jahrhundert eine ungebrochene Tradition. In dieser zweiten Phase wurde der Āyurveda ein rationales oder wissenschaftliches medizinisches System von einem für diese Zeit erstaunlich hohen Entwicklungsstand. Auf manche der medizinischen Entdeckungen und Techniken dieser Zeit, etwa die plastische Chirurgie, mußte das Abendland noch zweitausend Jahre warten.

Am Anfang dieser klassischen Periode war die Heilkunst noch eine rein mündliche Tradition, doch schon im ersten nachchristlichen Jahrhundert begegnen wir einer bemerkenswerten Fülle von Aufzeichnungen, in denen das schnell wachsende medizinische Wissen kodifiziert, vertieft und weiterentwickelt wird. Aus dem dritten Jahrhundert besitzen wir schriftliche Zeugnisse einer «blühenden indischen Medizin», zum Beispiel den folgenden Abschnitt aus *Indica*, dem Bericht eines Griechen, der im dritten Jahrhundert an den Ganges reiste:

> Mit der Hilfe von Drogen können die Ärzte Frauen fruchtbar machen und bestimmen, ob sie Jungen oder Mädchen gebären. Kranheiten heilen sie für gewöhnlich nicht mit Medizinen, sondern indem sie eine geeignete Ernährung verschreiben. Heildrogen wenden sie meist als Breiumschläge oder Hauteinreibungen

an, da andere Anwendungsarten nicht frei von unerwünschten Wirkungen sind.[20]

Der klassische Āyurveda gliedert sich in acht Zweige:

1. Chirurgie *(salya)*
2. Behandlung von Störungen in Kopf und Hals *(salakya)*
3. Allgemeine Medizin – Therapie des Organismus *(chayachikitsa)*
4. Psychiatrie – Geisteskrankheiten, die von Dämonen verursacht werden *(bhūta-vidyā)*
5. Pädiatrie – Kinderkrankheiten, die durch Dämonen verursacht werden *(kaumara-bhūtya)*
6. Toxikologie – medizinische Drogen gegen Gifte *(agada)*
7. Verjüngung, Elixiere *(rasāyana)*
8. Kräftigung der Virilität *(vajīkarana*, wörtl. «in einen Hengst verwandeln»).

In diesen acht Zweigen besteht zwar der vedische Ansatz in den religiösen Elementen und psychosomatischen Anschauungen fort, doch ihm gesellt sich ein rationaler oder wissenschaftlicher Ansatz zu, «der rationale Gebrauch naturphilosophischer Theorien für die Organisation und Interpretation systematischer empirischer Beobachtung».[21] Die rationale Betrachtungsweise des Körpers in Gesundheit und Krankheit nahm die Form einer Humoraltheorie an. Ob es eine Beziehung zwischen den Humorallehren des Āyurveda und des klassischen Griechenland gibt und wenn ja, worin genau sie besteht, konnte von der Forschung bisher noch nicht geklärt werden.

Die drei *humores* oder «Säfte» (Doshas, wörtl. Fehler oder Makel) sind Wind, Galle und Schleim. Sie werden als die Grundbestandteile des Körpers verstanden, sind aber tatsächlich, wie Heinrich Zimmer erläutert, «nicht einfach luftartige oder gallige oder schleimige Materie, die man im Körper findet, sondern drei Prinzipien der Lebensenergie».[22]

Ayurvedische Behandlungen wurden grundsätzlich von Gebeten begleitet. Die Therapie, die auf die Wiederherstellung des Säftegleichgewichts zielte, stützte sich vor allem auf Nahrungsmittel und pflanzliche Arzneien, die nach sechs Geschmacksrichtungen, fünf Elementen, zehn Qualitäten und anderen Kriterien klassifiziert wurden. Großer Wert wurde auf vorbeugende Maßnahmen und Hygiene gelegt, zum Beispiel auf Zähneputzen, Massage und sogar Höflichkeit. Diagnosen wurden aufgrund von Befragung und Untersuchung erstellt, aber die Prognostik war eher eine Sache der Divination anhand von Träumen und Omen.

In der Zeit der Hochblüte waren Āyurveda-Ärzte für ihre chirurgischen Künste berühmt, wozu auch die plastische Chirurgie und die Operation des grauen Stars gehörten. Nach der Ansicht mancher Medizinhistoriker besaßen sie gute klinische Kenntnisse, erkannten die Bedeutung des Blutspeiens bei Lungentuberkulose, wußten, daß Lepra ansteckend ist, und gaben ausgezeichnete Beschreibungen von Epilepsie und anderen Anfallskrankheiten. Sie liebten überdies das Klassifizieren (es werden z. B. allein sechzig Krankheiten der Mundhöhle genannt), befaßten sich überwiegend mit der Erhaltung des männlichen Teils der Menschheit und entwickelten mit der Zeit eine Neigung, alles, was je irgendwo erwähnt wurde, in ihren Kräuter-Arzneimittelschatz aufzunehmen.

Die drei berühmtesen Gestalten des klassischen Āyurveda waren Sushruta, Charaka und Vāgbhata. Sushruta und Charaka schrieben enzyklopädische medizinische Abhandlungen, die Samhitā genannt werden. Die *Charaka-Samhitā* baut auf einer früheren, aber verlorengegangenen Samhitā des Agnivesha auf, der ein Schüler Ātreyas war. Charakas Werk hat bis in unsere Zeit überlebt. Es enthält die gesamte Theorie und das Wissen des Āyurveda und stellt die uralte mündliche Tradition in der Form von Lektionen dar. Es stellt, wie Heinrich Zimmer schrieb, «durch den Reichtum seines Inhalts und aufgrund seines Erhaltungszustands eines der größten Dokumente jener schöpferischen Zeit in den letzten Jahrhunderten vor dem Beginn unserer Zeitrechnung dar.»[23] Die *Sushruta-Samhitā* ist ein umfassendes Werk, das sich vor allem der zu jener Zeit hochentwickelten chirurgischen Praxis widmet. Über die Lebensdaten der beiden Autoren herrscht unter den Wissenschaftlern heute noch Uneinigkeit, aber wir können mit einiger Sicherheit sagen, daß sie zwischen dem sechsten vorchristlichen und dem zweiten nachchristlichen Jahrhundert lebten.[24] Vāgbhata, die dritte überragende Gestalt des klassischen Āyurveda, hat vermutlich im siebten Jahrhundert n. Chr. gelebt.

Der Einfluß des Buddhismus auf den Āyurveda

Vāgbhata war Buddhist, und sein Werk zeigt deutlich den Einfluß der buddhistischen Ethik auf die indische Medizin. Im Einleitungsvers zu seinem medizinischen Handbuch huldigt er «dem einzigartigen Arzt», dem Buddha, «der alle Krankheiten wie die Lüsternheit und alle anderen, die Verblendung und Trägheit erzeugen und mit denen alle Lebewesen stets behaftet sind, mit der Wurzel ausriß».[25] Vāgbhata widmet ein ganzes Kapitel seines Buches der Beziehung zwischen Gesundheit und Moral und bezeichnet das Hinarbeiten auf eine geistige Grundhaltung von selbstloser Zuneigung als Quelle der Gesundheit. Er mahnt die Ärzte, das Erbarmen des Buddha zu üben und alle Lebewesen, selbst Würmer und Ameisen, wie ihresgleichen zu behandeln.

Manche westliche Gelehrte weisen auf den positiven Einfluß des Buddhismus auf den Āyurveda hin, und tatsächlich fällt ja das Goldene Zeitalter des Āyurveda mit der Blütezeit des Buddhismus in Indien zusammen (etwa vom vierten vorchristlichen bis zur Mitte des achten nachchristlichen Jahrhunderts); dies war auch die Zeit, in der sich der Einfluß Indiens und des Buddhismus auf andere Länder und Kulturen ausbreitete. So wird der Āyurveda zwar aufgrund seiner Entwicklungsgeschichte häufig als Hindu-Medizin bezeichnet, aber in dieser Periode könnte man mit gleicher Berechtigung von buddhistischer Medizin sprechen. So schreibt ein Kenner des Gebiets: «Der Buddhismus, der die Tugend des Erbarmens hervorhob und weniger als der

Hinduismus durch Rücksichtnahme auf rituelle Reinheit gebunden war, scheint für das Studium der Medizin besonders förderlich gewesen zu sein. ... Der Buddha selbst besaß ein Interesse an der Medizin und setzte Regeln und Richtlinien für die Behandlung kranker Mönche fest.»[26]

Der Buddha kannte den Āyurveda gut. Heinrich Zimmer weist darauf hin, daß der Buddha seine Lehre von der Beendigung des Leidens nach dem Modell der Vorgehensweise eines Hindu-Arztes aufbaute.[27] Diese Vorgehensweise besteht aus vier Schritten oder Fragen, die sich der Āyurveda-Arzt angesichts eines Krankheitsfalles zu stellen hat: 1. Liegt eine Erkrankung vor, und wenn ja, welcher Art ist sie? 2. Worin besteht die Ursache dieser Erkrankung? 3. Gibt es eine Heilmethode für diese Krankheit? 4. Falls die Krankheit heilbar ist, worin besteht die richtige Behandlung? Wir erkennen hier sofort den Aufbau der Vier Edlen Wahrheiten wieder, mit denen der Buddha die Essenz des Dharma formulierte.

Daß die erste und zentrale Lehre des Buddha so direkt zu Indiens großer medizinischer Tradition in Beziehung gesetzt wird, ist nicht bloß eine sprachliche Metapher, sondern bezeichnet einen zentralen Aspekt des Buddhismus. Wenn Buddhismus und Medizin von Anfang an so innig miteinander verknüpft waren, so ist es nicht überraschend, daß der Āyurveda in Indien mit dem Aufkommen des Buddhismus seine Hochblüte erlebte und schließlich mit dem Dharma nach Tibet gelangte.

Der Buddha unterwies seine Mönche in den medizinischen Verfahren, die anzuwenden waren, wenn die «sieben Glieder der Erleuchtung» (Achtsamkeit, Streben, Stille usw.) nicht zur Heilung geführt hatten. Im medizinischen Teil des Vinaya (Mönchsvorschriften) wies er darauf hin, daß bestimmte Nahrungsmittel wie Honig und Butter von den Mönchen als Medizin genommen werden sollten; es gab eine ganze Reihe pflanzlicher, tierischer und mineralischer Substanzen, die er kranken Mönchen verordnete. Er verbot jedoch die Ausübung der Heilkunst außerhalb der Mönchsgemeinschaft, insbesondere zum Zweck des Lebenserwerbs.

Unter seinen Laienanhängern gab es jedoch auch Ärzte, und einer von ihnen war Jivaka, der Leibarzt des Buddha. Jivaka brachte es in Indien zu einem legendären Ruf als Arzt und Chirurg. Seiner ärztlichen Kunst kam nur noch seine Hingabe an den Buddha gleich, den er dreimal am Tag aufsuchte und versorgte. Der Buddha erklärte ihn zum obersten seiner Laienanhänger. Jivaka wurde dreimal öffentlich zum «König der Ärzte» gekrönt und ist deshalb als «der dreifach gekrönte Arzt» bekannt.

Welchen Einfluß der «moralische Genius» des Buddha zu seinen Lebzeiten und in späteren Jahrhunderten auf den Āyurveda ausübte, beschreibt der indische Autor Jyotir Mitra:

> Erbarmen war die Quelle seiner Moralität, und seine Regeln der moralischen Lebensführung hatten das Wohl aller zum Ziel. Daß moralische Wertvorstellungen wie Zölibat, Mildtätigkeit, Freundlichkeit, Erbarmen, Freude, Unvoreingenommenheit und Frieden Eingang in den Āyurveda fanden, ist gewiß dem Einfluß des Buddhismus zu verdanken.[28]

Mit dem Buddhismus verbreitete sich der Āyurveda mit seiner buddhistischen Prägung. Zweihundert Jahre nach dem Buddha trat der indische Kaiser Ashoka zum Buddhismus über und begann eine von Frieden und humanitären Zielen geprägte Regentschaft. Unter seinen vielen sozialen Erlassen, in Steinpfeiler eingemeißelt bis auf den heutigen Tag erhalten, finden wir auch einen zum Thema Medizin. Er ordnete die Einrichtung von Hospitälern für Menschen und Tiere und den Anbau von Heilpflanzen an. Im Zweiten Felsedikt des Ashoka heißt es:

> Diese [medizinischen Einrichtungen] versehen die medizinische Versorgung des Menschen und die Betreuung der Tiere. Arzneipflanzen für Mensch und Tier wurden herbeigeschafft und überall da angepflanzt, wo sie nicht wachsen; ebenso wurden Wurzeln und Früchte gebracht und angebaut, wo sie nicht wachsen. Ent-

lang der Straßen wurden Brunnen gegraben und Bäume gepflanzt, die Mensch und Tier dienen können.[29]

Im Abendland gab es ähnliche Einrichtungen wie Ashokas Hospitäler erst viele Jahrhunderte später. Während der Herrschaftszeit Ashokas verbreitete sich die Praxis des Āyurveda bis in die fernsten Winkel seines gewaltigen Imperiums – von Ceylon bis nach Afghanistan und an die Grenzen des griechischen Einflußbereichs –, und überall entstanden buddhistische Klöster und Heiligtümer.

Ein anderer buddhistischer König, der sich tatkräftig für die Gesundheit seiner Untertanen einsetzte, war Buddhadāsa, der im vierten Jahrhundert in Ceylon regierte. Er hatte nicht nur Medizin studiert und eine medizinische Abhandlung geschrieben, sondern trug stets medizinische Instrumente bei sich, um überall seinen Untertanen helfen zu können, und dabei waren ihm auch Unberührbare und Tiere nicht zu niedrig. In den Dörfern siedelte er Ärzte an, die er auch unterstützte, und er richtete Asyle für Krüppel und Blinde ein.

Im Mahāyāna wurde die Medizin eines der fünf Hauptgebiete, die ein Mönch studieren und beherrschen mußte. Kein Wunder also, daß der Mahāyāna-Buddhismus zahlreiche große Ärzte hervorbrachte, die den Āyurveda bedeutend weiterentwickelten. Ebenfalls im Mahāyāna gewann die Verehrung des Heilenden Buddha Bhaishajya-guru («Meister des Heilens») ihre größte Bedeutung. Mit dem Mahāyāna-Buddhismus verbreiteten sich auch der Āyurveda und die Verehrung des Heilenden Buddha über große Teile des Fernen Ostens. Nachdem das Mahāyāna in China, Japan und den hinterindischen Ländern Fuß gefaßt hatte, machte sich hier bald eine allgemeine Verbesserung des Gesundheitswesens bemerkbar. Im Reich der Khmer, dem heutigen Kamputschea, wurden noch 1186 Hospitäler unter der spirituellen Schirmherrschaft des Heilenden Buddha eingerichtet.

Wie wir wissen, verfügte China bereits über ein ausgefeiltes Heilsystem, doch auch hier kam mit dem Mahāyāna ein neuer Gesichtspunkt hinzu: «Der Einfluß des Buddhismus tritt auch bei einem

System der medizinischen Hilfeleistung in großen Klöstern, Krankenhäusern, Leproserien und Arzneiläden in Erscheinung. So wurden in die chinesische Medizin die Grundsätze einer höheren Ethik eingeführt.»[30]

In Indien selbst nahm der Āyurveda immer deutlicher die charakteristischen Züge des Großen Fahrzeugs an. Das zeigt sich an ayurvedischen Werken aus jener Zeit. Vāgbhata erwähnt zum Beispiel buddhistische Gottheiten, die für eine Heilung angerufen werden können; gegen Lepra empfiehlt er die Verehrung der weiblichen Gottheit Tārā, der «Retterin». Noch im heutigen Indien gibt es eine Arznei, die ihren Namen trägt – Tārā-Mandura. Ein anderes Beispiel: Ein ayurvedischer Text mit dem Titel *Sukhāvatīvyūha* aus dem ersten Jahrhundert n. Chr. spricht über Avalokiteshvara, den Bodhisattva des Erbarmens, und zwar in seiner Heil-Manifestation als Simhanāda, den «Löwenstimmigen», und bezeichnet ihn als den Zerstörer aller Krankheiten. Auch sein Name ist in der Bezeichnung einer heute noch gebräuchlichen ayurvedischen Arznei enthalten.

Am deutlichsten zeigt sich diese Union von Religion und Medizin wohl an der Tatsache, daß die größten Philosophen und Heiligen des Mahāyāna-Buddhismus auch große Ärzte waren und bedeutende medizinische Werke verfaßten. Hier ist an erster Stelle Nāgārjuna zu nennen, der Begründer der Mādhyamaka-Lehre, der Philosophie der LEERE, auf der das höhere Mahāyāna und das Vajrayāna beruhen.

Nāgārjuna wurde als Angehöriger der Brahmanenkaste im ersten nachchristlichen Jahrhundert im «Kokosnußland» (Südindien) geboren. Für die Buddhisten gilt er als eine Inkarnation des Mañjushrī, des Weisheitsaspekts des Buddha, und in der Tat soll er schon als Kind die Veden sowie Magie und Medizin beherrscht haben. Nach seinem Übertritt zum Buddhismus vertiefte er seine Meisterschaft in der Medizin und schrieb *Die hundert Verordnungen* und *Die kostbare Sammlung*. Wir können heute nur ehrfürchtig staunen über die Größe und Universalität eines Geistes wie Nāgārjuna, der zugleich Tantriker, Philosoph, Dichter und Meister der traditionellen und alchemistischen Medizin war. Die von Erbarmen durchdrungene meditative und philosophische Klarheit, die er in das Studium der Medizin einbrachte, hält uns einmal mehr vor Augen, daß der Typus des «Arzt-Heiligen» nicht nur das Ideal einer ganzheitlichen Medizin ist, sondern auch ihr Ursprung.

Einer seiner Schüler, wie der Meister ein berühmter Hindu-Pandit, der zum Buddhismus übertrat, war Ashvaghosha.[31] Auch er war nicht nur ein hervorragender Philosoph und Dichter, sondern in gleichem Maße medizinische Autorität. Er verfaßte drei bedeutende ayurvedische Werke, *Die großen Acht Zweige, Zugang zu den Acht Zweigen* und *Sammlung der Essenz der Acht Zweige*, sowie einen Kommentar zum letzteren. Ashvaghoshas Schüler Chandranandana schrieb einen Kommentar zum Werk seines Lehrers, ein Wörterbuch seiner medizinischen Fachausdrücke, aber auch eigene Bücher.

Aus der Hand eben dieses Chandranandana stammt die Sanskritfassung des *Gyü-shi*; er gab das Werk dem tibetischen Übersetzer Vairochana mit, als dieser sich einmal auf Pilgerschaft in Indien befand. Die ursprüngliche Version des *Gyü-shi*, das zum Kerntext der tibetischen Medizin werden sollte, ging also aus der von den buddhistischen Siddhas Indiens weiterentwickelten Form des klassischen Āyurveda hervor.

Auch die Hīnayāna-Tradition der Meditation und des Yoga gelangte zu medizinischen Einsichten. So schreibt Mitra über ein Werk des vierten Jahrhunderts, das *Visuddhimagga* des Buddhaghosha: «Hier wird eine hochentwickelte Anatomie angesprochen . . . die zehn Arten toter Körper, die zweiunddreißig Aspekte des Körpers, einschließlich der Eingeweide. Auch die Osteologie wird in diesem Werk des buddhistischen Yoga, das den Medizinhistorikern noch nicht bekannt zu sein scheint, sehr lebhaft beschrieben.»[32]

Diese anatomischen Kenntnisse erwuchsen vermutlich aus der Praxis, das Nachsinnen über die Vergänglichkeit und die bedingte Erzeugung durch Untersuchungen an Leichen zu vertiefen (betrachtet man zum Beispiel Knochen und verfolgt Schritt für Schritt zurück, wie sie zu dem geworden sind, was sie sind, so kann man die zwölf Glieder der Abhängigkeitskette entdecken). Buddhistische Mönche rezitierten überdies häufig die Namen der zweiunddreißig «abstoßenden» Körperteile, um gegen sinnliche Begierden und das Haften an den Dingen gefeit zu sein.

Der tantrische Buddhismus, eine Weiterentwicklung des hohen Mahāyāna, wird Vajrayāna, Diamantfahrzeug, genannt. Die psychophysischen Übungen des tantrischen Yoga, die heute noch in der tibetischen Tradition lebendig sind, leiten sich von der Anschauung ab, daß der menschliche Körper das mikrokosmische Abbild des Makrokosmos oder Universums ist. So wird der Körper selbst verehrungswürdig, durch tantrische Praxis in das Reine Land des Buddha verwandelt. Die hochentwickelte Kosmologie des Mahāyāna wird in der tantrischen Praxis in gleicher Weise zu einem Kosmogramm der heiligen Wirklichkeit des inneren Raums. Die tantrischen Übungen zielen auf die Vereinigung polarer Kräfte, die im ganzen Universum und daher auch im individuellen Geist/Körper-Organismus wirksam sind. Aus dieser Makrokosmos-Mikrokosmos-Weltanschauung erwuchs ein ganz eigenständiges Heilsystem, die tantrische Medizin.

Die indische Alchemie, die Wissenschaft von der Umwandlung der Energie, steht offensichtlich sowohl zum Tantra als auch zur Medizin in Beziehung. Es geht darum, den Körper zu verwandeln und mit der Hilfe von medizinischen und «magischen» Kräutern und Substanzen «unsterblich» zu machen. Diese Mittel werden in Verbindung mit religiösen Praktiken wie Mantra-Rezitationen und Anrufungen angewendet. Dadurch werden die Elemente des Körpers geläutert und in ihre feinstoffliche Entsprechung überführt.

Die wichtigste Substanz der Alchemie ist das Quecksilber. Bevor diese sehr giftige Substanz angewendet werden kann, muß sie allerdings geläutert und «fixiert» werden. Dies war eines der Hauptprobleme der Alchemie, denn das Quecksilber ist «von Natur aus unstet wie der Geist». War es jedoch erst einmal fixiert oder stabilisiert, dann gab es nichts auf der Welt, was man mit seiner Hilfe nicht erreichen konnte. In medizinischen Werken wird es als das wirksamste Mittel gegen jede Art von Krankheit und zur Verbesserung der Vitalität gepriesen. Quecksilberzubereitungen bilden das Kernstück der Siddha-Medizin, der Medizin der erleuchteten Adepten.

Die alchemistischen Rezepturen der tantrischen Medizin werden in der regulären tibetischen Medizin als Elixiere und Essenz-Pillen angewendet und dienen hier – vor allem, wenn Quecksilber ihr Hauptbestandteil ist – zur Kräftigung des kranken Organismus und für eine Reihe anderer medizinischer Zwecke. Außerdem werden diese Essenz-Pillen von Yogis genommen, die sich davon für lange Zeit ernähren können, ohne sonstige Nahrungsmittel zu sich zu nehmen.

Im Tantra wurde also dem Körper eine wichtige Funktion für die spirituelle Entwicklung beigemessen. Der tantrische Yoga ist die innere Vereinigung von Religion und Medizin, die Verinnerlichung einer rituellen Symbolik, die zu höchster Vergeistigung des Körpers führen kann. Saraha, ein Siddha und Dichter des tantrischen Buddhismus, scharfer Kritiker des ausufernden Ritualismus, der sich im Buddhismus seiner Zeit gebildet hatte, beschreibt die erhabene innere Schau des tantrischen Adepten:

Wenn der Geist zur Ruhe kommt, werden die Fesseln des
 Körpers durchtrennt,
Und wo der eine Duft des Eingeborenen sich verströmt,
Gibt es weder Kastenlose noch Brahmanen.

Hier ist die heilige Yamunā und hier der Gangesfluß,
Hier sind Prayāga und Benares, und hier sind Sonne und Mond,
Hier habe ich auf meinen Wanderungen Schreine und andere
 Pilgerorte besucht
Und sah nicht einen Schrein von der vollkommenen Seligkeit
 meines eigenen Körpers.[33]

In den tausend Jahren nach dem Buddha Gautama, einer Zeit, in der sich der Buddhismus zum Mahāyāna und zum tantrischen Buddhismus entwickelte, wurde auch das medizinische System des Āyurveda ständig weiter ausgebildet. In dieser hochentwickelten Form gelangte es nach Tibet, wo seine Schriften übersetzt wurden, so daß das uralte Heilsystem in diesem «Ableger» zu einem neuen Leben von ureigener tibetischer Prägung erwachte.

Noch aus dem 11. Jahrhundert ist überliefert, daß der ehrwürdige Asket und Scholar Atīsha in vorgerücktem Alter aus seinem Heimatland Bengalen nach Tibet wanderte und sein bedeutendes medizinisches Werk *Das Herz des Lebens* mitbrachte. In Indien gab der Buddhismus weiterhin wichtige Impulse für die Entwicklung des medizinischen Systems, bis er im 13. Jahrhundert fast vollständig verschwand – nicht nur als lebendige Religion, sondern mitsamt seiner ganzen Kultur, den Schreinen und Tempeln, den Universitäten, Künsten und Wissenschaften. Daß der eindringende Islam alles buddhistische Kulturgut systematisch zerstörte, mag den Untergang beschleunigt haben, doch der Buddhismus war nach seiner tausendjährigen Blütezeit in Indien ohnehin schon seit Jahrhunderten auf dem Niedergang. Vieles von seinem inneren Gehalt überlebte jedoch auch hier, weil es sich tief ins indische Geistesleben eingewurzelt hatte, zum Beispiel im Yoga und der Philosophie des Vedānta. Auch der Āyurveda wandelte sich unter dem Einfluß des Islam; seine Tradition wurde gebrochen und ging teilweise verloren.

Doch auf den verschneiten Hochebenen Tibets überlebte das uralte medizinische Wissen und brachte das Land bald in den Ruf, das «Land der Heilkunst» zu sein.

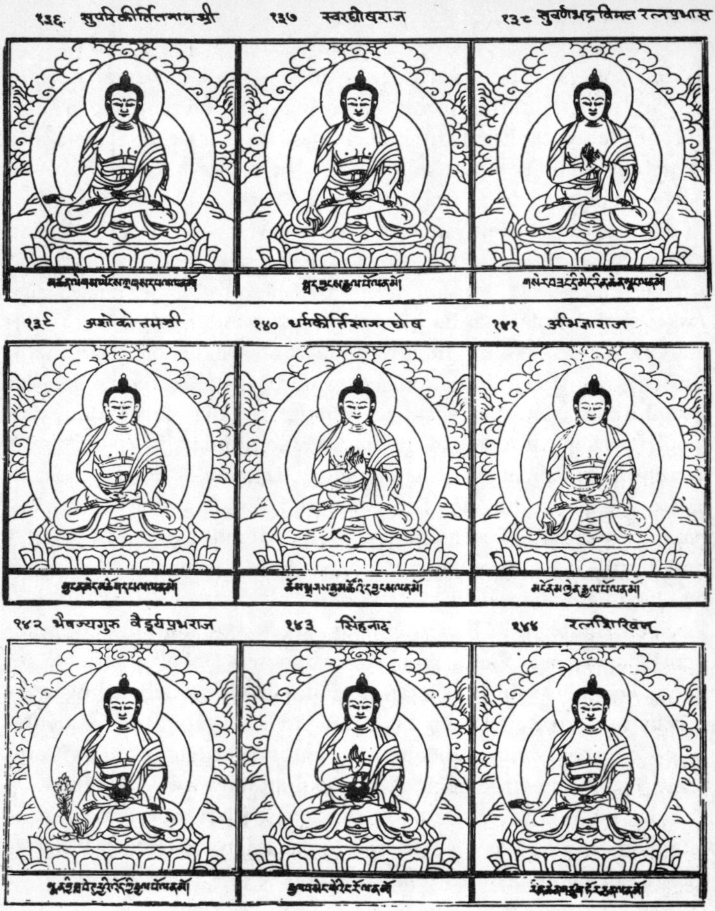

Abb. 7 Die Zahl der Heilenden Buddhas wird in manchen Quellen mit neun angegeben, so auch in dieser Abbildung. Shākyamuni Buddha, in seiner heilenden Manifestation als «löwenstimmiger Buddha», ist in der Mitte der unteren Reihe abgebildet. Zu seiner Rechten der wichtigste Heilende Buddha, der «König des Lapislazuli-Glanzes».

4. Medizin in Tibet

Die heiligen Ursprünge und der Heilende Buddha

Nach tibetischer Anschauung ist alles Medizinische heiligen Ursprungs und wird der Weisheit Buddhas zugeschrieben. Die tibetische Geschichte vom Ursprung der Medizin ähnelt der indischen, nur ist hier nicht Brahmā der Urheber, sondern ein Buddha eines vergangenen Weltzeitalters, der das Wissen an Brahmā weitergab. Dieser Buddha war Kāshyapa, dritter in der Linie von Buddhas für unser gegenwärtiges Universum und Vorgänger des Buddha Shākyamuni.

Nach der buddhistischen Mythologie lebten die Menschen in einem früheren Teil des gegenwärtigen Zeitzyklus (der vier Abschnitte oder Yugas hat) in beständiger meditativer Versunkenheit, verfügten über Wunderkräfte, besaßen Lichtkörper und brauchten nicht zu essen. Irgendein Rest von altem Karma bewirkte jedoch eines Tages, daß ein Stück Erdpech auf die Erde fiel und von einem Menschen aufgehoben und gegessen wurde. Er wurde krank. Dieser verdorbene Magen war die erste Erkrankung überhaupt, und mit ihr begann das Ende des Goldenen Zeitalters. Als Brahmā von dem Vorfall hörte, empfand er Mitgefühl und wollte dem Kranken helfen. Sogleich fiel ihm eine der medizinischen Lehren des Kāshyapa Buddha ein: daß abgekochtes Wasser Verdauungsbeschwerden heilt.[34] Er verordnete es, und der Kranke wurde gesund. Das war der Anfang der Medizin in unserem Zeitzyklus.

Im Verlauf der weiteren Ereignisse erinnerte Brahmā sich der gesamten medizinischen Wissenschaft, wie Kāshyapa Buddha sie ihm mitgeteilt hatte. Er gab dieses Wissen an die Ashvin-Zwillinge weiter, und von ihnen aus gelangte es in die Menschenwelt, zu Ātreya, dem berühmten Āyurveda-Lehrer in Taxila. Er wiederum vermittelte das Wissen seinen Schülern (unter denen sich auch Jivaka befand, Leibarzt des Buddha Shākyamuni und Schutzheiliger der tibetischen Medizin), und die sorgten für seine Verbreitung in ganz Indien.

Unabhängig von den historischen oder legendären Gestalten, die in der Überlieferung als Mittler des medizinischen Wissens genannt werden, ist letztlich natürlich das uranfängliche Buddha-Wesen in seiner jeweiligen Ausprägung der eigentliche Träger des heilkundlichen Wissens und der eigentliche Lehrer – im vergangenen Zeitzyklus war es der Buddha Kāshyapa, für den gegenwärtigen ist es der Buddha Shākyamuni. Von ihm berichtet die Überlieferung, daß er während einer mystischen Verwandlung die Gestalt des Heilenden Buddha Vaidūrya* annahm und eine heilkundliche Unterweisung gab, die als der zentrale Text der tibetischen Medizin, das *Gyü-shi* auf uns überkommen ist. Der vollständige Titel der *Vier Tantra* lautet: *Ambrosia-Herz-Tantra: Die geheime mündliche Unterweisung über die Acht Zweige der Wissenschaft vom Heilen (bdud-rtsi snying-po yan-lag brgyad-pa gsang-ba man-ngag gi rgyud)*, doch die überall gebräuchliche Bezeichnung ist *Gyü-shi*.

Der Ort, an dem der Buddha in der Gestalt des Vaidūrya die Lehren darlegte, die im *Gyü-shi* aufgezeichnet sind, war das Paradies der Heilung Tanatuk (*lta-na-sdug*, wörtlich: «Dessen Anblick erfreut»). Nach den Schriften manifestierte der Buddha in Tanatuk zwei Emanationen, nämlich den Geist des Heilenden Buddha in der Gestalt des Weisen Rigpai Yeshe *(rig-pa'i ye-shes)* und die Rede des Heilenden Buddha in der Gestalt des Weisen Yilay Kye *(yid-las-skyes)*. Die gesamte im *Gyü-shi* aufgezeichnete Lehre über Ursachen und Behandlung von Krankheiten ist in die Form eines Dialogs zwischen diesen beiden Buddha-Emanationen gekleidet.

* Wörtl.: «Lapislazuli», der «Buddha vom Lapislazuli-Glanz», eine andere Bezeichnung für den Bhaishajya-Buddha, den «Meister des Heilens», der ikonographisch mit lapislazuliblauer Körperfarbe dargestellt wird. (Anm. d. Übers.)

Unter der Zuhörerschaft des Buddha bei seiner Unterweisung im Paradies der Heilung befanden sich Gottheiten und Rishis sowie Buddhisten und Nichtbuddhisten. Jeder von ihnen verstand von den Worten des Buddha soviel, wie seinem Wissen und seiner Fassungskraft entsprach. Ihrem jeweiligen Verständnis gemäß schrieben sie unterschiedliche medizinische Abhandlungen über das Gehörte. Nur Yilay Kye verstand die Lehre ganz. Es heißt, er habe sie in 5900 Versen mit Lapislazuli-Tusche auf Blätter aus reinem Gold geschrieben, und diese würden jetzt von den Dākinīs in ihrem Palast in Uddiyāna aufbewahrt.

Das Paradies der Heilung Tanatuk ist ein Buddha-Feld, ein Reines Land jenseits der Illusion von Subjekt und Objekt. Es ist ein Mandala, ein Kosmogramm, welches den Glanz der heiligen Heilkraft abbildet, einer Kraft, die unablösbarer Bestandteil des allumfassenden Buddha-Wesens ist. Dieses Mandala hat drei Ebenen, die äußere, die innere und die geheime. Es enthält in Keimform sowohl die medizinische Mythologie des Buddhismus als auch das Heilsystem des Āyurveda. Im Welt-Mandala, das unser Universum abbildet, liegt Tanatuk auf dem heiligen Berg Meru, dem Zentrum dieses Mandala. In der phänomenalen Welt werden für das Paradies der Heilung zwei geographische Orte angegeben: Bodhgayā, wo der Buddha Erleuchtung fand, oder Uddiyāna (in Nordwest-Indien oder Afghanistan), wo das buddhistische Tantra entstand.

Shākyamuni Buddha nimmt als Vaidūrya Buddha das Zentrum des Mandala «Dessen Anblick erfreut» ein. Inmitten der himmlischen Stadt und in einem Palast aus durchsichtigem Kristall thront er auf einem Sitz aus Lapislazuli – dem Edelstein, der im Buddhismus das Emblem der Medizin ist. Sein Körper sendet Strahlen von heilendem Licht aus, die alles Leiden lindern. In tiefem Blau dargestellt, sitzt er in der vollen Lotoshaltung. Seine linke Hand ruht im Schoß und hält eine Bettelschale, während die rechte zur Geste des Gebens ausgestreckt ist und die «große Medizin» hält, einen Zweig vom Myrobalan-Baum. Er ist glorifiziert durch die Merkmale eines Buddha, die zweiunddreißig Zeichen der Vollkommenheit (Dvātrimshadvara-Lakshana) und die achtzig Zeichen großer Schönheit. Umgeben ist er von Göttern, Rishis, Brahmanen, Buddhisten, Nicht-Buddhisten, den Göttinnen der Medizin, den Beschützern der Medizin, den drei Großen Beschützern Mañjushrī, Avalokiteshvara und Vajrapāni, seinen beiden engsten Schülern Ānanda und Shāriputra und den Trägern der medizinischen Übermittlungslinie.

Sechzehntausend Säulen aus den fünf Arten göttlicher Juwelen tragen den Kristallpalast. Innen finden sich auch die drei Arten von Edelsteinen (aus den Bereichen der Götter, Bodhisattvas und Menschen), die Heilkräfte besitzen. All das ist umgeben von bogenförmigen Balustraden, Emporen für die Opfergöttinnen und von den fünf Mauern, acht Treppen und vier Toren der traditionellen Mandalastruktur. Den bezaubernden Garten, der den Palast umgibt, bevölkern friedliche Tiere – Fasane, Papageien, Enten, Elefanten, Bären, Pfauen –, und über allem liegt der süße und heilkräftige Duft von Bäumen, Weihrauch und Duftessenzen.

Vor der himmlischen Stadt, in der Vaidūrya residiert, liegen in den vier Himmelsrichtungen vier Medizinberge, die die Gesamtheit der tibetischen Medizin repräsentieren. Im südlichen Gebirge wachsen die Heilmittel für alle Krankheiten, die durch Kälte verursacht werden; im Norden die Heilmittel gegen Fieber; im Westen alle Dinge, die der Erhaltung der Gesundheit dienen; und im Osten schließlich ein Wald von Myrobalan, dem Heilmittel gegen alle Arten von Krankheiten.

Wir sagten, daß das Heil-Mandala drei Ebenen hat oder auf drei Ebenen existiert, als äußere, innere und geheime Wirklichkeit. Wie es im *Gyü-shi* und anderswo heißt, soll man es zum Gegenstand spiritueller Übung machen, um seine drei Ebenen in sich selbst wachzurufen und erfahrbar zu machen. Dies bedeutet zunächst einen Akt des Opferns: Hingabe an den Heilenden Buddha und an die Praxis der Medizin (äußere Ebene); im nächsten Schritt identifiziert man sich selbst mit dem Heilenden Buddha und die eigene Welt mit den Energien des reinen Paradieses der Heilung (innere Ebene); der letzte Schritt bedeutet schließlich die Erfahrung, daß es keinen Unterschied zwischen dem eigenen wahren Wesen und dem Buddha-Wesen gibt, daß man selbst der Heilende Buddha und der eigene Körper das Heil-Mandala ist. Diese Erfahrung zerreißt den Schleier der Verblendung, der uns bis dahin nicht erkennen ließ, daß der Trikāya – Buddha-Körper, Buddha-Rede und Buddha-Geist – unser eigenes wahres Wesen ist.

Im Mandala des in die fünf Dhyāni-Buddhas gegliederten Buddha-Wesens nimmt der Heilende Buddha den Bereich des Östlichen Buddha-Feldes ein. Er wird also mit dem ebenfalls blauen Akshobhya, dem Dhyāni-Buddha der östlichen Himmelsrichtung, identifiziert.

Das Heil-Mandala wird häufig als ein Kreis von acht Heilenden Buddhas dargestellt,[35] darunter Sangye Menla (der tibetische Name für Vaidūrya) und Shākyamuni, der meist die Mitte einnimmt. Daneben sind für gewöhnlich Tārā, Mañjushrī und Vajrapāni in besonderen Heil-Manifestationen dargestellt.

Der achte Tag des lunaren Monats gilt als der Tag des Heilenden Buddha. Dieser Tag eignet sich am besten für Heilrituale und die rituelle Zubereitung von Arzneimitteln, weil an ihm die Kraft des Heilenden Buddha und der Heil-Gottheiten besonders stark ist.

Der Heilungs-Aspekt des Buddha-Wesens hat zahlreiche weibliche Manifestationen. Außer Tārā begegnen wir Parnashabarī, die als Schutzpatronin der Kranken und Überwinderin aller Krankheiten Seuchen und schädlichen Geister bekannt ist. Sie hat acht Formen, und in den meisten ist sie in die Blätter von Heilpflanzen gekleidet. Andere weibliche Gottheiten des Buddhismus, die einen Heil-Aspekt haben, sind Jangulī, Mahāchīnakramā und Ekajatī.

Es gibt acht spezifische weibliche Heilende Gottheiten,[36] darunter Dutsi Ma *(bdud-rtsi-ma)*, die «Nektar-Mutter». Die legendenhafte Geschichte Tibets nennt als eine ihrer menschlichen Inkarnationen eine indische Gastwirtstochter namens Yitogma *(yid-phrog-ma)*. Sie war von außerordentlicher Schönheit und Kraft und soll die Heilpflanzen in und um Bodhgayā (den äußerlich manifesten Aspekt des Heil-Mandala) angepflanzt haben. Sie vereinigte sich mit Siddhas, Bodhisattvas und Königen, und ihre Kinder förderten die medizinische Lehre. Der berühmteste Arzt-Heilige Tibets, der «Türkis-Arzt» Yuthog, soll auf der einen Seite aus ihrem und auf der anderen aus dem Shākya-Geschlecht des Buddha stammen.

Dutsi Mas rasende Form ist Dorje Phagmo *(rdo-rje phag-mo)*, Vajravārāhī, die «Diamantene Schweineköpfige Mutter» oder «Diamantsau». Sie ist die Gefährtin der rasenden Form des Heilenden Buddha, der in dieser Gestalt als Tamdrin *(rtam-grin nag-po)*, der «Rappenköpfige», Krankheiten und böse Geister vertreibt. Diese beiden werden in geschlechtlicher Vereinigung dargestellt und repräsentieren so die Vereinigung von Weisheit und Geschicktheit in der Methode. Die Kraft ihres Mantra läßt geschmolzenes Metall in die Brust ihrer Feinde fließen, wo es alles Dämonische und Krankhafte in Buddha-Wesen verwandelt.

Neben dem Heilenden Buddha Vaidūrya und den anderen Heilenden Gottheiten gibt es auch von Padmasambhava, dem «Lotosgeborenen Guru», der den Dharma nach Tibet brachte, eine besondere Heil-Manifestation. In seiner tantrischen Form als Heilender Buddha wird er Urgyen Menla genannt. Padmasambhava hat überdies zwölf verschiedene Manifestationen, von denen jede ihre besonderen Heilfähigkeiten besitzt. Als Mahāguru Dewache kann er zum Beispiel Depressivität und andere psychische Leiden heilen, während er als Lodon Chogsed Gedächtnisverlust heilt und die intellektuellen Kräfte vermehrt.

Medizinisches Wissen aus aller Welt

Buddhismus und Āyurveda sind, wie wir bereits gesehen haben, schon in Indien eine sehr enge Verbindung eingegangen. Die Geschichte der Verbreitung des Buddhismus in Tibet ist daher naturgemäß auch die Geschichte der Einführung des Āyurveda in Tibet. Der Āyurveda war zweifellos der wichtigste der fremdländischen Einflüsse, die sich mit der uralten schamanistischen Heilkunde des

Landes nach und nach zu dem verbanden, was wir heute als «tibetische Medizin» bezeichnen.

Aus der chinesischen Medizin übernahmen die Tibeter die Pulsdiagnose, die Zungenuntersuchung und die Akupunktur. Außerdem lassen sich Einflüsse der persischen Heilkunde nachweisen, die das griechische Medizinsystem in sich aufgenommen hatte. Die Tibeter nahmen das Beste von diesen Lehren und verbanden es mit der ayurvedischen, buddhistischen und tantrischen Medizin aus Indien. Als eine der wichtigsten Eigenentwicklungen brachten sie die Urinanalyse ein; Spezialisten dieser Kunst können allein aufgrund dieser Analyse Diagnosen erstellen und eine Therapie verordnen.

Tibet hatte schon in vorbuddhistischer Zeit den Ruf, das Land der Heilkräuter zu sein. Die überragende Qualität tibetischer Heilkräuter war im antiken China bekannt und wird hier bereits in frühen pharmakologischen Texten erwähnt.

Die alte schamanistische Bön-Kultur Tibets besaß ihre eigene medizinische Tradition. Die Bön-po kannten die magischen und medizinischen Kräfte des Heilpflanzenschatzes ihrer Hochebenen. Ein systematisiertes medizinisches Wissen gab es jedoch im vorbuddhistischen Tibet nur ansatzweise, und an medizinischen Bön-Texten, die nach der Einführung des Buddhismus geschrieben wurden, lassen sich bereits ayurvedische Einflüsse nachweisen.

Etwa seit dem fünften Jahrhundert, zu einer Zeit, als auch die Einflüsse des Buddhismus sich zum ersten Mal bemerkbar machten, scheint das medizinische Wissen des Āyurveda nach Tibet eingesikkert zu sein. Tibet besaß damals zwar noch keine Schrift, aber das medizinische Wissen aus dem Ausland fand in begrenztem Maß doch Aufnahme in die alte Heiltradition Tibets – zumal es auf diesem Gebiet keine solchen Widerstände gab, wie sie dem indischen Buddha-Dharma entgegenstanden. Die tibetischen Könige sollen diese fremden Heilsysteme sogar mit größtem Interesse aufgenommen haben.[37]

Die ersten indischen Buddhisten, die den Āyurveda nach Indien brachten, waren zwei Arzt-Heilige des fünften Jahrhunderts, ein

Mann namens Vijay und eine Frau namens Belha. Tārā war ihnen in einer Vision erschienen und hatte sie zu der Reise nach Tibet gedrängt, und so wanderten sie los, um die medizinische Lehre zu verbreiten. Ihre Arbeit fand das höchste Wohlgefallen des tibetischen Königs Lhatho Thori Nyantsen, der ihnen bei Hof hohe Ehren zukommen ließ und sie bat, in seinem Land zu bleiben, um die ayurvedische Tradition hier zu verankern. Vijay heiratete, und sein Sohn, Dungi Thorchog wurde sein und Belhas Schüler. Dungi Thorchog wird als Tibets erster heimischer Lama-Arzt gefeiert, und auch seine Erben folgten dem Ruf der Medizin. Diese Art der «Vererbung» von Wissen innerhalb einer Familie war in Tibet von großer Bedeutung für die Bewahrung des medizinischen Wissens.

Durch den König Songtsen Gampo *(srong-btsan sGam-po)* wurde der Buddhismus in der ersten Hälfte des siebten Jahrhunderts formell in Tibet eingeführt. Tibet hatte in Zentralasien eine bedeutende Machtposition eingenommen, die es für zweihundert Jahre behielt, und war von Ländern umgeben – China, Indien, Nepal, Kaschmir, Afghanistan –, in denen sich das Mahāyāna und der tantrische Buddhismus auf dem Höhepunkt ihrer Entwicklung befanden. Daß König Songtsen Gampo zum Buddhismus übertrat, geht möglicherweise auf den Einfluß seiner beiden buddhistischen Frauen zurück, die eine aus China, die andere aus Nepal. Der König schickte Botschafter nach Indien, Nepal und China, die Texte und Lehren, auch medizinischer Art, sammeln und nach Tibet bringen sollten.

Damit die vielen Sanskrit- und Palitexte, die in Tibet zusammenströmten, übersetzt werden konnten, ließ der König aus der indischen Devanāgarī-Schrift ein tibetisches Alphabet entwickeln. Mit dieser ersten tibetischen Schrift wurden getreue und exakte Übersetzungen der buddhistischen Texte möglich. Jahrhundertelang wurde seit dieser Zeit so perfekt und systematisch übersetzt, daß verschollene indische Werke heute aus dem Tibetischen wieder in ihre Originalsprache rückübersetzt werden können.

Aufgrund seines besonderen Interesses an der Medizin berief König Songtsen Gampo die erste internationale medizinische Konferenz nach Tibet ein. Ärzte kamen aus Indien, Persien und China. Jeder übersetzte ein medizinisches Werk seines Heimatlandes ins Tibetische und machte es dem König zum Geschenk. In gemeinsamer Arbeit verfaßten sie überdies eine neue medizinische Abhandlung. Der griechische Arzt Galenos[38] wurde gebeten, in Tibet zu bleiben und Hofarzt zu werden. Er blieb und heiratete, und alle drei Söhne, die aus dieser Ehe hervorgingen, begründeten Linien einer medizinischen Erbfolge.

Das medizinische Wissen wurde auch nach der Regierungszeit von König Songtsen Gampo systematisch weiter ausgebaut, während der Buddha-Dharma sich zunächst nicht über eine kleine Gefolgschaft am Hof hinaus verbreitete. Einige der nachfolgenden Könige waren sogar entschieden gegen den Buddhismus und versuchten ihn abzuschaffen. Erst während der Regierungszeit von König Trisong Detsen *(khri-srong-lde-btsan)* kam der Dharma in Tibet zu wirklicher Blüte. Um das zu erreichen, lud der König den berühmten Abt Shāntirakshita aus Bengalen ein, in Tibet zu lehren. Dieser zurückhaltende und sanftmütige Mann, ein großer Gelehrter und Mönch, fand aber die Tibeter zu rauh und ungehobelt für seine Art zu lehren. Er riet dem jungen König, den tantrischen Heiligen Padmasambhava aus Indien zu rufen; er sei der richtige Mann, die Dämonen und Teufelsanbeter in die Schranken zu weisen, den Dharma zu verbreiten und Tibets erstes buddhistisches Kloster zu bauen.

Im Jahr 749 nahm Padmasambhava die Einladung des Königs an, ging nach Tibet, unterwarf die negativen Kräfte und verschaffte dem Dharma einen so festen Platz, daß der Vajrayāna-Buddhismus mit all seinen Wissenschaften zum Lebensmittelpunkt des tibetischen Volks wurde. Von dieser Zeit an waren tibetischer Buddhismus und tibetische Kultur eine untrennbare Einheit.

Man kann sich vorstellen, daß ein großer Erleuchteter wie Padmasambhava durchaus erkannte, in welcher kritischen Lage der Buddhismus sich in Indien befand, und wie dringend es war, dem

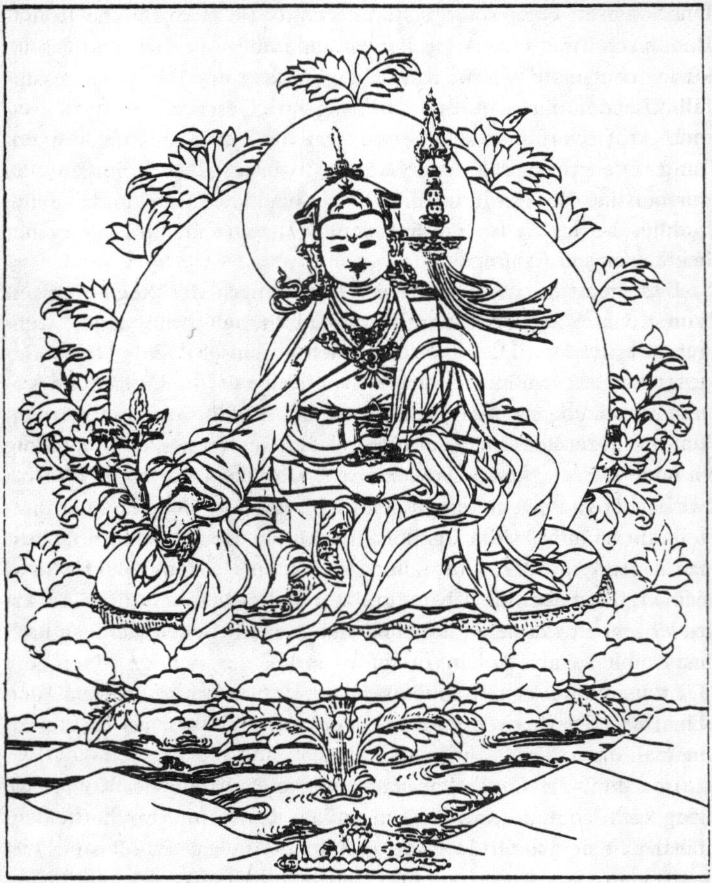

Abb. 8 Urgyen Menla, Guru Padmasambhava in seinem heilenden Aspekt, in der Rechten die «allesüberwindende» Myrobalanpflanze. Er studierte in Indien die ayurvedische und die Medizin der Siddhas und empfing die «Lebensrettende Essens in der Medizin». In Tibet gab er viele Arten von medizinischen Unterweisungen.

Dharma eine neue, sichere Heimat zu schaffen. Noch strebte der Buddhismus zwar in seinem Heimatland immer neuen geistigen und künstlerischen Höhen zu, doch die politische Ordnung geriet in Verfall. Die Zeiten der großen Dharma-Könige wie Ashoka oder der indo-skythische Kanishka waren längst vorbei. Im Geburtsland des Tantra, Padmasambhavas Heimat Uddiyāna, aber auch in anderen nordwestlichen Ländern fielen buddhistische Heiligtümer und buddhistische Kultur den einfallenden Hunnen zum Opfer. Der Buddhismus breitete sich in Indien nicht mehr weiter aus, politische Stabilität gab es nicht mehr, und für alle, die einen klaren Blick hatten, waren die Vorboten finsterer Zeiten deutlich genug.

Padmasambhava wird von den Tibetern auch «Zweiter Buddha» genannt. Shākyamuni Buddha, so heißt es, hat seine Geburt vorausgesagt und außerdem angekündigt, er werde den inneren Sinn des Dharma enthüllen. Nach der tibetischen Legende ist Padmasambhava oder Guru Rinpoche «aus einem Lotos geboren» und stellt den Nirmānakāya-Aspekt des Amitābha Buddha dar.

Padmasambhava war eine historische Gestalt, berühmt für seine überragende Meisterschaft aller tantrischen Disziplinen. Er setzte sich energisch für die Verbreitung der tantrischen Lehre ein, damit in der kommenden Zeit des Niedergangs und wachsenden Materialismus ein Gegengewicht vorhanden sei.

Er war außerdem ein großer Meister der tantrischen Medizin. Er schrieb medizinische Werke wie die *Nektar-Essenz (bdud-rtsi'i snying-po)*, die in Tibet aufbewahrt wurden, und gab verschiedenartigste medizinische Unterweisungen, darunter auch Prophezeiungen über künftige neue Krankheiten und die Mittel und Meditationen, mit denen sie geheilt oder verhindert werden könnten. Zum Wohl künftiger Generationen versteckte er diese Schriften an verschiedenen Orten, und zwar so, daß sie bei Bedarf wiedergefunden werden konnten. Diese versteckten Lehren werden Terma *(gter-ma)* genannt und bilden in der Nyingmapa-Tradition eine eigene Literaturgattung. Außer den spezifisch medizinischen Schriften versah Guru Rinpoche auch seine übrigen Termas zur gesamten tantrischen Praxis mit heilkundlichen Hinweisen: wie man etwa die meditative Übung zu Heilzwecken einsetzt oder bestimmte Arzneien zubereitet.

Padmasambhava verankerte den Dharma in Tibet, erbaute Tibets erstes Kloster (Samye, in der Form eines Mandala angelegt), weihte den König und andere in seine Übermittlungslinie des esoterischen Buddhismus ein und sagte voraus, daß der Dharma nach Jahrhunderten ununterbrochener Übermittlung in Tibet schließlich in den Westen gelangen werde.

Guru Rinpoche, König Trisong Detsen und der Abt Shāntirakshita werden als ein Dreigestirn des frühen tibetischen Tantrayāna verehrt, ebenso Guru Rinpoches drei wichtigste Schüler – seine Gemahlin Yeshe Tsögyal, König Trisong Detsen und der Übersetzer Vairochana. Sie alle pflegten die diamantene Saat des Dharma mit größter Sorgfalt.

Padmasambhava und der Abt Shāntirakshita beaufsichtigten die Ausbildung Vairochanas, der Tibets erster großer Übersetzer wurde. Sie schickten ihn nach Indien, wo er von etlichen Pandits und Siddhas Unterweisungen und Einweihungen erhielt. Unter den Texten, die Vairochana beschaffte, sorgfältig durcharbeitete und schließlich übersetzte, befinden sich nicht nur bedeutende religiöse Werke, sondern auch die medizinische Lehre, die zum zentralen Text der tibetischen Medizin werden sollte, das *Gyü-shi*. Vairochana empfing die Lehren des *Gyü-shi* von Ashvaghoshas Schüler Chandranandana.

Bei seiner Rückkehr nach Tibet lernte Vairochana den ersten tibetischen Arzt-Heiligen Yuthog Yönten Gonpo *(gyu-thog yon-tan mgon-po)* kennen. Vairochana übergab ihm die Lehren des *Gyü-shi*, und anschließend wurde das Buch in einem Pfeiler des Klosters Samye versteckt, um irgendwann, wie Padmasambhava vorausgesagt hatte, wiederentdeckt zu werden, sobald es gebraucht wurde und die Menschen in der Lage waren, es zu verstehen. Tatsächlich wurde das *Gyüshi* im Jahre 1038 von Trapa Ngonshe *(grva-pa mngon-shes)* aus seinem Versteck hervorgeholt.[39] Das Buch ist demnach den als «Terma» bezeichneten Schriften zuzuordnen.

König Trisong Detsen war die Medizin ein so wichtiges Anliegen, daß er die größten Ärzte Asiens zu einem Disput einlud, um sich über die wertvollsten Qualitäten aller vertretenen Traditionen zu informieren. Eingeladen wurden Ärzte aus Indien, China, Kaschmir, Persien, Nepal, aus der Mongolei, aus Sinkiang und Afghanistan. Yuthog Yönten Gonpo vertrat Tibet. Alle Beteiligten übersetzten Texte aus ihrer eigenen Tradition und legten sie dem König vor. Der Chinese wurde der Hofarzt des Königs und Stammvater einer neuen medizinischen Familien-Erbfolge, der der sogenannten Fremden Ärzten. Als Gewinner des Disputs nennt die tibetische Geschichte jedoch Yuthog Yönten Gonpo.

Yuthog war Mönch bis zu seinem achtzigsten Lebensjahr; erst dann heiratete er, um ein Ärztegeschlecht zu gründen. Er wurde 125 Jahre alt, und für die Tibeter war er eine Emanation der «Rede» des Heilenden Buddha. Unter dem Einfluß seines überragenden medizinischen Wissens, seines beispiellosen Engagements für die Medizin und seiner hohen spirituellen Entwicklung machte das tibetische Heilsystem große Fortschritte, und es entstanden Texte, die alles Wissen über Diagnose und Behandlung zusammenfaßten. Um das tibetische System mit dem indischen zu vergleichen, reiste Yuthog dreimal nach Indien und besuchte Orte buddhistischer Gelehrsamkeit wie Nālandā, um sich über neue medizinische Lehren zu informieren. Er schrieb Zusätze zum *Gyü-shi* und vielen anderen Texten.

Vier Jahrhunderte später lebte Yuthogs Namensvetter und Nachkomme, ebenfalls ein berühmter Arzt. Die Zeitspanne, die zwischen dem Wirken des älteren und des jüngeren Yuthog liegt, also das 8. bis 12. Jahrhundert, wird von vielen als das Goldene Zeitalter der tibetischen Medizin angesehen. In dieser Zeit hielt der Zustrom buddhistischer Texte aus anderen Ländern, vor allem Indien, unvermindert an, und mit ihnen gelangte auch ständig neues medizinisches Wissen ins Land. In dieser Zeit lebte auch Rinchen Sangpo, Tibets zweiter großer Übersetzer und religiöser Erneuerer. Über zehn Jahre verbrachte er in Indien, um Unterweisungen und Einweihungen zu erhalten. Von einem kaschmirischen Pandit erhielt er Ashvaghoshas medizinisches Werk *Sammlung der Essenz der Acht*

Zweige, Chandranandanas Kommentar dazu und viele andere medizinische Abhandlungen. Diese Lehren gab er an seine tibetischen Schüler weiter, die selbst wiederum neue medizinische Werke verfaßten.

Zur Zeit Yuthog des Jüngeren war das *Gyü-shi* bereits wieder im Kloster Samye aufgefunden worden, so daß er seine Lehren kannte. Sechsmal reiste er nach Indien und vertiefte sein Wissen, einmal sogar nach Ceylon, um die dortige Version des *Gyü-shi* kennenzulernen. Aufgrund seiner Forschungen schrieb er eine neue Fassung des *Gyü-shi* und einen Kommentar dazu, *Die achtzehn zusätzlichen Hilfsmittel*, der zugleich eine Einführung in die Geschichte der Medizin war. Er trug maßgeblich dazu bei, die Lehren des *Gyü-shi* über ganz Tibet zu verbreiten, und seine Bearbeitung des Buches scheint die Standardfassung geblieben zu sein.

Die Autorschaft des *Gyü-shi* festzustellen, ist praktisch unmöglich, und auch über seine Geschichte sind die Anschauungen nicht ganz einhellig. Weitgehende Einigkeit herrscht jedoch über die folgenden Grundzüge: Die Lehren des *Gyü-shi* wurden von Shākyamuni Buddha in der Gestalt des Heilenden Buddha durch zwei in tiefer meditativer Versunkenheit erzeugte Emanationen übermittelt. Unter den Empfängern der Lehren war Jivaka, und er begründete eine Übermittlungslinie von buddhistischen Arzt-Heiligen bis hin zu Chandranandana, der dem Tibeter Vairochana eine Niederschrift des Buches mitgab.

Vairochana übersetzte es im achten Jahrhundert und übergab es dem tibetischen König Trisong Detsen und seinem Hofarzt, Yuthog dem Älteren. Padmasambhava versteckte es im Kloster Samye, wo es Mitte des 11. Jahrhunderts wiederentdeckt wurde und bald in die Hände des Jüngeren Yuthog gelangte. Dieser scheint es redigiert zu haben, doch das Ausmaß seiner Bearbeitung läßt sich nicht feststellen, da kein Sanskrit-Original mehr zur Verfügung steht. Jedenfalls enthält Yuthogs Version Elemente, die die indische Fassung höchstwahrscheinlich noch nicht aufwies – tibetische Nahrungsmittel, Pflanzen, die es in Indien nicht gibt, die mongolische Methode der Kauterisation («Brennen»), die chinesiche Pulsdiagnose und anderes. Die ursprüngliche tibetische Fassung aus dem achten Jahrhundert wurde von ihrem Entdecker in ihr Versteck zurückgelegt und soll sich dort noch bis vor etwa zwanzig Jahren befunden haben.

Im 13. Jahrhundert hatte der Islam Indien gänzlich überrannt und alle Zeugnisse der buddhistischen Religion dem Erdboden gleichgemacht. Eine ganze Kultur wurde ausgelöscht, Mönche hingerichtet, Texte vernichtet. Die Tibeter konnten jetzt nicht mehr nach Indien gehen, um ihr Wissen zu vertiefen und zu erweitern; doch das bedeutete keinen allzu großen Schaden, da schon fast alle spirituellen und wissenschaftlichen Überlieferungen nach Tibet gelangt waren und sich hier in lebendigen Übermittlungslinien zu neuer Blüte entfalteten. Tibet wurde jetzt zum Bewahrer des gesamten Mahāyāna- und Tantrayāna-Kanons, auch der medizinischen Schriften, von denen sehr viele in Indien verlorengegangen oder zerstört worden waren.

Der religiöse Kanon Tibets gliedert sich in zwei Hauptteile, den Kangyur, der die Worte des Buddha enthält, und den Tengyur, eine Sammlung von Sekundärtexten, Abhandlungen und Kommentaren. Einundzwanzig ayurvedische Werke, von denen es einige nach den Worten des führenden Āyurveda-Gelehrten Dr. Bhagwan Dash in der ursprünglichen Sanskrit-Fassung nicht mehr gibt, wurden übersetzt und dem Tengyur eingegliedert. Andere medizinische Texte des Tengyur sind im indischen Āyurveda völlig unbekannt.[40] Das *Gyü-shi*, ein nicht dem Kanon religiöser Schriften eingegliedertes Werk, stellt nach Bhagvan Dash in mancher Hinsicht einen wesentlichen Fortschritt gegenüber der klassischen Āyurveda-Literatur dar. So ist etwa die Embryologie im *Gyü-shi* in wöchentliche Entwicklungsabschnitte gegliedert, während sich in den klassischen Schriften eine gröbere, nach Monaten gegliederte Darstellung findet.

Die ayurvedische Tradition in Indien verfiel wegen der politischen Zerrüttung des Landes und weil der wahre Sinn der Siddha-Medizin (ayurvedische Alchemie oder tantrische Essenz-Heilung) verlorenging. Auch die berühmte ayurvedische Chirurgie entging diesem Niedergang nicht. Die islamische Invasion bedeutete nicht nur einen

Bruch in der Tradition und den Verlust wichtiger Schriften, sondern die Muslime brachten auch ihr eigenes Heilsystem mit, das Yunani, und dieses vermischte sich mit dem indischen. Jahrhunderte später geschah unter dem Einfluß der britischen Kolonialherrschaft noch einmal etwas ähnliches, als sich in das bestehende Heilsystem aus Āyurveda und Yunani noch ein dritter Strang mischte, diesmal die abendländische Medizin. Es liegt eine gewisse Ironie in der Tatsache, daß gerade britische Orientalisten für eine Wiederbelebung des klassischen Āyurveda sorgten und ein neues Interesse an den spirituellen Traditionen Indiens weckten. Der Āyurveda spielt heute noch eine Rolle im indischen Gesundheitswesen, wenn auch nicht mehr in der klassischen Form.[41]

Die weitere Entwicklung in Tibet

Im 14. Jahrhundert gab es in Tibet zwei berühmte Ärzte, die lehrten und medizinische Werke verfaßten, Jangpa *(byang-pa)* und Zurkarpa *(zur-mkar-pa)*. Sie waren Begründer konkurrierender medizinischer Systeme, die ihre Namen trugen, Janglu und Zurlu, und jeder von ihnen schrieb einen der drei Hauptkommentare zum *Gyü-shi*. Beide Systeme dauerten ungebrochen bis ins 17. Jahrhundert fort, doch dann machten sich Verfallserscheinungen bemerkbar, weshalb der Fünfte Dalai Lama sich entschloß, Tibets erste medizinische Hochschule zu gründen.

Anfangs befand sich diese Schule im Kloster Drepung, doch dann wurde durch Divination ein neuer Standort bestimmt. Der Dalai Lama und sein Regent ließen einen Klosterkomplex mit Schule und Hospital errichten, der nach seinem Standort, einem Felsenhügel bei Lhasa, Chagpori («Eisenberg») genannt wurde. Chagpori wurde das geistige Zentrum der tibetischen Medizin, in den umliegenden Ländern bekannt als ein Ort medizinischer Gelehrsamkeit und geheimer Pflanzenheilmittel, die von Lama-Ärzten zubereitet wurden.

Schon einige Jahrhunderte lang, namentlich aber seit der Kublai

Khan sich dem Dharma zugewendet hatte, eigneten sich mongolische Ärzte und Medizinstudenten mit großem Eifer den tibetischen Āyurveda an und übersetzten wichtige medizinische Schriften ins Mongolische; Chagpori wurde jetzt für sie zu einem regelrechten Pilgerort. Der mongolische Āyurveda, eigentlich also ein Abkömmling der tibetischen Medizin, wird bis heute in der UdSSR praktiziert.[42]

Sangye Gyatso, der Regent des Fünften Dalai Lama und zu dieser Zeit mächtigster Mann Tibets, war außerdem ein hervorragender Arzt. Er kannte und praktizierte sowohl das Janglu- als auch das Zurlu-System und schrieb den dritten und wichtigsten Kommentar zum *Gyü-shi*, den *Vaidūrya sngon-po, Blauer Lapislazuli.*

Als Chagpori fertiggestellt war und seine Arbeit aufnahm, verfügte der Regent, daß jedes Hauptkloster künftig einen Arzt aus Chagpori bekommen sollte. Dies war der Beginn des «öffentlichen Gesundheitswesens» in Tibet. Es muß hier jedoch angemerkt werden, daß die Mehrheit der Tibeter trotz aller medizinischen Errungenschaften weiterhin unter höchst ungesunden Umständen lebte, teils durch die Höhenlage und Kälte oder durch die primitiven Lebensumstände bedingt, aber auch durch mangelnde Bildung unter der einfachen Bevölkerung.

Die tibetische Medizin, vor allem aber das souveräne Können der Lama-Ärzte auf dem Gebiet der Urinanalyse und der Kräuterheilkunde, genoß in ganz Zentralasien einen fast sagenhaften Ruf. Ebenso war es mit den Dharma-Arzneien, die von den Lamas mit spiritueller Kraft aufgeladen wurden. Die Herstellungsverfahren und Ingredienzien solcher Arzneien wurden zum Schutz vor Ausbeutung oder bloßer Neugier kompromißlos geheimgehalten. In welch hohem Ansehen die Ärzte in Tibet standen, zeigen die Titel, die den größten unter ihnen gegeben wurden: «König der Götter» oder «Allwissender» (ein den Bodhisattvas vorbehaltener Beiname). Ein überragender Arzt war daran zu erkennen, daß er allen Wesen jederzeit Erbarmen entgegenbrachte, sein Können zu ihrem Wohl ständig weiter vervollkommnete und nie vergaß, daß ein Arzt den Heilenden Buddha und die heilige Übermittlungslinie des medizinischen Wissens repräsentiert.

Dieses Ideal des Heilers macht deutlich, daß die Fähigkeit zu heilen und der Dharma nicht als zweierlei betrachtet wurden. Je tiefer ein Mensch den Dharma in seinem Herz-Geist erfahren hat, desto größer wird er als Arzt sein, denn er wird dann über Weisheit und Erbarmen verfügen, so daß er nicht nur die Tiefen der medizinischen Wissenschaft auszuloten in der Lage ist, sondern auch den physischen, emotionalen und spirituellen Bedürfnissen seiner Patienten besser gerecht werden kann. Der beste Arzt wird also der sein, der sich einer intensiven spirituellen Schulung unterzogen hat. Man kann sich kaum ein höheres Ideal für den Arztberuf denken als diese erleuchtete Selbstlosigkeit und Geschicktheit, wie sie in vollkommener Weise der Heilende Buddha oder Bhaishajya-guru repräsentiert.

Zweifellos sind nicht alle tibetischen Ärzte und Lama-Ärzte diesem Ideal gerecht geworden, aber viele von ihnen. Die größten Ärzte Tibets waren auch große Lamas, deren aus meditativer Schulung gewonnene Weisheit viel weiter reichte als jedes weltliche Verständnis von Medizin und Moralität. Ganz gewiß gilt dies für ein großes Vorbild wie den «Türkis-Arzt» Yuthog, der vor so langer Zeit lebte und lehrte, der bis zur höchsten Dharma-Medizin vordrang und dessen Körper sich bei seinem Tod in Regenbogenlicht verwandelte. Es hat stets diese Linie von großen Lamas, Yogis und Heiligen gegeben, die ihre Weisheit und ihre geistigen Kräfte der Medizin zuwandten, und diese Tradition setzt sich bis auf den heutigen Tag fort.

Ein Glied in dieser Kette war zum Beispiel Lama Mipham, der in der zweiten Hälfte des vorigen und Anfang dieses Jahrhunderts lebte. Er war der berühmteste tibetische Gelehrte seiner Zeit und systematisierte nicht nur die Sūtras und philosophischen Tantras, sondern schrieb selbst auch zweiunddreißig Bücher, darunter Werke über Musik, Logik, Astrologie, Alchemie und Medizin. Er sammelte und praktizierte Hunderte von rituellen Meditationen verschiedener

Buddhas und meditierte selbst sieben Jahre in völliger Zurückgezogenheit. Seine medizinischen Schriften behandeln auch ein Gebiet, das «geheimes Heilen» *(sman-ngang)* genannt wird; es kombiniert tantrische und somatische Medizin mit der Praxis des Dharma. Lama Mipham schrieb außerdem über die Heilkräfte von Edelsteinen, über den medizinischen Gebrauch von fünf tibetischen Gräsern, und verfaßte einen Kommentar zu den Kernpunkten des *Gyü-shi*.

Ein weiterer großer Lama und Arzt des späten 19. Jahrhunderts war Jamgon Kongtrul, Begründer der ökumenischen Bewegung in Tibet und spiritueller Lehrer des Fünfzehnten Gyalwa Karmapa. Unter seinen medizinischen Schriften findet sich ein praktisches Handbuch, das heute noch im Gebrauch ist.

Anfang des 20. Jahrhunderts, zur Zeit des Dreizehnten Dalai Lama, erbaute der hervorragende Lama-Arzt Khyenrab Norbu eine neue medizinische Hochschule in Lhasa, das «Haus der Medizin und Astronomie». Er wurde schon in sehr jungen Jahren Mönch, studierte bereits mit vierzehn Medizin, lernte in zwei Jahren das gesamte *Gyü-shi* auswendig (was von jedem angehenden Arzt erwartet wurde) und war bereits nach weiteren vier Jahren Studium soweit, daß er sämtliche medizinischen Examen glanzvoll bestand. Mit dem Bau der neuen medizinischen Hochschule begann er im Alter von dreiunddreißig Jahren.

Studenten beider medizinischen Hochschulen Tibets hatten ein sehr anspruchsvolles Pensum zu bewältigen, das Gebet und religiöse Studien (beginnend um drei Uhr morgens mit einem Gebet an den Bodhisattva der Weisheit, Mañjushrī) mit dem Studium der Künste und Wissenschaften und der eigentlichen medizinischen Fachgebiete verband. Auf besonderen Exkursionen wurden Heilpflanzen identifiziert und gesammelt, und dies bedeutete für die Studenten gleichzeitig eine Prüfung, bei der sie zeigen mußten, was sie über diese Pflanzen wußten. Jedes Jahr wurden strenge allgemeine Examen abgehalten. Der ganze Kurs dauerte sechs Jahre. Die Aufnahmeprüfungen für die medizinischen Hochschulen waren besonders streng, und normalerweise ging ihnen ein vierzehnjähriges Grundstudium voraus. Es heißt, bis zur wirklichen Beherrschung der Medizin sei ein Studium von dreißig Jahren die Regel.

In seinem Buch *Tibetan Medicine* schreibt Rechung Rinpoche, die Hochschule für Medizin und Astronomie habe eine Ambulanz unterhalten, in der die Kranken kostenlos behandelt wurden. Er fährt fort:

> In die ländlichen Bezirke wurden von der Regierung Ärzte entsendet, die sich um die Kranken zu kümmern hatten. Es gab auch viele private Ärzte, die sich ihre Arbeit honorieren ließen, doch auch sie hatten keine festen Preise. Es blieb dem Patienten überlassen, soviel zu zahlen, wie er konnte oder wollte. Auch die privaten Ärzte forderten niemals von den Armen ein Honorar, sondern behandelten sie umsonst.[43]

David Snellgrove und Hugh Richardson vermitteln in ihrem Buch *A Cultural History of Tibet* ein ganz anderes Bild von der medizinischen Versorgung in Tibet. Sie sagen, die Mönche in den Medizinhochschulen gingen nicht eigens in die Dörfer, um Kranke zu heilen, sondern blieben lieber in ihren medizinischen Klöstern, um ihre Heilmittel und Kräuterpillen herzustellen, und ließen sich ihre Dienste bezahlen. Im übrigen glaubten die Tibeter ohnehin mehr an Zaubersprüche und Amulette als an die Medizin.

Immerhin berichten die beiden Autoren, daß sie selber mit einem tibetischen Arzneimittel behandelt wurden und der Erfolg überzeugend war. Sie kommen zu dem Schluß, daß «manche Tibeter zweifellos über eine Menge praktisches Wissen verfügen» und daß die medizinische Praxis in Tibet einer ernsthaften Erforschung auf empirischer Basis wert ist.[44]

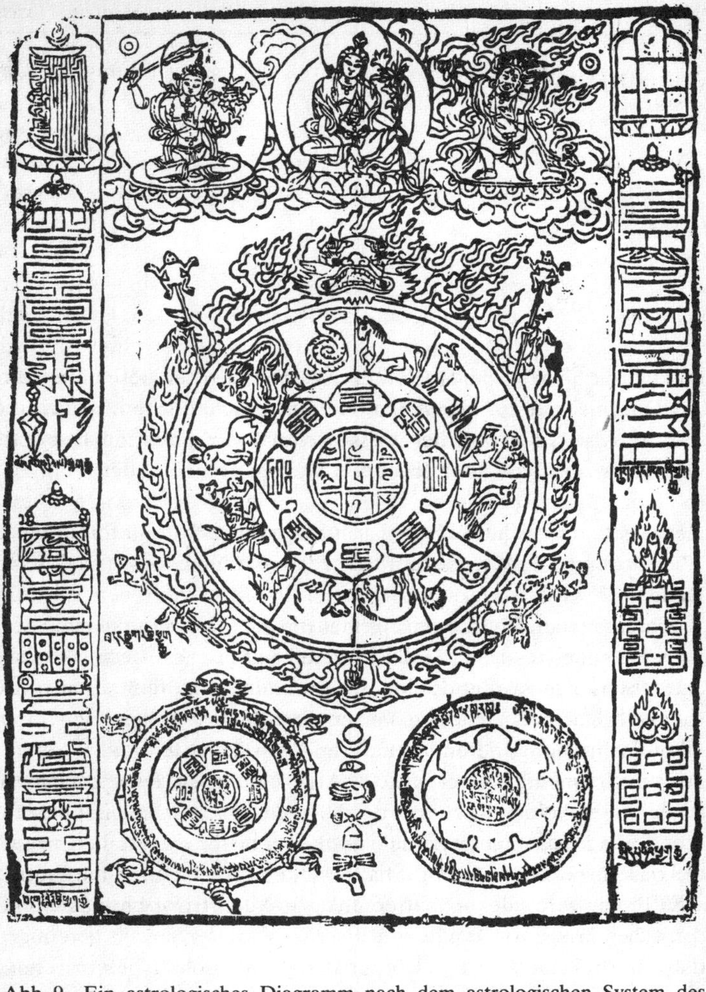

Abb. 9 Ein astrologisches Diagramm nach dem astrologischen System des Kālachakra-Tantra. Astrologie ist ein wichtiger Teil der tibetischen Medizin; ein tibetischer Arzt muß sie beherrschen, um Krankheiten diagnostizieren und behandeln zu können. Zum Beispiel sind bestimmte Krankheiten, Pulstypen und humorale Einflüsse für bestimmte astrologische Phasen typisch.

5. Tantrische Medizin

Die tantrische Medizin Tibets steht zwischen der religiösen Medizin des Dharma und der rationalen oder wissenschaftlichen Medizin.

Tantra ist die mystische «Wissenschaft» der unmittelbaren Erkenntnis oder Gnosis der absoluten Wahrheit, die auf der relativen (phänomenalen) Ebene durch die Vereinigung der polaren Energien des menschlichen Körpers sichtbar wird und auf der absoluten Ebene durch direkte Erfahrung des ursprünglichen (zeitlosen) Buddha-Wesens.

Im tantrischen Buddhismus geht es um die Wiederentdeckung der Entsprechung zwischen dem «gröberen karmischen Körper», also dem physischen Körper des Menschen, und dem Körper der absoluten Wahrheit, dem «reinen Wesen des Buddha-Körpers» – eine Übereinstimmung, deren wir aufgrund von Anhaften und Verblendung nicht mehr gewahr sind. Die verbindenden Prinzipien zwischen diesen beiden Körpern sind die feinstofflichen lebensenergetischen Winde, die Energiekanäle des Körpers und die Vitalessenzen, die das körperliche Dasein erhalten und nähren. Durch die tantrische Praxis wird alles Anhaften und alle Verwirrung beseitigt, und diese Lebenskräfte, Kanäle und Essenzen werden soweit gereinigt, daß die drei immanenten Körper der Buddhaschaft hervortreten. Garma C. C. Chang sagt über den Tantrismus, er sei «die Anschauung von der Einheit oder Identität von Samsāra und Nirvāna, die Sublimierung der Leidenschaft-Begierden, die Entfaltung der eingeborenen Trikāya.»[45]

Im gesamten Buddhismus, namentlich aber in seiner tantrischen Form, finden wir die Triade – die Drei Kostbarkeiten, die Drei Wurzeln, die Drei Kāyas – als Ausdruck für drei verschiedene, aber nicht voneinander zu trennende Ebenen der einen Wirklichkeit: äußere, innere und geheime; exoterische, esoterische und absolute; die Dreiheit des Buddha-Wesens.

Die Lehre von der Manifestation des Absoluten im dreifachen Buddha-Körper bildet die Grundlage tantrischer Praxis und tantrischer Medizin. Auch die menschliche Existenz bildet mit ihren drei Aspekten des Geistigen, Feinstofflichen und Physischen diese Dreiheit des Buddha-Körpers ab, und nach demselben Muster gliedert sich die tibetische Medizin in den dharmischen, den tantrischen und den somatischen Ansatz.

Die gesamte tibetische Medizin ist ein komplexes Geflecht aus nichtlinearen triadischen Beziehungen, die das spirituelle, psychische und physische Leben des einzelnen mit dem Universum verknüpfen. Dieses ganze Universum liegt nach der tantrischen Anschauung im Individuum. In der tantrischen Medizin geht es um die Wandlung des inneren wie des äußeren Universums, und den Ansatzpunkt hierzu bilden die vitalen psychophysischen Energien des inneren Universums. Diese feinstofflichen psychophysischen Energien erzeugen den Körper auf ganz ähnliche Weise, wie sie selbst von den gestaltlosen Prozessen des Geistes erzeugt worden sind.

Dieser Energie-Essenz-Körper wird «feinstofflicher Körper» *(phra-bai lus)* genannt, ein Ausdruck, der die unsichtbaren und doch wirksamen Grundkräfte des Lebens treffend bezeichnet. In der tantrischen Praxis sollen die Komponenten des feinstofflichen Körpers geläutert werden, damit der Mensch zur Wirklichkeit des dreifältigen Buddha-Körpers erwachen kann.

Die trantrische Medizin stellt die «innere» Ebene zwischen der «geheimen» Dharma-Medizin (der Medizin des direkten Gewahrseins der absoluten Wahrheit) und der «äußeren» Medizin des stofflichen Körpers im phänomenalen Universum dar. Dies sind die drei Körper der Medizin, und wie die Trikāya sind sie verschieden, doch nicht voneinander zu trennen.

Die eigenschaftslose und zeitlose reine Wirklichkeit, die «Soheit», wird Dharmakāya («Körper der Großen Ordnung», dem Buddha-Geist entsprechend) genannt. Die Wandlung des gewöhnlichen oder Jedermanns-Bewußtsein zum höchsten Gewahrsein der allumfassenden LEERE bedeutet die Erfahrung des Dharmakāya. Die Wirklichkeit feinstofflicher Manifestationen wie Klänge, Farben und andere Energieformen wird Sambhogakāya genannt («Körper des Entzückens», der Buddha-Rede entsprechend). Der feinstoffliche Körper ist der Ansatzpunkt der tantrischen Praktiken, von denen hier die Rede sein soll. Der Nirmānakāya («Manifestationskörper», dem Buddha-Körper entsprechend) ist der stoffliche Körper in seiner geläuterten oder erweckten Form. Diese drei Kāyas repräsentieren die Ebenen, auf denen das Buddha-Wesen allem empfindenden Leben innewohnt – wenn auch verdeckt und unerkannt. Zu diesem Buddha-Wesen zu erwachen, es zu erfahren, ist letztlich das Ziel des tibetischen Buddhismus und der tibetischen Medizin. Die drei Ebenen der tibetischen Medizin – dharmisch, tantrisch und somatisch – entsprechen den drei Kāyas: absolute Wirklichkeit, strahlende Klarheit und unbehindertes Handeln.

Charakteristisch ist für das tibetische System, daß Religion und Medizin nicht getrennt sind; dies hat zur Folge, daß der Gesundheitsbegriff allumfassend definiert ist. Natürlich bilden die religiöse und die medizinische Praxis verschiedene Disziplinen, und zwischen ihnen steht als Bindeglied die Praxis des tantrischen Buddhismus. Die Kenntnis und Anwendung tantrischer Praktiken im Dienst der spirituellen Entwicklung wird als tantrischer Yoga bezeichnet; wo es um die Gesundheit geht, können wir von tantrischer Heilkunde sprechen.

Durch die Praxis des Tantra und die Verwirklichung des Buddha-Wesens (das sich als Trikāya manifestiert) ergeben sich die verschiedensten wunderbaren, «übernatürlichen» Kräfte, und diese stehen, aus der Sicht der tantrischen Medizin, mit der Kraft zu heilen in

Verbindung. So gehören zum Beispiel zu den «Acht Siddhis», den Kräften, die sich durch die «weltliche Verwirklichung» der tantrischen Praxis ergeben, «die Erlangung magischer Pillen mit wunderbarer Heilungskraft». Die «transzendentale Verwirklichung» ist die Verwirklichung der drei Kāyas.

Mystische oder «übernatürliche» Kräfte, die Siddhis, entstehen ganz natürlich, während man auf dem Pfad der Erleuchtung fortschreitet – nicht nur in der tantrischen Tradition. Der Buddha selbst beschrieb die fünf «höheren» Arten des Gewahrseins, die zwar alle gewöhnlichen Menschen latent besitzen, die jedoch nur von wenigen von uns verwirklicht werden. Eine davon ist die «wunderwirkende Kraft»; andere sind die Erinnerung an frühere Leben und die Kenntnis der Gedanken anderer.

Werden tantrische Prozesse richtig verstanden, so zeigt sich deutlich, daß sie durchaus kein religiöser Hokuspokus sind, mit dem wir uns selbst und anderen etwas vorgaukeln. Sie sind vielmehr der umsichtige und geübte Umgang mit psychophysischer Energie, zu dem man fähig wird, wenn man seine geistigen Fähigkeiten durch die Praxis des Dharma, vor allem durch Meditation, soweit verfeinert, daß man auch Dinge wahrnehmen kann, die normalerweise unsichtbar sind. Das Sehvermögen eines Menchen, der in der spirituellen und yogischen Praxis weit fortgeschritten ist, wird häufig als «Weisheitsauge» bezeichnet. Mit ihm kann man beispielsweise an festen Objekten die feinstoffliche Dichte und Leuchtkraft erkennen, eine energetische Aura mit ihren Farbqualitäten – so als hätten wir nicht nur unsere Augen mit ihrer normalen Lichtempfindlichkeit, sondern auch einen Röntgen- oder Ultraschallblick.

Tantrische Phänomene sind ebenso real und ebensowenig Zauberei wie diese technischen Prozesse, die wir als Analogie gebraucht haben. Sie sind jedoch, vor allem im tibetischen Buddhismus, in symbolische Begriffe gekleidet, mit denen unser zu Wissenschaftlichkeit und Rationalität erzogenes abendländisches Denken zunächst nicht viel anfangen kann. Sie wirken auf uns befremdlich oder abstrus und scheinen voller Aberglauben zu stecken. Aber genau dieser Charakter der trantrischen Sprache ist wohlkalkuliert und verfolgt den Zweck, alle Uneingeweihten und aus bloßer Neugier Interessierten «im Dunkeln» zu halten.

Glücklicherweise ist in den letzten fünfzehn Jahren viel getan worden, um das Tantra von dem Ruf zu befreien, es sei völlig abgehoben und habe nichts mit der Wirklichkeit zu tun. Tantra ist ein sehr hochentwickeltes und komplexes System, eine Art Wissenschaft der psychischen und spirituellen Wirklichkeit und daraus abgeleiteter Formen des Heilens.

Die feinstoffliche Physiologie: Kanäle, Winde und Essenzen

Im feinstofflichen Körper gibt es nach tantrischer Anschauung zahlreiche Kanäle feinstofflicher Energie *(rtsa)*, Winde oder Kräfte *(rlung)* und Essenzen *(thig-le)*. Dies sind die Hauptbestandteile des feinstofflichen Körpers, und sie bilden das entscheidende Bindeglied zwischen dem Vajra-Körper und dem physischen Körper.

Zwischen diesen Komponenten bestehen folgende Beziehungen: Der Bestand des Körpers hängt von den Energiekanälen ab, deren Funktion hängt von den Lung oder feinstofflichen Winden ab, und die wiederum hängen vom Geist ab. Die absolute Geist-Essenz ist jedoch in Form der Thigle oder Essenzen über den ganzen Körper verteilt.

Die Beeinflussung der Kanäle, Winde und Essenzen durch Atmung, Visualisation, Mantra-Rezitation und yogische Übungen ermöglicht eine Kontrolle der geistigen und körperlichen Kräfte und ebnet den «direkten Weg» zur Erfahrung der Buddhaschaft. Da alle negativen Emotionen, alle Krankheiten und «Dämonen» im verblendeten Bewußtsein ihren Ursprung haben, liegt der Ansatzpunkt für ihre Befriedung auch dort: in der Zähmung des Geistes.

Die feinstofflichen Kanäle oder «Adern» korrespondieren zwar mit den Adern und Nerven des Körpers, sind aber nicht mit ihnen identisch. Durch tantrische Praxis gereinigt und unter bewußte Kontrolle gebracht, entsprechen sie dem Nirmānakāya. Die feinstofflichen Winde korrespondieren mit den humoralen Winden des Körpers (von denen es in der tibetischen Medizin fünf Arten gibt) und entsprechen in geläuterter Form dem Sambhogakāya. Die feinstofflichen Thigle-Essenzen entsprechen der physischen Samenflüssigkeit, dem Menstruationsblut und den vitalen Sekretionen und repräsentieren in geläuterter Form den Dharmakāya.

Die Anzahl der Kanäle feinstofflicher Energie wird gelegentlich beziffert (z. B. 72 000), doch heißt es auch, es seien unzählige. Eine überragende Rolle spielen die drei Hauptkanäle: das zentrale Gefäß *(dbu-ma)*, das rechte Gefäß *(ro-ma)* und das linke Gefäß *(rkyang-ma)*. (Aufgrund des nichtmateriellen Charakters des feinstofflichen Körpers variiert die Beschreibung der feinstofflichen Gefäße und der zu ihnen gehörigen Chakras je nach dem medizinischen oder tantrischen System. Sie sind keine festen anatomischen Gegebenheiten wie die Organe des physischen Körpers, wenn auch schon oft versucht worden ist, sie in ähnlicher Weise dingfest zu machen. Es gibt jedoch allgemeinere Entsprechungen, die durchaus sinnvoll sind. Jedenfalls ist die Varianz in der Beschreibung ein Hinweis darauf, daß der Meditierende sie selbst finden und gemäß seiner eigenen direkten Erfahrung lokalisieren muß. Ich halte mich bei der folgenden Beschreibung an das gebräuchlichste System.)

Der Zentralkanal läuft vom höchsten Punkt des Schädels (dem «Brahmā-Tor») zu einer Stelle, die vier Fingerbreit unter dem Nabel im Bauchraum liegt. Er repräsentiert das Absolute, Bewußtsein, nicht-duale Weisheit. Er ist gerade, hohl, leuchtend, von blauer Farbe und «dünn wie ein Pfeilschaft». Er ist nicht identisch mit der Wirbelsäule, steht aber mit ihr in Verbindung. Wie die Wirbelsäule die Achse des grobstofflichen Körpers bildet, ist der Zentralkanal die Achse des feinstofflichen Körpers.

Das rechte Gefäß zweigt direkt über den Augenbrauen vom Zentralkanal ab, läuft an ihm entlang und vereinigt sich kurz oberhalb des tiefsten Punktes wieder mit ihm. Für das linke Nebengefäß gilt

Entsprechendes auf der anderen Körperseite. So werden die Kanäle bei der Meditation visualisiert; tatsächlich überschneiden sich jedoch die Seitengefäße an bestimmten wichtigen Punkten mit dem Zentralkanal. (In manchen tantrischen Systemen, aber auch in der Medizin wird angenommen, daß der Zentralkanal sich bis zu den äußeren Geschlechtsteilen fortsetzt.)

Die beiden Seitengefäße sind dünner als das zentrale, aber ebenfalls hohl und leuchtend. Das rechte ist rot und repräsentiert den weiblichen Aspekt, Blut und die grundlegende Verblendung der Begierde und des Besitzenwollens. Das linke Gefäß ist weiß und repräsentiert den männlichen Aspekt, das Element Wasser und die grundlegende Haß-Aversion-Verblendung. Werden die Winde und Essenzen in diesen Kanälen bewußt an der Stelle zusammengehalten, wo die Gefäße sich unterhalb des Nabels wieder vereinigen, entsteht eine Wärme, die Tummo *(gtum-mo)*, die «innere Hitze», genannt wird.

Die feinstofflichen Winde enthalten die Lebenskraft (Skrt. *prāna*, tib. *srog-lung*). Für die Tibeter besteht eine innige Beziehung zwischen den Lebenswinden und dem Geist, so daß eine Stabilisierung der Winde die Stabilisierung des Geistes zur Folge hat. Dies ist das Grundprinzip jeglicher Yoga-Praxis. Ansatzweise können wir diese Beziehung verstehen, wenn wir uns vergegenwärtigen, wie unsere Atmung sich mit unseren emotionalen Zuständen ändert. Daher können wir durch bewußte Lenkung des Atems unseren emotionalen und unseren Bewußtseinszustand beeinflussen.

Die beiden Seitenkanäle dehnen sich durch die Luft, die durch die beiden Nasengänge eingeatmet wird. Mit dieser «grobstofflichen» Luft verbunden sind die feinstofflichen Winde. Normalerweise verteilen sich diese Winde über die zahllosen Nebenkanäle im ganzen Körper und werden dann «karmische Winde» genannt, weil sie die Kräfte geistiger Verblendung transportieren. Ein Yogi hat diese karmischen Winde jedoch unter Kontrolle und hält sie im Zentralkanal. Er zähmt die Kraft karmischer Verunreinigungen und wandelt sie um, indem er sie auf den «mittleren Weg» lenkt. So kann ein Eingeweihter, der die drei Wege beherrscht, die drei Grundgifte in drei Formen der Weisheit verwandeln. Luft/Wind wird eingeatmet und gelangt durch die Seitenkanäle nach unten an die Stelle, wo diese sich mit dem Zentralkanal vereinigen. Durch Anhalten des Atems bei diesem Zusammenströmen am unteren Ende des Zentralkanals wird die Essenz des «Weisheits-Windes» im Zentralkanal gehalten, während Verunreinigungen und negatives Karma mit der Atemluft ausgestoßen werden.

Von den Vitalessenzen oder Thigle gibt es zwei Arten, absolutes und relatives Thigle. Relatives Thigle kommt in vielen Formen vor und ist überall im Körper in Form von «Tropfen» gegenwärtig. Alle Thigle-Arten entstehen aus einem Haupt-Thigle, das sich im Zentralkanal auf der Höhe des Herzzentrums befindet. Dieses zentrale Thigle besteht aus den Quintessenzen der fünf Elemente und enthält außerdem die Essenz der Lebenskraft. Aus ihm entstehen der rote Mutter-Essenz-Tropfen und der weiße Vater-Essenz-Tropfen, die im Zentralkanal abwärts, beziehungsweise aufwärts wandern.

Alle Arten von Thigle befinden sich in den feinstofflichen Kanälen und sind die Grundlage des Lebens und der Bewußtheit. Wenn negative Emotionen sich in den Kanälen verdichten, entstehen Energie- oder Windblockaden und die Thigle werden gröber. Verbleiben sie in dieser groben Form anstatt als Weisheitsessenzen im Körper, so wird die Außenwelt als negativ erfahren. Werden sie jedoch in ihre feinere Weisheits-Form umgewandelt, so wird die Welt als positiv wahrgenommen, und ein Zustand des Glücks und Friedens stellt sich ein. Im tantrischen Yoga geht es also darum, die Knoten in den Kanälen zu entwirren, die karmischen Wind-Energien zu reinigen und die Thigle-Essenzen als das Wesen der Weisheit erfahrbar zu machen. Die Winde und Essenzen werden durch die tantrische Praxis im Zentralkanal gehalten und mit Hilfe der Tummo-Hitze weiter aktiviert. Dadurch öffnen sich die Mandalas der Chakras, also der Zentren feinstofflicher Energie entlang des Zentralkanals, und der Weg zur vollen Erleuchtung steht offen.

Das absolute Thigle ist allesdurchdringend. Es repräsentiert das

Buddha-Wesen und ist in allen Kanälen feinstofflicher Energie, allen Winden und Essenzen gegenwärtig. Dieses «Große Thigle« ist identisch mit dem absoluten Bodhi-Geist. Oder in den Worten von Lama Mipham:

> In den Gefäßen, dem Wind und dem Thigle, die die Essenz des Vajra-Körpers sind, ist das Große Thigle, das von Anfang an zugleich mit ihnen entsteht (wie Kampfer und der Geruch von Kampfer); es ist selbsterleuchtend, unwandelbar, makellos, der Erleuchtete Geist, unverdorbene Große Glückseligkeit und aus sich selbst hervorgehende ursprüngliche Weisheit.[46]

Die Erfahrung des Großen Thigle ist gleichbedeutend mit Erleuchtung. Diese Verwandlung stellt sich ein, wenn die feinstofflichen Winde und Essenzen im Zentralkanal gehalten werden und zu immanentem Weisheits-Wind *(ye-shes-kyi rlung)* beziehungsweise Bodhi-Geist werden.

Der Zentralkanal ist demnach der wichtigste Teil der feinstofflichen Anatomie; durch tantrische Praxis unter die Kontrolle des Bewußtseins gebracht, wird er «Weisheitskanal» genannt und verwandelt die aller Verblendung zugrunde liegende Unwissenheit. Er ist die «Mittlere Ader» und entspricht dadurch dem «Mittleren Weg», das heißt, sein Wesen ist Shūnyatā, die LEERE, während die beiden Extreme der totalen Weltverneinung und Weltverhaftung den beiden Seitengefäßen zugeordnet sind. Dieser Kanal wird nicht durch Visualisation erzeugt, sondern durch Visualisation und Meditation entdeckt. Er ist stets vorhanden und bildet die wichtigste Brücke zwischen dem rein Spirituellen und dem rein Stofflichen. Werden durch die tantrische Praxis im Zentralkanal auf der Höhe des Herz-Chakra die karmischen Winde in den Weisheitswind und die Thigle in Bodhi-Geist verwandelt, dann ist dies gleichbedeutend mit dem Erwachen zum Buddha-Geist, dem Dharmakāya.

Die feinstoffliche Physiologie steht in direkter Beziehung zur somatischen Physiologie, und die tantrischen Methoden der Beeinflussung im feinstofflichen Bereich haben direkte Auswirkungen auf die Gesundheit des Körpers; daher können wir von tantrischer Heilkunde sprechen. Sehr deutlich wird dies zum Beispiel an der Akupunktur oder Moxibustion, wo durch recht handfeste Maßnahmen direkt auf das System der feinstofflichen Gefäße eingewirkt wird.

Die drei *humores* oder «Säfte», Wind, Galle und Schleim, entsprechen den feinstofflichen Essenzen, Energien und Kanälen. Blockierungen auf der feinstofflichen Ebene verursachen Krankheiten auf der physischen oder humoralen Ebene, während die Läuterung der feinstofflichen Ebene die spirituellen Körper (Kāyas), von aller Verblendung und Verunreinigung befreit, rein hervortreten läßt. Der Dharmakāya ist gereinigter Wind, der Sambhogakāya ist das gereinigte Galle-Prinzip, und der Nirmānakāya ist gereinigter Schleim.

Die drei zentralen Kanäle des tantrischen Yoga stehen in direkter Verbindung mit den physischen Leitbahnen des medizinischen Systems. Nach tibetischer Anschauung gehen die Tsa *(rtsa)* des medizinischen Systems aus den Hauptkanälen feinstofflicher Energie hervor. Diese drei Kanäle sind die ersten, die im Embryo entstehen, und innerhalb von acht Wochen bilden sich die Hauptchakras und alle übrigen feinstofflichen Leitbahnen.

Fünf andere wichtige «Adern», die im medizinischen System dieselben sind wie im tantrischen System, gehen vom Herz-Zentrum oder Herz-Chakra aus. Sie sind die Leitbahnen der verschiedenen Bewußtseinsarten. Die erste dieser Adern hängt mit dem Sinnesbewußtsein zusammen – Geschmack, Tastsinn, Gehör, Geruch und Sehvermögen; diese Sinne werden die «fünf Tore» genannt, und jeder verfügt über eine eigene Sinnes-Ader. Die zweite ist die Ader des Denk-Bewußtseins, mit der dritten ist das Geist-Bewußtsein verbunden, mit der vierten das Speicherbewußtsein und mit der fünften das transzendente Bewußtsein. Diese letzte ist die wichtigste der fünf Adern, die Ader der Erleuchtung. Sie verläuft durch das Herz und steht in enger Verbindung mit dem Zentralkanal. (Wenn Leitbahnen anderer Bewußtseinsarten oder der Säfte den Bereich dieser Ader kreuzen, so ist dies nach den Anschauungen der tibetischen Psychiatrie der Grund für seelische Erkrankungen. Darauf werden wir im psychiatrischen Teil noch näher eingehen.)

Das tantrische und das somatische System treffen sich in der Theorie und Praxis des Heilens. Zum Beispiel beeinflußt die Reinigung der feinstofflichen Kanäle und Winde durch Atemübungen sowohl den feinstofflichen Körper als auch die physische Ebene, das heißt den Sauerstoffhaushalt des Körpers. Wenn der feinstoffliche Körper vitalisiert und gekräftigt wird, wirkt sich diese Spannkraft auch auf den physischen Körper aus. Die Atemübungen teilen sich den humoralen Winden des physischen Körpers mit. Die Leitbahnen werden frei, so daß die Winde harmonisch und ohne Stauungen zirkulieren können. Solche Übungen geben dem Praktizierenden auch die Kontrolle über Körperfunktionen, die normalerweise als autonom gelten, etwa die Regulierung des Pulses und des Wärmehaushalts.

Die Kanäle müssen gestreckt bleiben, damit die feinstofflichen Kräfte richtig fließen können, und wenn das der Fall ist, gelangt der Geist in einen Zustand natürlicher Gelassenheit. Die Körperhaltung beeinflußt den Geist; dies ist der Grund, weshalb man einen Yogi niemals mit eingesunkener, schlaffer Haltung sehen wird. Besonders wichtig ist bei yogischen Atemübungen eine gerade Wirbelsäule.

Durch yogische Atemschulung werden die äußeren grobstofflichen Winde und die inneren feinstofflichen Winde im Körper zur Harmonie gebracht. Dies ist das Prinzip, das dem Heilen, aber auch der Entwicklung «übernatürlicher» Kräfte zugrunde liegt.

Grobstofflicher und feinstofflicher Körper sind so innig miteinander verknüpft, daß der Zustand des einen sich stets im anderen widerspiegelt. Der feinstoffliche Körper besitzt keine feste materielle Form, sondern ist eine strahlende Energiegestalt. Seine Leuchtkraft und Dichte verändert sich mit unseren Gedanken und Gefühlen. Für Menschen, die für das Leuchten und die Färbung des feinstofflichen Körpers empfänglich sind, erscheint eine Krankheit als graue, trübe Färbung, die das natürliche Strahlen der Gesundheit überdeckt.

Die Chakras und die strahlende innere Schau

Die Chakras oder Zentren feinstofflicher Energie (*khor-lo*, wörtlich «Rad») bilden sich entlang des Zentralkanals durch die Überschneidung vieler feinstofflicher Kanäle und die Anreicherung bestimmter Essenzen. Wenn die Chakras gereinigt und voll geöffnet sind, werden sie zu den Mandalas der Fünf Eingeborenen Buddhas.

Die Anzahl der feinstofflichen Gefäße, die sich bei diesen Energiezentren treffen, bestimmen die Zahl der «Blütenblätter» (die Chakras werden häufig mit Lotosblüten verglichen) beziehungsweise der Speichen des jeweiligen Rades. In den Farben, Klängen, Elementen und anderen Merkmalen, die jedem Chakra zugeordnet sind, spiegelt sich der jeweilige Bewußtseinsaspekt, den jedes von ihnen repräsentiert. Vom untersten Zentrum (sexuelle Energie) bis zum obersten (reines Gewahrsein) weist die Energie eine immer stärkere Verfeinerung auf. Das unterste Chakra «erblüht» in der tantrischen Praxis als erstes, und dazu ist noch relativ wenig Mühe erforderlich. Die Lust, die dieses Zentrum vermitteln kann, erzeugt allerdings ein Trägheitsmoment, das viele Menschen ihr Leben lang nicht überwinden – und gar nicht überwinden wollen. Es gibt jedoch tantrische Praktiken, die die Kraft des sexuellen Zentrums als Hilfe für den Zugang zur nicht-dualen Weisheit nutzen.

Das tibetische Tantra-System arbeitet mit bis zu sechs Hauptchakras, während das hinduistische sieben kennt. Meist werden bei der Visualisation nach tibetischer Tradition nur fünf Chakras benutzt und in manchen Zusammenhängen sogar nur drei erwähnt. Wo es nur drei sind, beziehen sie sich auf Buddha-Körper, Buddha-Rede und Buddha-Geist und werden als «die drei Orte» bezeichnet. Die fünf gebräuchlichen Chakras sind die folgenden: Das Chakra des Körper-Aspekts liegt zwischen den Augenbrauen. Ihm ist das weiße Licht zugeordnet, und seine Funktion ist die Umwandlung der Unwissenheit. Das Chakra des Rede-Aspekts ist das Kehl-Chakra. Ihm ist das rote Licht zugeordnet, und seine Funktion ist die Umwandlung der Gier. Das Chakra des Geist-Aspekts ist das Herz-Chakra.

Ihm ist das blaue Licht zugeordnet, und seine Funktion ist die Umwandlung des Hasses. Das vierte ist das Chakra des Eigenschafts-Aspekts, das auf der Höhe des Nabels liegt. Ihm ist das gelbe Licht zugeordnet, und seine Funktion ist die Umwandlung des Ego. Das fünfte ist schließlich das genitale Chakra der Aktivität. Ihm ist das grüne Licht zugeordnet, und seine Funktion ist die Umwandlung der Eifersucht. Als Kopf-Chakra wird gelegentlich auch anstelle des Punktes zwischen den Augenbrauen das «Scheitel-Chakra» genannt, eine Stelle auf oder über der Mitte des Schädeldachs. Wo beide Kopf-Chakras erwähnt werden, ergibt sich eine Gesamtzahl von sechs. Das System der tibetischen Medizin berücksichtigt alle sechs.

Die Tabelle auf Seite 107 stellt die wichtigsten Informationen über die fünf Chakras zusammen. Es zeigt die Beziehungen auf, die im tantrischen Buddhismus zwischen mentalen, energetischen und physischen Funktionen und ihren Entsprechungen im Buddha-Wesen bestehen.

Den eigenen Körper durch Visualisation, yogische Übungen und Meditation in die Mandalas der Buddhas zu verwandeln, ist das höchste Ziel tantrischer Praxis. Beschrieben ist dies als die innere Schau und Erfahrung eines Pfades zur Erleuchtung durch den menschlichen Körper.

In der religiösen Literatur Tibets stößt man häufig auf Geschichten von Menschen, die nach außen hin ganz gewöhnlich wirken, tatsächlich aber Emanationen der Buddhaschaft sind. Wenn solche Menschen aufgeschnitten werden, was in diesen Geschichten gelegentlich vorkommt, so enthüllt ihr Inneres ganze Reiche herrlicher, strahlender Gottheiten und Mandalas und ganze Geflechte und Gewebe aus glitzernden Energiemustern. Im allgemeinen spricht man von zweiundvierzig friedvollen Gottheiten, die in einem Mandala beim Herz-Chakra wohnen, und achtundfünfzig rasenden Gottheiten in einem Mandala beim Kopf-Chakra. Aus dem Kehlzentrum treten außerdem zehn Gottheiten der Traditionslinie hervor, die Gurus der Übermittlungslinie, in der der jeweilige Adept steht.

	Kopf-Chakra	*Kehl-Chakra*	*Herz-Chakra*	*Nabel-Chakra*	*Genital-Chakra*
Tibetischer Name	Rad der Glückseligkeit	Rad der Freude	Rad der Phänomene	Rad der Verwandlung	Rad der Bewahrung des Glücks
Anzahl Speichen	32	16	8	64	32
Bīja-Mantra	OM	AH	HUM	SWA	HA
Farbe	Weiß	Rot	Blau	Gelb	Grün
Element	Äther/Raum	Feuer	Wasser	Erde	Luft
Richtung	Zentrum	Westen	Osten	Süden	Norden
Buddha-Familie	Buddha	Padma (Lotos)	Vajra	Ratna (Juwel)	Karma
Dhyāni-Buddha	Vairochana («Der Formen sichtbar macht»)	Amitābha («Grenzenloses Licht»)	Akshobhya («Der Unerschütterliche»)	Ratnasambhava («Ursprung der Kostbarkeiten»)	Amoghasiddhi («Unfehlbarer Erfolg»)
Buddha-Aspekt	Körper	Rede	Geist	Eigenschaft	Aktivität
Reittier	Löwe	Pfau	Elefant	Pferd	Shang-shang-Vogel
Skandha	Form	Wahrnehmung	Bewußtsein	Empfindung	Vorstellung
Gift	Unwissenheit	Gier	Haß	Stolz	Eifersucht
Weisheit (umgewandeltes Gift)	Absolute Weisheit	Unterscheidende Weisheit	Spiegelgleiche Weisheit	Weisheit der Wesensgleichheit	Allesverwirklichende Weisheit
Drüse	Zirbeldrüse und Hypophyse	Schilddrüse	Nebennieren	Bauchspeicheldrüse (?)	Keimdrüsen

Die friedvollen Gottheiten stehen in Resonanz mit unserer Intuition und unserer Fähigkeit zu fühlen. Können wir auf dieser Ebene nicht direkt in Verbindung mit ihnen treten, so muß die erleuchtete Energie uns in rasender Manifestation begegnen. Das erschreckende Gebaren der rasenden Gottheiten durchschlägt unseren Schutzwall kühler Intellektualität und zwingt uns zu einer Gefühlsreaktion, die unsere intuitiven und intellektuellen Anlagen wieder in ausgewogener Weise zur Geltung kommen läßt.

Auch für das Heil-Mandala gilt, daß die höchste (oder «geheime») Art, sich ihm zu nähern, in der Verinnerlichung durch tantrische Übungen besteht. Das *Gyü-shi* gibt uns die Anweisung, das Zentrum des Heil-Mandala, also den Heilenden Buddha selbst, in unserem Kopf-Chakra zu visualisieren. Die Medizinberge, die vom Zentrum aus in den vier Himmelsrichtungen liegen, werden in den anderen Chakras visualisiert. Diese Berge repräsentieren, wie schon beschrieben, vier Arten von Mitteln für die Gesundheitspflege und die Heilung von Krankheiten. Der Malaya-Berg im Westen, der für die Erhaltung der lebenswichtigen Organe sorgt, ist dem Kehl-Chakra zugeordnet; der Ponadan-Berg im Osten, der alle Krankheiten heilt, ist dem Herz-Chakra zugeordnet; der Begche-Berg im Süden, der Hitze neutralisiert, ist dem Nabel-Chakra zugeordnet; und der Gangchen-Berg im Norden, der Kälte neutralisiert, ist dem Genital-Chakra zugeordnet.

An diesen Beispielen wird deutlich, daß der hier beschriebene Weg des tantrischen Yoga dazu führt, daß wir unseres eingeborenen Buddha-Wesens oder spezifischer Aspekte dieses Buddha-Wesens innewerden. Dieser Weg gliedert sich in zwei Abschnitte oder Stufen, die «Stufe der Ansammlung» *(kye-rim)* und die «Stufe der Vollendung» *(dzog-rim)*, auf denen Rituale beziehungsweise yogische Übungen eine Rolle spielen. Jenseits dieser beiden Stufen beginnt der höchste Yoga des Vajrayāna, der Ati-Yoga. Hier gibt es keine Gegenstände der Meditation mehr, die manipuliert oder transformiert werden müssen. Ati-Yoga ist direkte Erfahrung des Buddha-Wesens, unmittelbare Erleuchtung, die Einheit von Gewahrsein *(rig-pa)* und LEERE *(stong-pa nyid)*.

Tantrische Heilrituale und Heilmittel

Die Vajrayāna-Methoden für das Erwachen zum Buddha-Wesen durch Identifikation mit einer Gottheit haben auch besondere medizinische Anwendungs- und Erscheinungsformen. Auf der einen Seite finden wir hier die tantrischen Rituale, die ein Lama ausführt, um andere zu heilen, zum anderen aber auch tantrische Methoden der Selbstheilung.

Es gibt besondere tantrische Rituale, bei denen spirituelle oder Dharma-Arzneien *(chos-sman)* angefertigt werden. Das sind Arzneien, die Krankheiten karmischen Ursprungs heilen können, gegen die normale Kräuterheilmittel nichts ausrichten. In seinen psychiatrischen Kapiteln schreibt das *Gyü-shi* gerade diese Art von Arzneimitteln vor, weil psychische Erkrankungen häufig spirituelle Ursachen haben, die außerhalb der Reichweite der «rationalen» oder somatischen Medizin liegen. Die spirituelle Arznei, die im tantrischen Ritual gewonnen wird, ist ein essentieller Bestandteil der gesamten tibetischen Medizin.

Diese spirituelle Arznei trägt den Namen Dutsi (*bdud-rtsi*, «Ambrosia») oder Mendrup (*sman-drub*, «Verwirklichungs-Medizin»). Sie wird durch den Lama oder tantrischen Eingeweihten erzeugt, indem er die feinstoffliche Vital-Essenz, das Thigle, als Bodhi-Geist aktiviert. Sie kann den Menschen, die geheilt werden sollen, auf verschiedene Weisen zugeführt werden, doch handelt es sich dabei stets um Formen der Segnung oder «strahlende Verbindungswellen» *(bying-gyis-rlabs)*. Die Arznei kann die Form einer Pille haben oder in Wassertropfen bestehen, die der Lama über die Menschen versprenkelt; sie kann durch eine Berührung des Lamas übertragen werden oder indem man ihn hört oder dadurch, daß man ihn einfach nur in seinem verwandelten Zustand sieht, eins mit der Meditationsgottheit (Yidam).

Es gibt viele Formen tantrischer Heilmittel, aber das Wesen ihrer Wirksamkeit besteht darin, daß der tantrische Heiler sich vollständig in die Buddha-Gottheit verwandelt hat und dadurch die Heilenergie dieser Buddha-Kraft übertragen kann. Jede tantrische Gottheit, ob rasend oder friedvoll, kann zu Heilzwecken angerufen werden, je nach den gegebenen Umständen und der Praxis des Tantrikers. Die Austreibung eines bösen Geistes erfordert zum Beispiel eine rasende Gottheit, aber die tantrische Grundformel für die Erzeugung von Dharma-Medizin ist stets die gleiche.

Nachdem der Lama Zuflucht genommen und zum Wohl aller Wesen Bodhichitta erzeugt hat, visualisiert er eine mantrische Keimsilbe, wie sie aus dem offenen Raum der LEERE hervortritt. Diese Keimsilbe repräsentiert die manifeste Essenz der Meditationsgottheit. Diese projiziert er nun in den Raum vor sich oder über seinem Kopf (gelegentlich visualisiert er sie auch unmittelbar als er selbst). Das Licht aus den «drei Stellen» der Gottheit – Kopf-, Kehl- und Herz-Chakra – wird von seinen eigenen drei Chakras absorbiert. Das Licht, das am Stirn-Chakra einströmt, reinigt den Körper, karmische Handlungen und die feinstofflichen Kanäle; am Kehl-Chakra reinigt es die Rede, emotionale Verunreinigungen und die Winde oder Lung; am Herz-Chakra reinigt es den Geist, mentale Verdunkelungen und die Thigle-Essenzen. Am vierten Chakra, dem Nabel-Chakra (manchmal auch Herz-Chakra) reinigen sie angeborene Gewohnheiten und subtile Tendenzen und erwecken die absoluten Buddha-Eigenschaften.

So werden die Gifte, die den einzelnen Chakras zugeordnet sind, ausgezogen. Die Winde, die am unteren Zusammenfluß der drei Hauptkanäle feinstofflicher Energie festgehalten werden, aktivieren den roten Essenz-Tropfen *(bdud-rtsi byang-sems dmar-po)*, und dieser erzeugt Hitze, die die Gifte ausbrennt. Die gereinigten Energien des Chakras verwandeln sich in die Gottheiten der jeweiligen Mandalas. Die Wärme aus dem Mutter-Thigle steigt zum Scheitel-Chakra auf und läßt dort den weißen Vater-Essenz-Tropfen *(bdud-rtsi byang-sems dkar-po)* schmelzen, so daß er durch den Zentralkanal absteigt und das ganze Sein des Praktizierenden durchströmt. Jetzt ist der Lama von der Kraft erfüllt, die ihn befähigt, den heilenden Segen zu erzeugen.

Die Person, die geheilt werden soll, ist eingebunden in die «strahlenden Verbindungswellen», und dies bedeutet für sie eine besondere Treueverpflichtung *(dam tshig)*. Dieses Versprechen oder Gelöbnis ist ein Teil des Rituals, aber seine eigentliche Bedeutung ist existentieller Art: In dem offenen Raum des Gewahrseins zwischen der Lama-Gottheit und dem Kranken wird ein Band geknüpft, und solch ein Band zu zerreißen gilt in Tibet als eine der Hauptursachen für Krankheiten. Das Gelübde bedeutet also mehr als die formelle rituelle Bindung, nämlich das Treueversprechen gegenüber allen spirituellen Wahrheiten, die wir je in Augenblicken gesteigerten Gewahrseins, vor allem aber bei dieser Begegnung mit dem Lama, erfahren haben. Wer dieses Band verletzt und Hindernisse zwischen sich und dem Lama aufbaut, handelt selbstzerstörerisch und zieht Krankheiten geradezu auf sich.

Bei tantrischen Heilritualen, wie sie William Stablein in seinem Werk so gut beschrieben hat,[47] werden normalerweise drei Arten von Arzneien erzeugt, die der äußeren, inneren und geheimen Krankheitsebene entsprechen. Die äußere Arznei ist eine Pille aus acht ayurvedischen Bestandteilen, die mit dem Segen der Gottheit aufgeladen wird. Die innere ist Torma *(gtor-ma)*, rituelle Opferkuchen. Diese Torma werden in der Form von Ohren, Nasen und so weiter angefertigt und repräsentieren den durch die acht inneren Substanzen gereinigten Körper. Die geheime Arznei wird durch acht Aspekte des feinstofflichen Körpers dargestellt, vier weibliche und vier männliche.

Manchmal werden die Dharma-Arzneien großer Lamas beim Sterben genommen, um die spirituelle Gesundheit des Bewußtseins in der entscheidenden Phase zu stärken, in der es die Reise durch alle Stadien vor der Wiedergeburt bis hin zur Wiedergeburt selbst antritt.

Soll das Heil-Mandala zur Heilung anderer visualisiert werden, so geht man dabei den «inneren» Weg. Das bedeutet, daß man sich selbst als den Heilenden Buddha und die äußere Welt als das Heil-Mandala visualisiert. Dadurch wird die Wahrnehmung der Welt und des Selbst gereinigt, so daß das Buddha-Wesen beider verwirklicht wird. Hier erzeugt man ständig die heilenden Strahlen des Heilenden Buddha, ruft ständig die besten emotionalen und intellektuellen Kräfte in sich wach, um sie als Erbarmen und Weisheit heilkräftig werden zu lassen. Wenn die ganze äußere Welt in uns zu ihrem Buddha-Wesen erwacht, wird alles zu Medizin.

Das Vajrayāna oder Tantrayāna wird auch Mantrayāna genannt, der Weg, auf dem Ur- oder Keimsilben, aus denen die Mantras gebildet sind, als ein Mittel für die spirituelle Entwicklung eingesetzt werden. Dementsprechend gibt es auch eine tantrische Methode des Heilens mit Hilfe eines Mantra. Der feinstoffliche Körper ist ein Energiekörper, und Energie manifestiert sich als Schwingung. In einem unreinen, unerleuchteten und kranken Körper sind die Schwingungen und die von ihnen gebildeten «Klänge» unklar und disharmonisch. Durch die Praxis der Rezitation eines Mantra kann man die Schwingungsharmonie des feinstofflichen Körpers wiederherstellen und seines Buddha-Wesens gewahr werden. Eliade hat das tantrische Ritual und die tantrische Praxis als «gnostisches System und internalisierte Liturgie»[48] bezeichnet. Die innere «Litanei» ist der Klang des Mantra, die Schwingungs-Form des manifesten Buddha-Wesens.

Es genügt allerdings nicht, sich ein passend erscheinendes Mantra in irgendeinem Buch zu suchen und ohne besondere Anleitung beziehungsweise Kraftaufladung mit ihm zu arbeiten. Solch ein Mantra, mag man es mechanisch oder inbrünstig rezitieren, wird normalerweise keine Heilkraft entwickeln, denn dazu ist Voraussetzung, daß man es im Rahmen einer Einweihung von einem Meister oder Lama bekommt.

Je nach der Krankheit, die behandelt werden soll, werden verschiedene Mantras gegeben, damit man sich auf sein immanentes Buddha-Wesen einstimmen kann. Es gibt ein Mantra des Heilenden Buddha, das in allen Fällen angewendet werden kann. Mantras werden insbesondere bei der Heilung von psychischen Störungen eingesetzt, da sie die Schwingungen des Bewußtseins harmonisieren können.

Besondere Formen des mantrischen Heilens nutzen die Korrespondenz zwischen den Keimsilben und den feinstofflichen Leitbahnen des Körpers. So heißt es zum Beispiel, daß bestimmte mantrische Silben den Punkten entsprechen, wo das verwickelte Geflecht feinstofflicher Leitbahnen Hauptknotenpunkte bildet. Wenn die Schwingungen unklar sind, kann Krankheit die Folge sein. Die schwingende Energie in den Leitbahnen kommt hier ins Stocken, wodurch das umgebende Körpergewebe sich verhärten kann. Es heißt, daß die mantrischen Klänge sich, mit den Winden durchmischt, in den feinstofflichen Kanälen befinden. Die Meditation über die Mantras, die deren Kreuzungspunkte regieren, klärt den Klang der Schwingung und heilt die Krankheit. Dies ist eine sehr subtile und hochentwickelte Form des Heilens. Zur Selbstheilung darf sie nur von Menschen angewendet werden, die über eine starke Fähigkeit zu meditativer Sammlung verfügen.[49]

Andere Formen des mantrischen Heilens bestehen darin, ein besonderes Heil-Mantra in der Form eines Mandala auf der eigenen Hand zu visualisieren, so daß sie besondere Heilkräfte bekommt, oder das mantrische Mandala im Herzen dessen zu visualisieren, der geheilt werden soll.

Leben und Bewußtsein manifestieren sich im feinstofflichen Körper nicht nur als mantrische Klänge, sondern auch als Licht. Die Visualisation von Licht ist für tantrische Sādhanas und das tantrische Heilen von zentraler Bedeutung. Man visualisiert die Gottheit als leuchtend, und dieses Licht dringt in einen selbst und andere ein, um geistige und körperliche Verdunkelungen und Krankheiten zu bereinigen. Dann verschmilzt die Gottheit als Licht im Herz-Chakra mit einem selbst. Das Licht zerstört alle dualistischen Vorstellungen, und man findet sich in einem Zustand strahlender Leerheit. Nach dem Auftauchen aus der Meditation der LEERE ist man vollständig mit der Gottheit identifiziert und kann Strahlen von heilendem Licht zu einem Kranken senden. Man kann die Visualisation des Lichts auch zur Selbstheilung anwenden.

All das weist auf die Tatsache hin, daß der Geisteszustand des Heilers in der tibetischen Medizin als ein entscheidender Faktor für

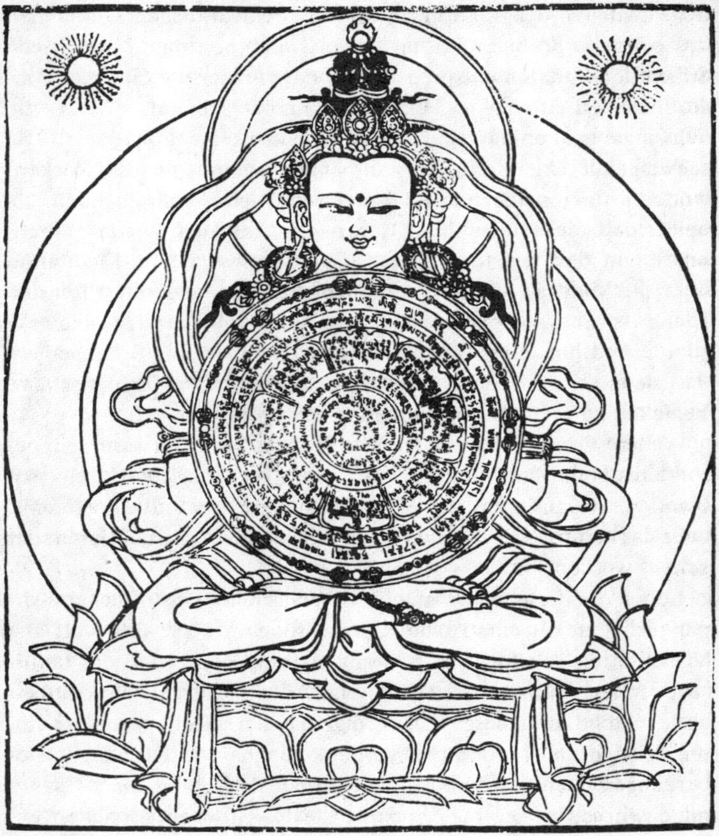

Abb. 10 Amitayus (tib. Tsepame), der Buddha des Unsterblichen Lebens. Die Visualisation dieses Buddha und seines Mantra sind spirituelle Medizin; hierbei sammelt sich eine Kraft an, die das Leben verlängert und Krankheit oder vorzeitigen Tod verhindert. Das Mandala, das Amitayus hält, besteht aus den silben dieses Mantra des langen Lebens.

den Heilungsprozeß angesehen wird. Seine Befähigung zu spirituellem Heilen hängt von seinem Bewußtsein ab – von der Kraft seiner meditativen Sammlung und der Reinheit seiner Absichten. Zu jeder Art des Heilens gehört in Tibet, daß der Heiler bestimmte spirituelle Übungen wie die Visualisation oder die Mantra-Rezitation ausführt.

Auch Edelsteine werden angewendet, um das innere Licht des feinstofflichen Körpers zu harmonisieren. Edelsteine gelten als Quellen einer Strahlung, die die Kraft eines der sieben Aspekte des Lichts enthält, die kosmische Energie, die sich aus der diamantenen LEERE heraus als Regenbogenlicht manifestiert. Das siebenfältige Spektrum des Lichts im Regenbogen repräsentiert die Grundenergien, -kräfte und -eigenschaften der manifesten Welt. Edelsteine wirken also auf der Ebene, auf der auch der feinstoffliche Körper existiert, der in seiner voll entwickelten Form als Regenbogenkörper bezeichnet wird.

Im Zentrum des Heil-Mandala, im Kristallpalast des Heilenden Buddha, gibt es drei Arten von Edelsteinen, dem Bereich der Götter, der Bodhisattvas und der Menschen zugeordnet. Von den Edelsteinen der Götter heißt es, sie hätten die Kraft, zur Wiedergeburt in göttlichen Bereichen zu führen. Die Bodhisattva-Edelsteine können «tote Menschen ins Nirvāna heben» und den Menschen helfen, den Dharma zu verstehen. Die Kraft der Edelsteine aus dem menschlichen Bereich hilft gegen Gifte, böse Geister, Schwellungen und Fieber.

Edelsteine sind das Bindeglied zwischen dem rein spirituellen Heil-Mandala und dem Bereich manifester Krankheit. Das *Gyü-shi* sagt, daß Edelsteine nicht nur alle Störungen der drei Säfte beheben, aus denen alle 404 Krankheiten hervorgehen, sondern auch Schutz vor den 1080 bösen Geistern gewähren. In der religiösen Tradition heißt es, daß die drei «Juwelen» oder «Kostbarkeiten» des Buddhismus – Buddha, Dharma und Sangha – alle Wünsche erfüllen: sie sind das «wunscherfüllende Juwel».

Tibetische Heiler tragen Edelsteine als Schutz gegen negative Kräfte, vor allem gegen solche, die von Kranken ausstrahlen. Zu diesen feinstofflichen Heil- und Vorbeugemitteln gehören auch die verschiedensten Arten von Amuletten, die meist von Lamas angefertigt und mit tantrischen Segnungen aufgeladen werden, zum Beispiel Schützerschnüre und kleine Päckchen mit besonders kraftgeladenen Mantras und gesegneten Objekten. Gelegentlich werden sogar die Medizinpillen selbst in einem kleinen versiegelten Kästchen am Hals getragen. In diese Kategorie gehören auch Reliquien des Erhabenen und anderer Erleuchteter. Eine besonders kostbare Reliquie ist eine kleine Perle, die man in der Asche großer Lamas findet.

Es gibt auch körperliche Behandlungsmethoden, die sich auf den feinstofflichen Körper auswirken, etwa Akupunktur oder Massage. Durch Massage lädt der Heiler den feinstofflichen Körper des Kranken mit der Lebenskraft auf, die er in sich selbst diszipliniert und nutzbar gemacht hat. Diese Behandlung kombiniert er mit Visualisationen. Und da er seinen eigenen Geist unter Kontrolle hat, kann er sich geistig, körperlich und auf der feinstofflichen Ebene auf den anderen Menschen einstimmen und dessen Energieblockierungen erspüren. Kreisförmige Massagestriche sollen die betreffende Körperregion mit Energie aufladen, während gerade Striche Gifte ableiten und Blockierungen lösen. Eine besondere Form der Massage, die Kunyi oder Kum-Nye (*bsku-mnye*, «Salbenmassage») genannt wird, löst Spannungen im feinstofflichen Körper und öffnet die «Knoten» verfestigter Energie, die sich dort bilden, wo die feinstofflichen Kanäle nicht mehr durchlässig sind.* In Verbindung mit der Massage werden aromatische Heilsubstanzen in Öl oder Butter angewendet. Die Tibeter sagen, daß das Bewußtsein durch die Haut beeinflußt werden kann, weil hier die Wege der feinstofflichen Winde (und damit des Geistes) die Außenwelt berühren.

Schließlich gibt es noch Atemübungen, die den Lebenswind kräftigen und die Kanäle des feinstofflichen Körpers reinigen und so

* Eine Einführung in und Anleitung zur Praxis des Kum Nye ist das Buch *Selbstheilung durch Entspannung* von Tarthang Tulku, 5. Aufl., Bern 1985. (Anm. d. Übers.)

dem physischen Körper von innen heraus Gesundheit vermitteln. Besondere Atempraktiken und Visualisationen aktivieren mit Hilfe der äußeren Luft feinstoffliche innere Elemente, und dies ruft höhere geistige Kräfte wach, auch die Kraft zu heilen.

Selbstheilung und die Meditation des Heilenden Buddha

Wer den Vajrayāna-Buddhismus praktiziert, aber noch nicht über die volle Kraft der meditativen Sammlung verfügt, kann dennoch gewisse tantrische Techniken der Selbstheilung anwenden. Auch Selbstheilung zielt letztlich natürlich auf ein religiöses Verständnis von Gesundheit: volle Erleuchtung. Doch auch auf der Ebene relativer oder phänomenaler Wirklichkeit kann man Dharma-Praktiken der Selbstheilung anwenden.

Dazu ist zunächst von entscheidender Bedeutung, sich ganz klar zu machen, daß die Krankheit, die man hat, Symptom einer grundlegenden spirituellen Disharmonie ist. Man muß also zunächst einmal von innen heraus die richtige Haltung einnehmen. Das beginnt damit, daß man Krankheit als Segen anzusehen lernt. Krankheit ist zunächst ein Signal, das uns darauf aufmerksam macht, daß irgend etwas an dem, was wir tun, grundsätzlich aus dem Gleichgewicht ist. So ist das Signal uns eine Hilfe, um Gleichgewicht und Harmonie wiederherzustellen. Schuldgefühle oder Selbstvorwürfe haben hier natürlich keinen Platz – solche verblendeten Gefühle würden nur weitere Hindernisse schaffen und die Angst und die Krankheit verschlimmern. Es ist jedoch notwendig, daß wir vollkommen offen und ehrlich mit uns selbst sind. Dann wird die Krankheit eine Chance, uns zu entwickeln, zu sehen, wo wir vom Weg abgekommen (aus dem Gleichgewicht geraten) sind, unser negatives Handeln zu erkennen, um schließlich an der Krankheit zu wachsen und uns selbst zu heilen.

Anders gesagt, gibt das Kranksein uns Gelegenheit, das Leiden als eine Hilfe auf dem Weg des Dharma verstehen zu lernen – indem wir uns zum Beispiel sagen, daß die gegenwärtige Schwierigkeit unsere Entschlossenheit auf dem Weg des Dharma stärkt, unser Streben nach Erleuchtung beflügelt und uns so Gelegenheit gibt, Leiden in Gewahrsein zu verwandeln. Krankheit vertieft auch unser Mitgefühl, stärkt die Bereitschaft zu einem moralischen Leben, hilft uns, unseren Stolz zu überwinden und Verunreinigungen zu beseitigen, und befreit uns von der grundsätzlichen Abwehrhaltung gegen Schmerz und Unglück. Der dritte Dodrup Chen Rinpoche schreibt zu diesem Thema:

> Wird dir durch Lebewesen oder Nicht-Lebewesen Schaden zugefügt und erfährt dein Geist dann nur das Bewußtsein des Kummers, so wird dir schon aus einer Nichtigkeit großer seelischer Schmerz entstehen. Denn es liegt in der Natur jedes Bewußtseins, des Leidens- oder Glücksbewußtseins, daß es sich verstärkt, wenn wir uns seiner Erfahrung hingeben. Wenn die Erfahrung allmählich stärker wird, kommt eine Zeit, wo fast alles, was uns begegnet, dazu führt, daß wir immer mehr Unglück auf uns ziehen und das Glück keine Chance bekommt. Wenn du nicht weißt, daß die Art, wie dein Geist erfährt, dafür verantwortlich ist, sondern du alle Schuld den äußeren Dingen gibst, wird die unaufhörliche Flamme des Leidens und des von Haß verunreinigten Karma nur höher brennen. Dies nennt man «Erscheinungen erstehen in der Form eines Feindes».
>
> Nicht von Feinden, Krankheit und übelwollenden Geistern entmutigt zu werden, bedeutet aber nicht, daß wir solche Widrigkeiten wie Krankheit einfach vertreiben können, so daß sie nicht wiederkommen. Es bedeutet vielmehr, daß sie sich nicht mehr zu Hindernissen für die Praxis des Weges der Erleuchtung aufwerfen können.[50]

Das tantrische Ritual gibt einem Menschen, der Selbstheilung praktiziert, eine äußere Struktur, auf die innere Kraft projiziert werden kann. Die Kraft wird mit der Gottheit identifiziert. Man wird von ihr gereinigt, absorbiert sie und identifiziert sich vollständig mit ihr – man wird selbst die Gottheit. Die Aspekte des feinstofflichen Körpers, die so mit den kosmischen Kräften der Buddhaschaft identifiziert worden sind, werden für die Heilung der Krankheit eingesetzt. Der Hauptteil dieser Praxis besteht darin, ein von der Gottheit ausgehendes Licht zu visualisieren und es zu der Stelle, die geheilt werden soll, zu leiten oder einfach durch den ganzen Körper strömen zu lassen, damit es ihn reinigen und verwandeln kann. Zu Heilzwecken werden am häufigsten weißes und blaues Licht verwendet. Beim Heilen anderer bleibt das Licht natürlich nicht im Heiler selbst, sondern strahlt aus ins Universum, um sich allen Wesen mitzuteilen.

Die Erkenntnis und Bereinigung unserer inneren Verunreinigungen und unserer Vergehen geschieht meist im Rahmen der Meditation des Buddha Vajrasattva, der in Tibet Dorje Sempa genannt wird. Der von ihm verkörperte Aspekt des Buddha-Wesens ist der der Läuterung. Die meditative Übung besteht darin, ihn über dem Scheitel zu visualisieren. Er erscheint in reinem Weiß, sitzt in der Lotoshaltung, hält in der Linken auf der Höhe der Hüfte eine Glokke, die Weisheit symbolisiert, und in der Rechten am Herzen einen Vajra, der Geschicktheit in der Methode symbolisiert. Er lächelt mild und ist von erhabener Schönheit. Man bekennt ihm seine «Sünden», und solch eine rituelle Beichte ist von großer psychologischer Wirksamkeit.

Unser Vertrauen, der Entschluß, das Vergehen nicht zu wiederholen, die Kraft unserer Sammlung und das Gelöbnis des Vajrasattva, zu retten und zu läutern, läßt das Licht des Mantra, das sich in seinem Herzen dreht, durch den Scheitel in uns einströmen, und unser innerer Körper leuchtet auf. Wir visualisieren, daß all unsere negativen Emotionen, unsere körperlichen Gebrechen und unsere geistige Verdunkelung, unser schlechtes Karma und die schlechten Gewohnheiten unseren Körper als Blut und Eiter, dunkler Rauch, abstoßende Insekten und Spinnen verlassen und die hungrig wartenden Herren der karmischen Schuld sättigen.

Es gibt außer Dorje Sempa noch andere Gottheiten, die zu Heilzwecken angerufen werden können, allen voran natürlich der Heilende Buddha, Sangye Menla, der Strahlende Meister des Heilens. Jeder kann die Meditation des Heilenden Buddha praktizieren. Ich werde die allgemeine Methode hier gemäß den Anweisungen von Düdjom Rinpoche beschreiben. Sie kann für die Selbstheilung, aber auch zur Heilung anderer angewendet werden.[51]

Wie bei jeder spirituellen Übung beginnt man auch hier mit Zuflucht und Bodhichitta: man nimmt Zuflucht zu den Drei Kostbarkeiten und erzeugt den Erleuchtungsgedanken für sich selbst und andere.

Aus dem Zustand der Leerheit heraus und bevor der Geist durch andere Gedanken gestört wird, visualisieren Sie in dem Raum vor Ihnen die tibetische Silbe AH. AH repräsentiert den Zustand, der frei ist von Geburt, Verfall und Begriffen und dessen Wesen Shūnyatā ist. Die Silbe AH wird zur Form des Heilenden Buddha, auf den Sie Ihren Geist sammeln. Er ist von strahlendem, durchscheinendem Blau und hält einen Myrobalanzweig in seiner Rechten, die in der Geste des Gebens auf dem Knie ruht. Die linke Hand liegt im Schoß und hält eine mit heilendem Nektar gefüllte Bettelschale. Er ist in Mönchsgewänder gekleidet und sitzt in der vollen Lotoshaltung auf einem tausendblättrigen Lotos, der auf einem Thron aus Edelstein ruht.

Stellen Sie sich den Ort, an dem Sie meditieren, als ein Buddha-Feld mit einer schönen Landschaft vor. Regenbogenlicht erfüllt den ganzen Raum, und es erscheinen Opfergottheiten mit Opfergaben – schöne und die Sinne erfreuende Dinge. Bringen Sie dem Buddha vor Ihrem inneren Auge die kostbarsten Gaben dar, die Sie sich vorstellen können. Bitten Sie ihn, seinen Segen zu spenden und sich über Ihrem Kopf niederzulassen. Bitten Sie ihn, seine heilende Kraft zu spenden. Es gibt hierfür viele verschiedene Gebete, das wichtigste ist jedoch die Rezitation seines Mantra, das folgenden Wortlaut hat. TEYATA: OM BEKANZE BEKANZE MAHABEKANZE RAZA SAMUDGATE SVAHA. Wiederholen Sie das

Mantra, so oft Sie können. Rezitieren Sie es mit vollkommener Sammlung und Hingabe und in dem Vertrauen, daß die Heilung eintreten wird.

Aus dem Herz-Chakra des Heilenden Buddha, wo das Mantra im Uhrzeigersinn kreist, strahlt ein Licht, so hell wie hundert aufgehende Sonnen, durchdringt Sie und andere, zerstreut Krankheit und Leiden und selbst die Ursache des Leidens. Das Licht berührt alle Lebewesen, und ihre Dunkelheit verfliegt mit all ihrem Leiden. Rezitieren Sie dabei weiterhin das Mantra. Visualisieren Sie jetzt, daß Sie selbst und alle Wesen in der LEERE aufgehen. Versuchen Sie, in diesem Raum zu bleiben, vollkommen frei von allen Gedanken und Vorstellungen. Das ist die höchste Form dieser Praxis, das Einswerden mit dem Geist des Heilenden Buddha.

Betrachten Sie, wenn Sie aus diesem Zustand auftauchen, alle Gedanken als von derselben Natur wie der Geist des Heilenden Buddha, alle Geräusche als sein Mantra und alle Formen als seine Manifestation. Bringen Sie in Ihrer Vorstellung alles, was aus dieser Praxis an Gutem erwachsen mag, der Erleuchtung aller Wesen dar. Das Wichtigste an dieser Meditation, das Wesen des Heilens, besteht darin, ein starkes und selbstloses Erbarmen gegenüber anderen aufzubringen und unerschütterlich auf die meditative Praxis und die Gottheit zu vertrauen. Ohne Vertrauen auf den Heilenden Buddha wird die Praxis seiner Meditation keine Hilfe bringen.

Wenn es um die Heilung bestimmter Personen oder Tiere geht, so visualisieren Sie, daß sie das Licht des Heilenden Buddha empfangen, und rezitieren Sie das Mantra, während Sie den Kranken vor dem inneren Auge haben. Schicken Sie das Licht in die erkrankten Körperteile. Wenn Sie Medikamente nehmen oder geben, betrachten Sie sie als den Nektar des Heilenden Buddha. Sollten Sie selbst in irgendeiner Form als Arzt oder Heiler tätig sein, so stellen Sie sich stets vor, daß der Heilende Buddha über Ihrem Kopf sitzt und sein heilendes Licht auf den Kranken scheinen läßt. Rezitieren Sie stets das Mantra, laut oder innerlich. Diese spirituelle Praxis wird die Heilkraft jeder anderen Behandlungsweise vergrößern.

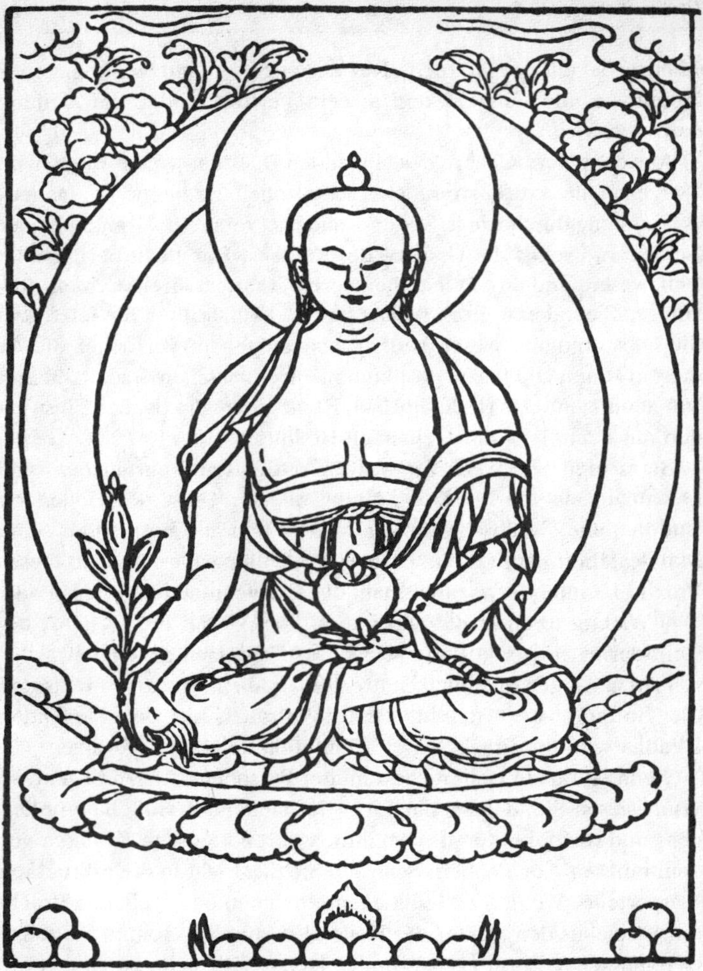

Abb. 11 Holzschnitt des Heilenden Buddha aus einem medizinischen Lehrbuch. Die Meditationspraxis des Heilenden Buddha dient der Linderung von geistigen und körperlichen Leiden. Die Lehre, die Mañjushrī vom Heilenden Buddha empfing, kam schließlich auf den Meditationsmeister Shāntirakshita, der im 8. Jahrhundert die Linie ihrer Praxis in Tibet begründete; Atīsha brachte im 11. Jahrhundert eine andere Überlieferungslinie nach Tibet, und neben diesen beiden existieren noch andere Linien. Daher existieren verschiedene Formen der Visualisation und längere oder kürzere Versionen des Mantra des Heilenden Buddha, aber im Wesen stimmen alle Formen dieser Praxis überein.

Zusammenfassung

Allgemein gesagt geht es in der tantrischen Heilkunde Tibets um die Visualisierung des feinstofflichen Körpers und um Kontrolle über die feinstofflichen Energien und Essenzen. Durch Reinigung und bewußte Lenkung werden die Vitalessenzen und Lebenskräfte in den Winden, die durch die feinstofflichen Kanäle und Chakras strömen, umgewandelt und manifestieren sich als Bodhi-Geist und Weisheit. Der feinstoffliche Körper ist eine unsichtbare Energiegestalt, die den physischen Körper erzeugt und formt. Die Mittel zu seiner Beeinflussung sind das tantrische Ritual und yogische Praktiken wie Visualisation, Atemübungen und Mantras.

Um die tantrische Heilweise praktizieren zu können, muß man durch Dharma-Praxis, insbesondere Meditation, die Fähigkeit zur Sammlung der Aufmerksamkeit entwickelt haben. Die höheren Kräfte, die einem durch die tantrische Praxis zuwachsen, dürfen niemals Selbstzweck sein. Sie sind die Instrumente des Erbarmens und der LEERE, der Weisheit und der Geschicktheit in der Methode. Ohne die richtige Grundhaltung – für das Wohl aller Wesen wirken, sie von ihrem Leiden befreien und ihnen das Glück der Buddhaschaft vermitteln zu wollen – sind diese Kräfte gefährlich und geradezu krankheitserzeugend, weil sie dann in selbstsüchtiger Absicht erworben werden. Die richtige Intention ist die Grundlage sowohl für die Dharma-Praxis als auch für die Praxis der tibetischen Medizin in ihren drei Hauptaspekten (dharmisch, tantrisch, somatisch). Rechte Absicht ist der Erleuchtungsgedanke, Bodhichitta. Wo immer wir in der richtigen Absicht handeln, so heißt es, praktizieren wir den Dharma und helfen anderen.

Durch die Methoden des Tantra werden spirituelle «Wunder»-Heilungen möglich. Tatsächlich sind dies keine Wunder im herkömmlichen Sinne, aber sie übersteigen die Fassungskraft des Normalbewußtseins, weil eine Durchdringung der im Mikrokosmos des Körpers konzentrierten universalen Lebens- und Bewußtseinskräfte mit ihnen verbunden ist.

Durch tantrische Praktiken können Lama-Heiler kraftgeladene Dharma-Arzneien herstellen, die die kosmische Energie-Reinheit der Buddhas auf die Kranken übertragen. Diese Arzneien können ohne materielle Gestalt sein – Klänge, Gerüche, Erscheinungen. Sie knüpfen ein Band, das Samaya, zwischen dem Heiler, dem Kranken und der Gottheit.

Die Fähigkeit zu tantrischer Selbstheilung hängt von den meditativen Kräften des einzelnen ab. An den einfacheren Formen kann sich jedoch jeder versuchen, der diesen Weg geht. Das Wesen dieser Methode besteht darin, Krankheit und Leiden in Entwicklungsmöglichkeiten des Geistes zu verwandeln. Die Möglichkeit der Selbstheilung bedeutet allerdings nicht, daß die Medizin überflüssig wird. Vielmehr erweist es sich als besonders effektiv, die spirituelle Heilweise mit der normalen Medizin zu kombinieren.

6. Somatische Medizin – Grundzüge

Grundlage und Wesen der Gesundheit ist in der tibetischen Medizin eine ganzheitliche Harmonie, in die die formlose, die feinstoffliche und die manifeste Welt, der mentale, der emotionale und der physische Körper, die spirituelle, die psychische und die organische Entwicklung, das Ich, die anderen und die gesamte Umwelt eingebunden sind. Der Mikrokosmos (Körper) und der Makrokosmos (Universum) tanzen einen unaufhörlichen Tanz miteinander, und wenn sie aus dem Tritt geraten oder die Verbindung zur geistigen Wirklichkeit abreißt, entsteht Krankheit.

Die Fünf Elemente sind das verbindende Prinzip, das dem Mikrokosmos und dem Makrokosmos gemeinsam ist. Alle Dinge, belebte und unbelebte, haben dieselbe materielle Grundlage, die fünf Elemente Erde, Wasser, Feuer, Wind (Luft) und Raum. Diese fünf Elemente sind nicht einfach nur die Dinge, die ihre Namen in der Umgangssprache bezeichnen, sondern kosmische Prinzipien oder Energien, die in manchen Beschreibungen geradezu als Komponenten einer subatomaren und kosmischen Physik erscheinen. Als diese Prinzipien oder Energien, die in allen Phänomenen gegenwärtig sind, werden sie auch die «Großen Elemente» genannt: Erde ist das Prinzip der Verfestigung und Formgebung, Wasser das Prinzip des Zusammenhangs, Feuer das Prinzip des Reifens und Wind das Prinzip des Erhaltens und Bewahrens. Der Raum ist der Träger dieser vier.

Im Körper nehmen die grobstofflichen Formen der Elemente folgende Gestalten an: Fleisch und Knochen sind Erde, Blut und Lymphe sind Wasser, Körperwärme ist Feuer, nervöse und motorische Funktionen sind Wind, Bewußtsein ist Raum. In ihrer feinstofflichen Form werden die Elemente als subtile Energien beschrieben, die sich als fünffarbiges Licht darstellen. Sie gehen aus dem kosmischen, leeren Weisheits-Geist hervor und bringen wiederum die grobstofflichen physischen Elemente hervor.

Das gesamte medizinische System des Buddhismus beruht auf dem Wechselwirkungsprinzip der Fünf Elemente. In der Heilkunde geht es darum, die innere Homöostase des Körpers und das Gleichgewicht zwischen ihm und der Außenwelt zu wahren. Eine bestimmte Krankheit und die Medizin, die dagegen verschrieben wird, weisen grundsätzlich dieselbe Zusammensetzung der Elemente auf. Auch in den drei *humores* oder «Säften» des Körpers schlägt sich das Wesen der Fünf Elemente nieder.

Um die überlieferte tibetische Psychiatrie verstehen zu können, muß man mit den Grundprinzipien und Begriffen der allgemeinen Medizin vertraut sein, denn in ihr wurzelt die Psychiatrie. Verschaffen wir uns also zunächst einen Einblick in die Grundzüge der Krankheits-, Diagnose- und Behandlungslehre, die wir dann später noch genauer betrachten können, sofern sie für die Psychiatrie von Belang sind.

Die Humoraltheorie oder Säftelehre

Das innere Gleichgewicht des Körpers findet seinen Ausdruck vor allem in der Harmonie der drei «Säfte» – Wind, Galle und Schleim. Diese Säfte (tib. *nyes-pa*; Skrt. *dosha*, «Fehler») haben ihren Ursprung in der fundamentalen Unwissenheit, die den Subjekt-Objekt-Dualismus erzeugt und damit die karmische Kraft für die Manifestation des Lebens und des Universums hervorbringt. Unwissenheit, Gier und Haß entwickeln sich zu Schleim, Luft (Wind) und Galle. Einmal erzeugt, hängt von ihrer ausgewogenen Verteilung und Zirkulation die Gesundheit des Organismus ab.

Die Humoraltheorie der tibetischen Medizin ist direkt aus dem Āyurveda und der buddhistischen Philosophie Indiens übernommen worden. «Saft», die Übersetzung des aus der altgriechischen Medizin stammenden Begriffes *humor*, ist für die Tibetische Medizin ein nicht ganz treffender Begriff, da man sich Luft (Wind) schlecht als Saft vorstellen kann. Wir behalten diesen eingeführten Ausdruck hier dennoch bei, da er ohnehin nicht nur die Flüssigkeiten und anderen stofflichen Bestandteile des Körpers bezeichnet, sondern in seiner Hauptbedeutung metaphorischer Art ist und «feinstoffliche Prinzipien» der Lebensenergie bezeichnet.

Auch die tibetischen Ausdrücke für jeden der drei Säfte sind schwer zu übersetzen. Wind, Galle und Schleim sind die üblichen Übersetzungen, aber ihr Charakter als feinstoffliche Prinzipien ist damit nicht gerade treffend bezeichnet, und zu modernen Anschauungen über die Physiologie des Körpers sind sie auch schlecht in Beziehung zu setzen. Zum Beispiel sind mit dem Begriff Lung *(rlung)*, der als «Wind» oder «Luft» übersetzt wird, nicht nur die Atemfunktionen oder die Gase des Verdauungstrakts gemeint. Lung kann auch «Kraft» oder «Druck» bedeuten, und das Prinzip Lung hat eine direkte Beziehung zum Geist und zu psychischen Zuständen. Streßkrankheiten wie erhöhter Blutdruck gelten in der tibetischen Medizin als Windkrankheiten.

Lung beherrscht so verschiedenartige Funktionen wie die Atmung, Speichelbildung, Muskelaktivität, Sprache, Menstruation, Harnbildung und die Weiterleitung von Sinneseindrücken. Lung ist der Saft, der durch seine Affinität zum Geist bei allen geistig-seelischen Störungen eine Rolle spielt. Man kann davon ausgehen, daß in der tibetischen Medizin jede Krankheit einen psychosomatischen oder Lung-Aspekt hat, da Lung – Luft, Wind, Druck, Energie, Kraft – anders als Galle und Schleim neutral ist und die beiden anderen beherrscht und sich mit ihnen mischen kann.

Tripa *(mkhris-pa)* wird als «Galle» übersetzt, bezeichnet aber nicht nur die Sekretion der Leber, sondern offenbar den Verdauungsstoffwechsel insgesamt, die Vitalenergie und die Wärme.

Pä-ken *(bad-kan)* wird als «Schleim» übersetzt und bezeichnet zunächst den Schleimhaushalt und die mit ihm zusammenhängenden Krankheiten (etwa Asthma). Pä-ken kann sich jedoch auch auf das lymphatische System und auf Infektionskrankheiten im allgemeinen beziehen – Tuberkulose ist beispielsweise eine Schleimkrankheit. Wir müssen es westlichen Ärzten überlassen, sich mit der tibetischen Medizin zu befassen und die Entsprechungen zwischen den Säften und der modernen medizinischen Theorie genauer zu bestimmen.

Ein zeitgenössischer tibetischer Arzt beschreibt die moderne Interpretation der Säfte so:[52]

Lung ist die Lebenskraft, wird im Zellkern konzentriert und kontrolliert den Stoffwechsel (Metabolismus).

Tripa ist die Vitalenergie, die beim Abbaustoffwechsel (Katabolismus) durch enzymatische Reaktionen freigesetzt wird.

Pä-ken ist die Kraft des Aufbaustoffwechsels (Anabolismus), also der Eiweißsynthese.

Die Lebenskraft Lung (Luft, Wind) beherrscht beide Arten des Stoffwechsels. Krankheiten haben ihren Ursprung in einer Störung dieser Lebenskraft und bekommen ihren eigentlichen Charakter als Schleim- oder Gallekrankheit durch Hinzumischen einer der beiden anderen Komponenten.

Die Lebenskraft Wind gliedert sich in fünf Arten von Lung, die im Körper zirkulieren. Von der Vitalenergie Galle gibt es zwei Arten, feines und größeres Tripa; während das feine sich in den Zellen aufhält, ist das größere im ganzen Körper verteilt und kommt ebenfalls in fünf Arten vor. Auch der Schleim, die anabolische Kraft, ist fünffach gegliedert und kommt im ganzen Körper vor.

In der klassischen tibetischen Medizin hat jeder dieser Säfte fünf Arten und Sitze; außerdem sind ihnen bestimmte Qualitäten, Zeiten und psychologische beziehungsweise physiologische Typen zugeordnet. Die folgende Tabelle soll einen Überblick über die Hauptmerkmale der drei Säfte ermöglichen (weitere Hinweise finden sich weiter unten in dem Abschnitt über den «Baum der Krankheit und Gesundheit»).

WIND/LUFT (tib. *rlung*, Lung; Skrt. *vāyu*)

Feinstoffliches Prinzip:	Geist
Eigenschaften:	Trocken, leicht, kalt, flüchtig, fein, stechend, weich.
Produktion angeregt durch:	Gier, Anhaften, starkes sexuelles Verlangen; spirituelle Entwicklung positiver oder negativer Art; Askese, Unterdrückung der Sexualität, Mangel an Schlaf und Nahrung, bewußte Unterdrückung natürlicher Ausscheidungsprozesse.
Fünf Arten:	1. *srog-'dzin*, «lebensbegleitender» oder «lebentragender Wind»; unterstützt die Atmung; Sitz im Herz-Chakra.[53] 2. *gyen-rgyu*, «aufwärts strömender Wind»; unterstützt das Sprechen; Sitz in der Brust, wandert jedoch zu Nase und Rachen. 3. *khyab-byed*, «durchdringender Wind»; unterstützt die Muskelbewegung; Sitz im Kopf, wandert jedoch in alle Körperteile. 4. *me-mnyam*, «feuerbegleitender Wind»; unterstützt Verdauung und Assimilation; Sitz im Bauch, wandert jedoch in alle Teile des Darms und in den Magen. 5. *thur-sel*, «abwärts klärender Wind»; unterstützt die Ausscheidung; Sitz im «geheimen» Genital-Chakra, wandert jedoch in den Darm, die Harnblase, die Sexualorgane und in die Oberschenkel.
Körper- und Charaktertyp:	Körper gebeugt; dünne, bläuliche Gesichtshaut; Knacken in den Gelenken; anfällig gegen Zug und kühlen Wind; singt, lacht, redet, diskutiert und streitet gern; liebt bittere, saure und heiße Speisen; kürzeste Lebenserwartung von allen drei Typen.
Hauptsitz:	Unterleib, Bauch

Jahreszeit:	Luftkrankheiten sammeln sich im Frühjahr, brechen im Sommer aus und klingen im Herbst ab.
Wirkung von Rauschdrogen:	Wahnsinn
Geographische Umstände:	Kalte und windige Gegenden wie Rußland und Tibet vermehren die Erzeugung von Wind und fördern Windkrankheiten.
Tageszeit:	Wind nimmt zu am Abend und vor Sonnenaufgang.
Symbol:	Geier

GALLE (tib. *mkhris-pa*, Tripa; Skrt. *pitta*)

Feinstoffliches Prinzip:	Energie
Eigenschaften:	Heiß, ölig, leicht, heftig, etwas fettig, muffig, flüssig, rinnend.
Produktion angeregt durch:	Zorn, Haß und Aversion; Klimawechsel und zuviel Hitze.
Fünf Arten:	1. *'ju-byed*, «verdauend»; Sitz unter dem Magen und über dem Darm. 2. *mdangs-sgyur*, «Farbe wandelnd»; Sitz in der Leber. 3. *sgrub-byed*, «vollbringend»; Sitz im Herzen. 4. *mthong-byed*, «Blick einstellend»; Sitz in den Augen. 5. *mdog-gsal*, «Hautfarbe und -beschaffenheit klärend»; Sitz in der Haut.
Körper- und Charaktertyp:	Ist schon nach kleinen Nahrungsmengen satt, aber sehr schnell wieder hungrig und durstig; gelbliche Hautfarbe; mittelgroß, mittelschwerer Körperbau; hochmütig und intelligent; klarer Geist; liebt süße und bittere Speisen.

Hauptsitz: Zwischen Herz und Bauch, Körpermitte. Wenn gestört und aus dem Gleichgewicht, aufwärts wandernd und Fieber erzeugend. Durch Wind verschlimmern sich Gallekrankheiten und können sich im ganzen Körper ausbreiten.

Jahreszeit: Gallekrankheiten sammeln sich im Sommer, brechen im Herbst aus und klingen im Winter ab.

Wirkung von Rauschdrogen: Extrem rauhes und grobes Benehmen.

Geographische Umstände: Heiße und trockene Gegenden wie die arabischen Länder oder die Ebenen Indiens vermehren die Bildung von Galle.

Tageszeit: Galle nimmt mittags und um Mitternacht zu.

Symbol: Pferd und Maultier

SCHLEIM (tib. *bad-kan*, Pä-ken; Skrt. *kapha*)

Feinstoffliches Prinzip: Materie

Eigenschaften: Kalt, schwer, klebrig, träge, weich, schleimig, fest.

Produktion angeregt durch: Spirituelle Unwissenheit und körperliche Trägheit; zuviel Schlaf und Komfort; feuchte Umgebung.

Fünf Arten:
1. *rten-byed*, «unterstützend»; Sitz in der Brust.
2. *myag-byed*, «mischend»; Sitz im oberen Verdauungstrakt.
3. *myong-byed*, «erfahrend»; Sitz in der Zunge.
4. *tshim-byed*, «befriedigend»; Sitz im Kopf.
5. *byor-byed*, «verbindend»; Sitz in allen Gelenken.

Körper- und Charaktertyp: Dick und blaß; Körper hat nicht die richtige Wärme; lebt lange, wird reich; umgänglich, hilfsbereit; liebt saure Nahrung; ißt viel, wird aber nicht rich-

	tig hungrig; reagiert kaum, selbst wenn ihm Schaden zugefügt wird, zahlt aber viel später heim.
Hauptsitz:	Oberer Teil des Körpers
Jahreszeit:	Schleimkrankheiten sammeln sich im Winter, brechen im Frühjahr aus und klingen im Sommer ab.
Wirkung von Rauschdrogen:	Gibt Leichtigkeit, also positiv.
Geographische Umstände:	Feuchte Länder wie Europa und Amerika vermehren die Bildung von Schleim.
Tageszeit:	Schleim nimmt in der Dämmerung und am Morgen zu.
Symbol:	Elefant und Löwe

Die Praxis der Humoralmedizin setzt voraus, daß man weiß, wie das Säftegleichgewicht durch die Wahl der Nahrung, durch eine geeignete Umgebung, durch Kräuterarzneien und andere Behandlungsformen wiederhergestellt werden kann. Die tibetische Medizin kennt zahlreiche Eigenschaften, Geschmacksrichtungen und Kräfte, die den als Arzneien benutzten tierischen, pflanzlichen und mineralischen Substanzen zugeordnet sind.

Auch Verhalten und emotionale Zustände wirken sich auf die Säfte aus. Zorn vermehrt zum Beispiel die Galle und Gier den Wind. Überdies spielen Astrologie und Zeitzyklen eine wichtige Rolle: Jedem der Säfte sind eine Tageszeit, eine Jahreszeit und ein Lebensabschnitt zugeordnet, in denen er überwiegt. Schließlich sind den drei Säften auch noch Körper- und Charaktertypen zugeordnet. Bei Säuglingen überwiegt beispielsweise der Schleim, weshalb sie noch wenig Aktivität zeigen, zu Schleimansammlungen neigen und von begrenzter Aufnahmefähigkeit für Umwelteindrücke sind. Das ist ein für diesen Lebensabschnitt normaler und richtiger Zustand, aber bei einem Erwachsenen wäre er krankhaft. Man würde hier Massage und körperliche Bewegung verordnen, um der Neigung zur Trägheit entgegenzuwirken, und die Nahrung und Arzneimittel so abstimmen, daß das Schleim-Übergewicht abgebaut wird.

So simpel die Säftelehre auf den ersten Blick erscheinen mag, so komplex und nuancenreich ist sie tatsächlich. Selten hat eine Störung mit nur einem der Säfte zu tun. Meist spielen mehrere humorale Kräfte zusammen, und dann ist auch noch zu berücksichtigen, ob die Krankheit heißer oder kalter Natur ist, ob es sich um ein primäres oder sekundäres Säfte-Ungleichgewicht handelt, ob psychische oder Umweltfaktoren eine Rolle spielen. Es heißt, daß es mindestens sieben Jahre dauert, bis man die Dynamik der Säfte in ihrer Tiefe ganz erfaßt hat.

Zur Erhaltung der Gesundheit müssen jedoch nicht nur die Säfte selbst, sondern auch noch andere Aspekte des Körpers ins Gleichgewicht gebracht werden. Das *Gyü-shi* nennt außer den Säften noch die Kategorie der «Bestandteile» und die Ausscheidungen. Die primären Ausscheidungen oder «Unreinheiten» sind Urin, Kot und Schweiß. Die sieben Bestandteile oder Grundstoffe, sie werden auch «Stützen» des Lebens genannt, sind:

1. Nahrung. Der Speichel spaltet die Nahrung in Nährstoffe auf, die absorbiert werden. Abfallprodukte werden als Kot und Urin ausgeschieden.
2. Blut. Die Ernährung erzeugt Energie, die in die Leber gelangt und dort Blut bildet. Blut befeuchtet den Körper und «hält das Leben». Es wird als Gallenflüssigkeit ausgeschieden.
3. Fleisch. Blut wird zu Fleisch. Fleisch wird aus den «neun Löchern» (Nase, Ohren, Anus etc.) ausgeschieden.
4. Fett. Fleischliche Nahrung wird zu Fett. Ausgeschieden wird es als Ohrenschmalz und als der ölige Hautüberzug, der durch Schweißbildung entsteht.
5. Knochen. Fetthaltige Nahrung wird zu Knochen. Ausscheidungen sind Zähne, Nägel und Haare.
6. Mark. Die Knochen-Essenz wird zu Mark. Ausscheidungen sind der «Sand in den Augen», Kot und Schuppen.

7. «Samen». Die Essenz des Knochenmarks wird zu «Samen». Die Essenz des «Samens» gelangt zum Herzen. Die Ausscheidung, die «Saat der Vererbung», gelangt in die Samenflüssigkeit.

«Samen» ist der am weitesten verfeinerte Grundstoff des Körpers. Ob beispielsweise das Gesicht klar und strahlend ist, hängt von der Essenz des Herz-«Samens» ab. In den ersten zwölf Lebensjahren unterstützt die Essenz des «Samens» das Körperwachstum. Danach geht sie bis zum fünfzigsten Jahr in die Kraft beziehungsweise bei einer Schwangerschaft in die Brüste. Danach dient sie allgemein der Erhaltung des Körpers.

«Samen» spielt auch in der tantrischen Medizin eine wichtige Rolle; hier geht es um seine feinstoffliche Entsprechung, die als Thigle bezeichnet wird und die potentielle Bodhi-Essenz darstellt. Mit «Samen» meinen die Tibeter nicht einfach die männliche Samenflüssigkeit, die Ausscheidung, die sie «Saat der Vererbung» nennen, oder das weibliche «Menstruationsblut», womit eigentlich die Eizelle angesprochen wird, sondern Tropfen der Vitalessenz, die als die Träger von Leben und Bewußtsein durch zahlreiche feinstoffliche Kanäle im ganzen Körper verteilt werden. Diese Tropfen könnten etwas mit endokrinen Sekreten, intrazellulären genetischen Prinzipien oder gar mit den Neurosekreten zu tun haben, die das biochemische Korrelat mentaler Funktionen darstellen.

Neben den Komponenten des Körpers, also den drei Säften, den sieben Grundstoffen und den drei Ausscheidungen, nennt die tibetische Medizin noch fünf Sinnesorgane (des Sehens, Hörens, Schmekkens, Tastens und Riechens), sechs Hohlorgane (Magen, Dickdarm, Dünndarm, Gallenblase, Harnblase und Samenblase beziehungsweise Uterus) und fünf Vollorgane (Herz, Leber, Lunge, Milz und Nieren).

Das Gehirn, in den frühen Klassikern des Āyurveda nicht berücksichtigt, wird im *Gyü-shi* als Sitz des Schleims, der «Unwissenheit» und der «geistigen Stumpfheit» genannt. Das mag etwas mit der buddhistischen Anschauung zu tun haben, daß diskursives Denken die höhere Bewußtheit nur stört; ein wenig sind wir auch an die moderne Anschauung erinnert, daß das Gehirn ein Filtersystem darstellt, welches alle Eindrücke bearbeitet und nur bestimmte bewußtwerden läßt. In der tibetischen Medizin wird das Gehirn gewöhnlich als sechstes Sinnesorgan bezeichnet und das Denken als eine Sinnesaktivität verstanden, während das Bewußtsein vom Herz-Chakra regiert wird.

Krankheitsursachen

Für die Entstehung von Krankheiten spielt nicht nur der Säftehaushalt (und der Zustand der Grundstoffe und Ausscheidungsfunktionen) eine Rolle, sondern auch die Frage, ob das Kräftegleichgewicht auch im seelischen Haushalt gewahrt ist und ob die Person in Übereinstimmung mit den Kräften ihrer natürlichen Umgebung lebt.

Grundsätzlich gibt es zwei Arten von Krankheitsursachen, langfristige (spirituelle Faktoren, Karma aus früheren Inkarnationen) und kurzfristige (aus dem gegenwärtigen Leben). Die kurzfristigen Ursachen sind in vier Hauptkategorien unterteilt: Jahreszeitenwechsel, böse Geister, Gift und schlechte Gewohnheiten beziehungsweise falsches Verhalten.

Auch die Krankheiten selbst werden nach verschiedenen Kriterien in vier Gruppen unterteilt: 1. Karmische Krankheiten *(gzhan-dbang sngon-nad)*; Böse-Geister-Krankheiten *(kun-brtags gdon-nad)*; 3. gegenwärtige oder unmittelbare Krankheiten *(ltar-snang 'phral-nad)*; 4. Lebenskrankheiten *(yongs-grub tshe-nad)*.

1. *Karmische Krankheiten:* Letztlich sind alle Krankheiten durch Karma verursacht, da der Körper von den Kräften der drei Haupt-Verdunkelungen gebildet wird. Im engeren Sinne versteht man unter karmischen Krankheiten jedoch solche, die durch die reguläre Medizin nicht zu heilen sind. Da sie rein spirituelle Ursachen haben – schlechtes Karma aus diesem oder früheren Leben –, muß auch

die Medizin spirituell sein. In solchen Fällen muß der Kranke sich religiösen Übungen (z. B. Mantras oder Niederwerfungen) zuwenden oder einen Lama aufsuchen, der für ihn meditiert und Rituale ausführt. Nur ein Lama oder hochentwickelter Mensch kann die spirituelle Ursache einer Krankheit erkennen, aber wenn eine Krankheit auf die reguläre Medizin nicht anspricht, kann man davon ausgehen, daß sie karmisch bedingt ist.

2. *Böse-Geister-Krankheiten:* Durch «böse Geister» verursachte Krankheiten werden im allgemeinen mit religiösen Mitteln und Ritualen behandelt, ergänzt durch Kräuterarzneien oder medizinische Öle, Massage und Mantrapillen. «Böse Geister» sind eine der Hauptursachen für Wahnsinn und andere psychische Störungen.

3. *Unmittelbare Krankheiten:* Das sind akute Erkrankungen, die schnell kommen und gehen und nicht unbedingt behandelt werden müssen, da man sie für gewöhnlich ohne Hilfestellung überwindet.

4. *Lebenskrankheiten:* Dies ist das eigentliche Wirkungsfeld der somatischen Medizin. Solche Krankheiten müssen behandelt werden, da sie sich sonst verschlimmern und zum Tod führen können. Es handelt sich hier um Störungen im Säftehaushalt aufgrund von schlechter Ernährung, Verhaltensfehlern und schlechten Gewohnheiten (Mangel an Schlaf, unmoralischer Lebenswandel, Gifte und dergleichen), Umwelteinflüssen und psychischen Faktoren.

In diese letzte Gruppe fallen auch Krankheiten, die durch psychischen Streß verursacht werden; zum Beispiel können Eifersucht und Hochmut zu erhöhtem Blutdruck führen. Der Verlust eines geliebten Menschen kann, ebenso wie der Genuß von zuviel Schweinefleisch, eine Arthritis verursachen. Schleim wird vermehrt, wenn man im Winter ohne Schuhe geht, aber auch wenn man sich nach einem zu reichlichen Mahl ausruht. Vom Pferd zu fallen oder mittags in der Sommersonne zu sitzen, leistet Galle-Krankheiten Vorschub. Und allzuviel Aktivität auf leeren Magen (physischer oder verbaler Art) kann Wind-Störungen auslösen.

Bei solchen medizinisch therapierbaren Krankheiten greift man zunächst zum einfachsten und natürlichsten Mittel: Änderung des Verhaltens und der Ernährungsgewohnheiten. Ein tibetischer Arzt geht pragmatisch vor und verläßt sich auf sein gesundes Empfinden. Extreme therapeutische Eingriffe vermeidet er, wo immer das möglich ist, da hier immer mit tiefgreifenden und möglicherweise negativen Nebenwirkungen zu rechnen ist.

Grundsätzlich geht es in der tibetischen Naturheilkunde um die «Geschmacksrichtungen» und «Kräfte» der Nahrungsmittel und Arzneien, die sich auf die drei Säfte und ihre siebzehn Eigenschaften auswirken. Es gibt sechs Geschmacksrichtungen: süß, sauer, salzig, bitter, scharf und zusammenziehend (herb), und drei Geschmacksrichtungen, die die Nahrung durch die Verdauung annimmt: süß, sauer und zusammenziehend. Die acht Kräfte sind: schwer, fettig, kühl, mild, leicht, grob, heiß und durchdringend. Daneben gibt es noch siebzehn sekundäre Eigenschaften.

Es wird daher großer Wert auf die richtige Ernährung gelegt, denn Nahrungsmittel beeinflussen direkt die Säfte. Kennt man erst sein humorales Temperament, so kann man durch die richtige Ernährung gezielte Vorbeugemedizin betreiben. Störungen des Verdauungsprozesses werden daher generell sehr ernst genommen. In der Frage, wieviel man bei einer Mahlzeit zu sich nehmen soll, um gesund zu bleiben, schließt sich die tibetische Medizin der Lehre des Buddha an: der Magen sollte zu je einem Drittel mit Speisen und Flüssigkeiten gefüllt und zu einem Drittel leer sein.

Bestimmte Kombinationen von Nahrungsmitteln gelten als geradezu giftig, da sie einander in ihrem Einfluß auf die Säfte entgegenwirken oder in negativer Weise verstärken. Honig und Erdnüsse gehören beispielsweise nicht zusammen, da sie einander negieren – der Einfluß des Honigs auf den Schleim und der Erdnüsse auf den Wind löschen sich gegenseitig aus. Kombinationen von

Fisch und Milch, Ei und Fisch oder Huhn und Quark werden als giftig angesehen.

Weitere wichtige Krankheitsursachen sind Schlaf am Tage, unregelmäßige Essens- und Schlafzeiten, Unterdrückung natürlicher Instinkte, mangelnde Aufmerksamkeit gegenüber den Kräften der Natur und der Umgebung. Richtiges Handeln in der richtigen Umgebung verhindert Krankheiten.

Das Gyü-shi *und der «Baum der Gesundheit, Krankheit, Diagnose und Behandlung»*

Das *Gyü-shi (rGyud-bzhi)* ist der Haupttext der medizinischen Literatur Tibets. Es berücksichtigt alle Aspekte des Krankseins, der Diagnose und Behandlung und enthält nach Ansicht der Tibeter alles, was man zum Erkennen und Heilen von Krankheiten wissen muß. Die heute gebräuchliche Fassung des *Gyü-shi* bietet nicht nur den ursprünglichen Inhalt der indischen Quelle, sondern auch Wissen aus anderen Traditionen (etwa die chinesische Pulsdiagnose) und eigenständige tibetische Beiträge wie die alte Pflanzenheilkunde und die Urinanalyse. Die vier Bücher oder Tantras des *Gyü-shi* gliedern sich in 156 Kapitel; ein vereinfachter Inhaltsüberblick ist im Anhang des vorliegenden Buchs aufgeführt.

Das erste der Vier Tantras ist das Wurzel-Tantra *(rtsa-rgyud)*, eine konzise Erklärung der Krankheiten und ihrer Untersuchung. Im zweiten, dem Erklärungs-Tantra *(bshad-rgyud)*, werden die Lehren des Heilens im einzelnen erläutert. Das dritte und längste ist das Unterweisungs-Tantra *(man-ngag-rgyud)*; es beschreibt im Detail die Behandlung der einzelnen Krankheiten. Das vierte oder Schluß-Tantra *(phyi-ma'i-rgyud)* faßt die ersten drei zusammen.

Das *Gyü-shi* gibt die Zahl der Krankheiten mit 404 an. 101 dieser Krankheiten sind den Säften zugeordnet – 42 dem Wind, 26 der Galle und 33 dem Schleim. Diese Einteilungen der Krankheiten sind im 12. Kapitel des Erklärungs-Tantra beschrieben.

Das Wurzel-Tantra beschreibt Gesundheit und Krankheit anhand einer Konstitutionslehre und verwendet als Darstellungsmittel das Bild eines Baums mit Wurzeln, Hauptstämmen, Zweigen und Blättern. Da dies eine sehr prägnante Zusammenfassung des gesamten medizinischen Systems erlaubt, wollen wir hier die Hauptzüge dieses Bildes nachzeichnen.[54]

Der «Baum der Krankheit und Gesundheit» besitzt drei Wurzeln, neun Stämme, 47 Zweige, 224 Blätter, zwei Blüten und drei Früchte. Die drei Früchte sind spirituelle Entwicklung, Reichtum und Glück.

In der folgenden Tabelle sind Wurzeln und Stämme (allgemeine Angaben) einzeln aufgeführt, während die Blätter und Zweige (spezielle Angaben) summarisch dargestellt werden.

A. Wurzel der Anordnung (der Körperbestandteile)

I. *Stamm, gesunder (ausgewogener) Organismus*

1. Grundlagen der Krankheit, die Säfte: Wind, Galle, Schleim.
2. Grundstoffe des Körpers: Nahrung (Chylus, Inhalt der Magen- und Darmlymphgefäße), Blut, Fleisch, Fett, Knochen, Mark, Samen.
3. Ausscheidungen: Kot, Urin, Schweiß.

II. *Stamm, kranker (unausgewogener) Organismus*

1. Saat der Krankheit (primäre Ursachen): die drei Gifte Unwissenheit, Gier und Haß, die sich auf Schleim, Wind und Galle auswirken.
2. Sekundäre Ursachen: Jahreszeiten, böse Geister, falsche Ernährung, schlechter Lebenswandel.
3. Einfallspforten: Haut, Fleisch, Adern, Knochen, Eingeweide.
4. Sitz (richtiger Ort der Säfte): Schleim im oberen Teil des Körpers, Galle im mittleren Teil, Wind im unteren Teil.
5. Zirkulationswege der Säfte:

Wind: Knochen, Ohren, Haut, Herz, «Lebensgefäß», Dickdarm.
Galle: Blut, Schweiß, Augen, Leber, Dünndarm.
Schleim: Chylus, Fleisch, Fett, Mark, Samen, Kot, Urin, Nase, Zunge, Lunge, Milz, Nieren, Magen, Harnblase.
6. Alter, Ort und Zeit: Ein alter Mensch leidet vorwiegend an Windkrankheiten, ein Jugendlicher an Gallekrankheiten, ein Kind an Schleimkrankheiten. (Außerdem nach örtlichen Gegebenheiten sowie Tages- und Jahreszeiten gegliedert.)
7. Resultat oder Eigenschaft:
Wind: grob, leicht, kalt usw.
Schleim: fettig, kühl, schwer usw.
Galle: ölig, scharf, heiß, fließend usw.
8. Neun Ursachen für tödliche Erkrankungen: 1. Lebensspanne, Karma oder Bestimmung haben sich vollendet; 2. die Körpersäfte sind zu stark beeinträchtigt; 3. die Behandlung geht in dieselbe Richtung wie die Krankheit und verschlimmert sie; 4. lebenswichtige Organe sind verletzt; 5. der Lebensatem ist erschöpft; 6. heiße Krankheit, die nicht mehr auf Behandlung anspricht; 7. kalte Krankheit, die nicht mehr auf Behandlung anspricht; 8. der Körper ist stark entkräftet und verträgt die Behandlung nicht mehr; 9. böse Geister stehlen das Leben.
9. Zwölf dynamische Prinzipien, nach denen Krankheiten, die einem der Säfte zugeordnet sind, in die Störung eines anderen Saftes umschlagen können.
10. Störungen als heiß oder kalt klassifiziert: Wind und Schleim – kalt, Affinität zu Wasser; Galle und Blut – heiß, Affinität zu Feuer; Lymphe und Mikroorganismen – können heiß oder kalt sein.

B. Wurzel der Diagnose

I. *Stamm, Beschauen*

1. Zunge:

Wind: trocken, rot, rauh, kleine rote Pusteln am Rand.

Galle: gelber Belag, bitterer Geschmack.

Schleim: grauer Belag, klebrig, weich usw.

2. Urin:

Wind: dünn, wäßrig, große Blasen, bläulich.

Galle: rot, gelb, dampfend, starker Geruch.

Schleim: weiß, wenig Dampf und Geruch.

II. *Stamm, Fühlen*

Pulsfühlen:

Wind: treibend («wie eine schwimmende Melone; drücke sie unter Wasser, und sie springt sofort wieder hoch»), leer (man drückt und findet keinen Schlag), aussetzend (unter siebzig Schlägen setzt einer aus).

Galle: fest, schnell, dünn.

Schleim: langsam, sinkt unter Druck ab.

III. *Stamm, Befragen*

1. Windkrankheiten

a. *Ursachen:* leichte und grobe Nahrung wie tibetischer Tee, Schweinefleisch und unreife Nahrung; Trauer.

b. *Symptome:* Gähnen, Schauer, Gliederstrecken, Seufzen, Wechselfieber, Gelenkschmerzen, trockener Husten, Stumpfwerden der Sinne, Reizbarkeit, Übererregbarkeit, Schwindel, Verschlimmerung bei Hunger, Schlaflosigkeit, Angst.

2. Gallekrankheiten

a. *Ursachen:* scharfe, brennende, heiße Nahrung, heftiges Betragen, in der prallen Sonne sitzen.

b. *Symptome:* bitterer Geschmack im Mund, heftige Kopfschmerzen, starke Körperwärme, Rückenschmerzen, Verschlimmerung beim Verdauen.

3. Schleimkrankheiten
a. *Ursachen:* schwere, fette Nahrung, feuchter Schlafplatz.
b. *Symptome:* Appetitmangel, Verdauungsstörungen, häufiges Erbrechen, Geschmackssinn läßt nach, Bauch gebläht; häufiges Aufstoßen (mit dem Geruch der verzehrten Nahrung), geistige und körperliche Schwere und Trägheit; mangelnde Körperwärme, Unwohlsein nach dem Essen.

C. Wurzel der Behandlung (Therapie)

I. *Stamm, Ernährung*

1. Bei Windkrankheiten
Nahrung: Pferd, Esel, getrocknetes schweres Fleisch, das den Wind hinunterdrückt, Samenöl, Butter, brauner Zucker, Knoblauch, Zwiebeln.
Getränke: Heiße Milch, Wein.

2. Bei Gallekrankheiten
Nahrung: Quark, Molke, frische Butter, Wild, Ziegenfleisch (schwer und kalt, vermehrt Wind und Schleim), Löwenzahn, kühle Nahrungsmittel.
Getränke: lauwarmes Wasser, kühles Schneewasser, abgekühltes gekochtes Wasser.

3. Bei Schleimkrankheiten
Nahrung: Hammel, Yak, innere Organe, Fisch, Honig, alte Gerste, Fleischbrei, Yak-Quark, heiße Nahrung.
Getränke: alter Wein, kochendheißes Wasser, Ingwersuppe.

II. *Stamm, Lebensweise*

1. Bei Windkrankheiten: sich an einem warmen Ort im Beisein

eines guten Freundes entspannen; der Raum hat dunkle Wände, und der Freund erzählt schöne Geschichten; viel Schlaf.

2. Bei Gallekrankheiten: Sich an einem kühlen, stillen Ort aufhalten – wie ein kühler, luftiger Ort am Meer; weich, entspannt und langsam agieren.

3. Bei Schleimkrankheiten: Sich an warmen Orten aufhalten, sich ertüchtigen; in einem hellen Raum am Feuer sitzen.

III. *Stamm, Arzneimittel*

1. Arzneimittel bestimmter Geschmacksrichtungen und Kräfte:
a. *Bei Windkrankheiten:* Geschmack – süß, sauer, salzig; Kraft – ölig, schwer, weich.
b. *Bei Gallekrankheiten:* Geschmack – süß, bitter; Kraft – dünn, stumpf, kühl;
c. *Bei Schleimkrankheiten:* Geschmack – heiß, sauer, scharf; Kraft – scharf, rauh, leicht.
2. Anwendungsarten von Arzneimitteln:
a. *Bei Wind:* Suppen und Medizinbutter.
b. *Bei Galle:* Aufgüsse und Pulver.
c. *Bei Schleim:* Pillen und Pulver.

3. Reinigende Arzneien:
a. *Bei Wind:* Zäpfchen, mild wirkende Einläufe (drei Arten).
b. *Bei Galle:* Abführmittel (4 Arten).
c. *Bei Schleim:* Brechmittel (2 Arten).

IV. *Stamm, äußere Heilmethoden (98 Arten besonders erwähnt)*

1. *Bei Wind:* Massage – Einreiben des Körpers mit (Medizin-)Butter und anderen öligen Einreibemitteln; Moxibustion auf mongolische Art.
2. *Bei Galle:* Aderlaß und Kaltwasseranwendungen.
3. *Bei Schleim:* Warme Anwendungen, «Brennen» (Kauterisation), Ertüchtigung.

Weitere Hinweise zur Diagnostik

Wenn man die zwölfhundert Untersuchungsmethoden aus irgendeinem Grund nicht anwenden kann, so sagen tibetische Ärzte, kann man immer noch mit den drei Grundmethoden – Beschauen, Fühlen und Befragen – zu sehr guten Ergebnissen kommen. Bevor der Arzt festzustellen versucht, welchem der drei Säfte die Krankheit zuzuordnen ist, klärt er zunächst, ob es sich um eine heiße oder kalte Krankheit handelt. Dieses Wissen allein genügt schon, um eine ganze Reihe von Behandlungen zu verordnen.

Im ersten Gespräch, bei dem die Befragung stattfindet, werden alle möglichen Einzelheiten aus dem Leben des Patienten erörtert, darunter auch sein Geschlechtsleben, über das man in diesem Zusammenhang ganz ungezwungen redet. Die Tibeter sind alles andere als prüde, und auch das mönchische Zölibat hat nichts mit Prüderie zu tun (sondern mit den spirituellen Sublimierungspraktiken des tantrischen Buddhismus). In der tibetischen Medizin besteht eine direkte Beziehung zwischen physisch-seelischem Wohlergehen und einem gesunden Geschlechtsleben.

Wenn alle Faktoren besprochen sind – Verhalten, Ernährungsweise, emotionales und Familienleben, Umwelt, spirituelle Praxis und dergleichen –, kann der Arzt allein daraus schon vieles über die Natur der Krankheit ersehen. Er beurteilt außerdem das Erscheinungsbild des Patienten: seine Ausstrahlung, wie er sich gibt, seine Statur, Haltung, Sprechweise und so weiter. Der Arzt stellt bei diesem ersten Gespräch zwanzig Standardfragen gemäß der Symptombeschreibung im «Baum der Krankheit und Gesundheit». An das Gespräch schließen sich Puls- und Urindiagnose an.

Die Urinanalyse ist Tibets größter eigenständiger Beitrag zum medizinischen System. Tibetische Ärzte sind Experten dieser Kunst, und sie glauben, daß der Urin die inneren Zustände wie ein Spiegel reflektiert. Für die Analyse nimmt man den ersten Morgenurin. Der Arzt schlägt, rührt und schüttelt ihn, läßt das Sediment sich absetzen und kostet sogar (Zuckertest). Er begutachtet Schaum, Sediment,

Farbe, Dampf, Blasen, Geruch und so weiter und beurteilt sie im Hinblick auf die Säfte, auf heiße und kalte Störungen und die lebenswichtigen Organe. Das *Gyü-shi* beschreibt den normalen, gesunden Urin so (aus dem zweiten Kapitel des Vierten Tantra):

> ... weiß mit gelblichem Einschlag wie frisch ausgelassene Butter; er ist hell und hat einen schlechten Geruch; die Dampfbildung ist normal und hält nicht allzu lange nach dem Wasserlassen an; es bilden sich nicht allzu viele Blasen; wenn der schlechte Geruch aufhört, ist das Sediment blau mit gelblicher Tönung, weder dick noch dünn; wenn der Urin abgekühlt ist, setzt sich am Rand des Gefäßes ein feiner Schaum ab.[55]

Verschiedene Krankheiten können folgende Sedimentbefunde haben:

> Wenn das Sediment aussieht, als könnte man es als Ganzes herausnehmen, wenn es sich abgesetzt hat, so deutet das auf eine Wind-Krankheit hin; ist es verstreut, so zeigt es eine kalte Krankheit an; setzt es sich an der Oberfläche ab, so liegt eine Erkrankung vor, die Herz und Lunge angreift; setzt es sich auf halber Höhe ab, so greift die Krankheit Nieren und Darm an ...[56]

Die Pulsdiagnostik ist so vielschichtig, daß man sie erst nach vielen Jahren der Schulung wirklich beherrschen kann. In den Grundzügen stimmt sie mit dem chinesischen System überein. Der Arzt befühlt mit seiner rechten Hand das linke Handgelenk des Patienten und mit seiner linken das rechte. Dr. Yeshe Dhönden beschreibt es so:

> Der Arzt ertastet die Gefäße mit Zeige-, Mittel- und Ringfinger. Die rechte und linke Seite jeder Fingerkuppe lesen Verschiedenes, so daß mit den Fingern beider Hände insgesamt zwölf Analysen möglich sind. Die Außenseite des rechten Zeigefingers liest das Herz, die Innenseite die Därme. Die Außenseite des rechten

Mittelfingers liest die Milz, die Innenseite den Magen. Die Außenseite des rechten Ringfingers liest die linke Niere, die Innenseite die Samenblase oder Gebärmutter.
Die Außenseite des linken Zeigefingers liest die Lunge, die Innenseite den Dickdarm. Die Außenseite des linken Mittelfingers liest die Leber, die Innenseite die Gallenblase. Die Außenseite des linken Ringfingers liest die rechte Niere, die Innenseite die Harnblase.[57]

Die Elementelehre ist in der tibetischen Medizin eng mit der Astrologie verknüpft, und die Astrologie spielt eine wichtige Rolle bei der Diagnose und Behandlung von Krankheiten. Da die astrologischen Aspekte der Elemente aus dem chinesischen System abgeleitet sind, verwendet man auch in Tibet manchmal ihre chinesischen Bezeichnungen: Holz, Feuer, Erde, Eisen und Wasser.

Äußerlich stehen die Elemente zu den Jahreszeiten in Beziehung.

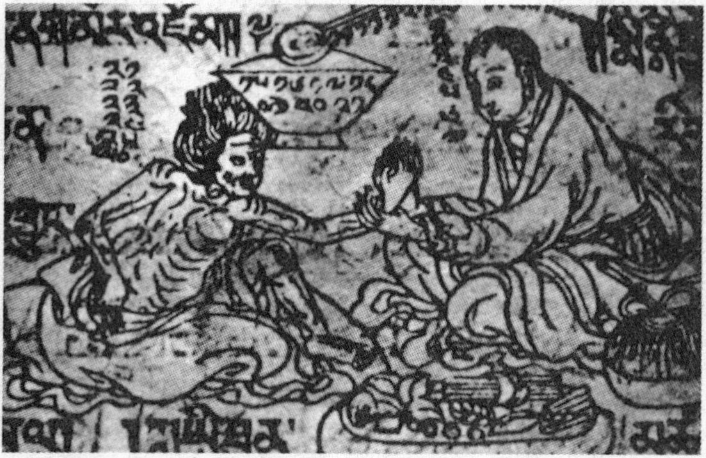

Abb. 12 Illustration aus einem Werk von Sangye Gyatso (17. Jh.). Ein tibetischer Arzt fühlt den Puls eines Patienten. Die Pulsdiagnose ist das wichtigste diagnostische (und prognostische) Instrument der tibetischen Medizin.

Die jahreszeitlichen Aspekte sind für die Diagnose ebenso wichtig wie die astrologischen. Im Frühjahr ist das Element Holz stark, im Sommer die Erde, im Herbst das Eisen und im Winter das Wasser. Selbst wenn ein Arzt den Patienten nicht sehen kann, so sagt man in Tibet, genügen ihm die astrologischen Informationen schon, um einiges über das Krankheitsbild auszusagen. Damit kann er schon beginnen, zwischen den Elementen des Körpers, der Krankheit und der Außenwelt Harmonie herzustellen. Die Gewichtung und Natur der Elemente ist von besonderer Wichtigkeit für die Anmischung von Arzneien.

Auch in der Urinanalyse und in der Pulsdiagnose spielt die astrologische Ausrichtung eine wichtige Rolle. Bei der Urinanalyse werden mit Hilfe einer astrologischen Karte Kardinalpunkte auf dem Urinbehälter markiert. Jedem dieser Kardinalpunkte und den vier Ecken werden bestimmte Elemente zugeordnet, und das Verhalten des Urins in Relation zu diesen Punkten gibt Aufschluß darüber, ob die Krankheit behandelt werden kann und welcher Natur sie ist.

Sterben, Tod und Wiedergeburt

Das *Gyü-shi* widmet ein ganzes Kapitel den Anzeichen des nahenden Todes: Omen, Träume und körperliche Symptome.

Nach tibetischer Anschauung bestimmen die Beherrschung des Geistes und das Verständnis der Wirklichkeit, die man im Leben gewonnen hat, ob man in der Lage ist, die Erfahrung des Todes zu begreifen und auch beim Sterben das Bewußtsein unter Kontrolle zu haben. Man praktiziert den Dharma im Leben, um ihn im Augenblick des Todes anwenden zu können.

Die Anzeichen und Stadien des Sterbens sind sowohl in der medizinischen Literatur als auch in religiösen Texten beschrieben, allen voran der Terma-Text des Guru Padmasambhava, der im Westen als *Das Totenbuch der Tibeter (Bardo Thödol)* bekanntgeworden ist. Gemäß diesen Schriften lösen beim Sterben die fünf Elemente, die den Körper bilden, ihre Verbindung, und das Bewußtsein wird aus seiner stofflichen Bindung in den Raum freigesetzt. Danach erkennt man entweder, daß die LEERE letztlich das Wesen des Geistes und der Wirklichkeit ist, oder man erlebt eine Reihe von Halluzinationen und wird von den Kräften des Karma in angenehme oder unangenehme Erfahrungen verstrickt (wobei der mentale Körper – etwa wie im Traum – als real erlebt wird), bis man schließlich wiedergeboren wird. Dabei ist die Zeit vor der eigentlichen physischen Geburt von einer Reihe bewußter Erfahrungen begleitet. Die folgende Beschreibung der einzelnen Stadien orientiert sich am 7. Kapitel aus dem Zweiten Tantra des *Gyü-shi*, am *Totenbuch* und an Unterweisungen von Seiner Heiligkeit Düdjom Rinpoche und Thinle Norbu Rinpoche.

Der physische Körper wird von den fünf inneren Elementen gebildet, die den fünf äußeren Elementen entsprechen. Letztlich beruhen aber sowohl die äußeren als auch die inneren Elemente auf den absoluten oder geheimen Elementen, die als Essenzen der reinen Bewußtheit oder LEERE innewohnen. Im Tod entflechten sich die fünf inneren Elemente, die das Leben tragen, und mit ihnen die fünf Sinnesorgane und die Zentren feinstofflicher Energie, die Chakras. Die «karmischen Winde» verdrängen die fünf humoralen Winde aus ihren Hauptsitzen im Körper.

Um bei dieser allgemeinen Auflösung nicht in Angst zu geraten, so heißt es, soll man sich beizeiten mit den Stadien der Auflösung vertraut machen, um sie dann wiedererkennen zu können.

Zuerst löst sich das Element Erde auf und wird zu Wasser. Das Element Erde hat seinen Sitz im Nabel-Chakra, das jetzt zerfällt. Der Sterbende verliert an Kraft und kann beispielsweise den Kopf nicht mehr halten, Die Gesichtsfarbe verblaßt. Er kann äußere Formen nicht mehr klar erkennen. Innerlich empfindet er ein Versinken in Dumpfheit und wird möglicherweise darum bitten, aufgerichtet zu werden. Die karmische Kraft verdrängt den «feuerbegleitenden Wind», und der Körper kann jetzt keine Nahrung mehr verdauen; die Wärme zieht sich aus der Peripherie des Körpers ins Zentrum zurück. Er wird als schwer und kaum mehr zu bewegen empfunden.

Danach löst sich das Element Wasser auf und wird zu Feuer. Jetzt zerfällt auch das Herz-Chakra, der Hauptsitz des inneren Wasser-Elements. Äußerlich trocknen die neun Körperöffnungen aus, und der Sterbende empfindet Trockenheit und Durst. Der Geist wird verwirrt und zornig. Die karmische Kraft verdrängt den «lebenstragenden Wind», und der Geist verliert seine Klarheit.

Als drittes löst sich das Feuer-Element auf und wird zu Wind. Der Wind hat seinen Sitz im Kehl-Chakra, das jetzt zerfällt. Der Sterbende empfindet die Luft, die er ausatmet, als kühl, das Atmen wird immer schwerer. Die innere Wärme verfliegt, und ihm wird sehr kalt. Das Bewußtsein wird unstet und lückenhaft. Der «abwärts klärende Wind» gerät aus dem Gleichgewicht, so daß der Sterbende die Kontrolle über körperliche Funktionen wie die Ausscheidung verliert.

Schließlich löst sich der Wind auf und wird zu Raum; sein Sitz, das Genital-Chakra, zerfällt. Damit ist kein Einatmen mehr möglich, nur noch ein letztes Ausatmen. Der Geist gerät in große Verwirrung, und jetzt steigen aus dem Karma des Sterbenden Halluzinationen und andere Erfahrungen auf. Ein aggressiver Mensch wird sich vielleicht von aggressiven Kräften bedroht fühlen und trotz seiner Entkräftung versuchen, sie zurückzuschlagen. Menschen, die friedvoll gelebt haben, werden auch friedvollere Visionen haben. Wer eine Religion praktiziert hat, wird Visionen von Gottheiten haben, die ihn jetzt abholen. Der «durchdringende Wind», der im ganzen Körper zirkuliert, unterliegt den karmischen Winden, und der Körper wird steif und starr. Wenn alle Elemente sich zu Bewußtsein entmischt und verflüchtigt haben, empfindet der Sterbende, daß er unter einer riesigen Last zerdrückt wird.

Schließlich geht das Bewußtsein im Raum auf. Sein Sitz, das Stirn-Chakra, zerfällt. Atemstillstand tritt ein. Der weiße «Vater-Essenz-Tropfen» aus dem Kopf und der rote «Mutter-Essenz-Tropfen» aus dem unteren Teil des Körpers bewegen sich auf das Herz-Chakra zu. Eine Erfahrung von weißem Licht «wie der aufgehende Mond» stellt sich ein, dann ein Aufblitzen von rotem Licht. Das

Bewußtsein und der «durchdringende Wind» werden zwischen roter und weißer Essenz zusammengedrängt, und dies ist begleitet von der Erfahrung totaler Dunkelheit. In diesem Augenblick gehen alle feinstofflichen Kanäle *(rtsa)*, Kräfte *(rlung)* und Essenzen *(thig-le)* im Herzchakra auf, und von dort aus verläßt das Bewußtsein den Körper und geht im Raum auf.

Dieser eigentliche Todesmoment ist wie ein Fallen oder Besinnungslos-Werden. Danach strömen weiße und rote Flüssigkeiten aus den Nasengängen (was allerdings auch ausbleiben kann, wenn der Körper durch die Krankheit zu stark zerstört wurde). Vor diesem Anzeichen des endgültigen Todes ist der Sterbende möglicherweise scheintot, während die Lebenskraft ihn in Wirklichkeit noch nicht ganz verlassen hat – man darf sich bis dahin auf keinen Fall in irgendeiner Weise an ihm zu schaffen machen. Der Zeitraum bis zu diesem letzten Stadium umfaßt im Normalfall einige Tage, kann aber auch Wochen dauern, insbesondere bei Menschen, die sich ernsthaft einer spirituellen Praxis gewidmet haben und daher in der Lage sind, die jetzt einsetzenden Bewußtseinszustände voll auszunutzen.

Für die tantrische Praxis ist dieser Augenblick, in dem das Bewußtsein im Raum aufgeht, von größter Bedeutung, da der Raum sich in diesem Augenblick als strahlender Glanz, als das Klare Licht (Dharmakāya) offenbart. In diesem Augenblick kommt alles darauf an, die Unterweisungen gegenwärtig zu haben, um mit diesem Glanz verschmelzen zu können. Man nennt es den «Mutter-Kind-Glanz». An diesem Punkt ist es noch möglich, Erleuchtung zu erlangen.

Davon, wie weit man im Leben in der Dharma-Praxis vorangeschritten ist, hängt es ab, welche Art von Tod man erfährt – und es gibt viele Arten. Ein hochentwickeltes Bewußtsein kann mit dem Raum oder einem Regenbogen verschmelzen.[58] Ein Mensch von mittlerem Bewußtseinsstand wird sich vielleicht wie ein Kind oder Bettler von der Welt lösen, mit leeren Händen und ohne an etwas zu haften. Alle anderen, die den spirituellen Weg gegangen sind, ohne einen radikalen Bewußtseinswandel zu erfahren, können das *phowa* praktizieren, die «Übertragung» des Bewußtseins durch die Scheitelöffnung in ein Buddha-Feld ihrer Wahl, wo sie eine Wiedergeburt in der Gegenwart der Buddhas erfahren und Unterweisungen erhalten werden.

Für alle Menschen ist es von größter Bedeutung, daß das Bewußtsein den Körper aufwärts durch den Zentralkanal und das sogenannte Brahmā-Tor auf dem Scheitel verläßt. Wenn eines der tieferen Chakras die Ausgangspforte bildet, so ist dies nach tantrischer Anschauung der Beginn eines Weges, der zu einer niederen Wiedergeburt führt.

In der tibetischen Medizin wird auf Grund dieser Zusammenhänge mit großem Nachdruck betont, daß ein Sterbender auf keinen Fall unter dem Einfluß starker Medikamente und Schmerzmittel stehen darf, denn sie beeinträchtigen seine Fähigkeit, die Stadien des Sterbens und vor allem das Klare Licht zu erkennen. Und falls er im Augenblick des Todes nicht Erleuchtung erlangt, können solche Mittel das Bewußtsein auch noch in den Bereichen zwischen Tod und Wiedergeburt beeinflussen.

Diese Stadien zwischen Tod und Wiedergeburt werden im *Totenbuch der Tibeter* sehr eindringlich beschrieben. Dieses Buch soll dem Sterbenden und Verstorbenen vorgelesen werden. Es identifiziert und beschreibt die visionären Stadien zwischen Tod und Wiedergeburt, in jenem Zwischenbereich, der Bardo genannt wird, und mahnt den Sterbenden, all diese Erfahrungen als Projektionen seines eigenen Bewußtseins zu erkennen, denn wer dazu fähig ist, kann dann noch Erleuchtung erlangen. Am ehesten ist dies noch im ersten Aufblitzen des Klaren Lichts zu erkennen; in den späteren Bardo-Stadien wird es immer schwieriger. Aber auch wenn es nur unvollkommen gelingt, das Gewahrsein aufrechtzuerhalten, daß alle Erfahrung Projektion des Geistes ist, bedeutet dies für das Bewußtsein im Wirrwarr der Gefühle und Bilder eine große Hilfe. Erfahrungen können dem Bewußtsein nämlich auch nach dem Tod des physischen Körpers noch in großer Fülle begegnen: Empfindungen,

Emotionen und Visionen, die man ähnlich erlebt wie im Schlaf mit dem Traumkörper. Was man im Bardo-Zustand im einzelnen erfährt, hängt vom Karma, von den Gewohnheiten, die man im Leben gebildet hat, und von den letzten Gedanken beim Sterben ab.

Daß es sich beim *Totenbuch* um einen nicht nur für Tibeter und Buddhisten bedeutsamen Text handelt, ist auch von Menschen des Abendlands erkannt worden. Einer der ersten war Carl Gustav Jung, der in seinem «Psychologischen Kommentar» zu der von W. Y. Evans-Wentz übersetzten englischen Ausgabe schrieb:

> Seit dem Jahre seines Erscheinens ist mir der *Bardo Thödol* sozusagen ein steter Begleiter gewesen, dem ich nicht nur viele Anregungen und Kenntnisse, sondern auch sehr wesentliche Einsichten verdanke . . . Der *Bardo Thödol* enthält eine begreifbare Philosophie und spricht zum Menschen und nicht zu Göttern oder Primitiven. Seine Philosophie ist die Quintessenz buddhistischer psychologischer Kritik und als solche . . . von unerhörter Überlegenheit.[59]

Am Ende der Reise durch den Bardo entschließt sich das Bewußtsein zur Wiedergeburt. In der tibetischen Medizin werden vier Arten der Geburt unterschieden: aus Feuchtigkeit, aus dem Ei, aus dem Schoß und durch spontane Manifestation. Die letztere Art kann höherer oder niederer Natur sein. Die höhere Wiedergeburt durch spontane Manifestation besteht darin, daß ein erleuchtetes Bewußtsein etwa auf einem Lotos wiedergeboren wird oder in unbelebte Dinge (z. B. eine Brücke) eingeht, um allen Lebewesen zu helfen. Die niedere Art kann zum Beispiel die Wiedergeburt in einem Höllenbereich bedeuten.

Erleuchtete und Bodhisattvas können ihre Bewußtseinskraft im Bardo lenken und bewußt eine Wiedergeburt wählen, in der sie anderen helfen können. Tibetische Lamas sagen beim Sterben mitunter voraus, wo sie wiedergeboren werden; schon als Kinder werden sie dann als Tulku, als Emanationskörper der früheren Inkarnation, erkannt. Zudem erinnern sie sich an ihr früheres Leben. Die Linie der Dalai Lamas setzt sich beispielsweise auf diese Art fort. Auf diese Weise können die großen Lamas ihre Inkarnationen über die Jahrhunderte zurückverfolgen und zugleich die Kontinuität der verschiedenen Dharma-Übermittlungslinien wahren.

Wenn ein weniger entwickeltes Bewußtsein die Wiedergeburt als Mensch anstrebt, muß der karmische Bewußtseinsstrom aus dem Bardo in die Welt zurückgeleitet werden; dies geschieht durch das Betrachten zweier Menschen in geschlechtlicher Vereinigung. Nur solche Geist-Ströme, die durch ein Rest-Karma mit bestimmten lebenden Menschen verbunden sind, finden einen Schoß, in den sie eingehen können. Manche dieser Geist-Ströme müssen lange durch den Bardo wandern, bis sie geeignete Eltern finden.

Wenn der Geist die beiden Eltern beim Geschlechtsverkehr sieht, empfindet er Zuneigung zum einen Elternteil und Abneigung gegenüber dem anderen. Dieses Empfinden ist eine notwendige Voraussetzung für die Wiedergeburt. Das *Gyü-shi* beschreibt den Vorgang so:

> Drei Dinge werden benötigt für die Bildung eines Körpers: vollkommener Samen ohne jeden durch Krankheit verursachten Makel, Menstruationsblut [womit die Tibeter die Eizelle bezeichnen] und ein vom rechten Karma getriebener Geist im Bardo. Das Wesen aller fünf Elemente ist notwendig für seine Aufrechterhaltung: dies ist die Ursache der Empfängnis. Von den Vorlieben des Geistes hängt ab, ob der Körper männlich oder weiblich wird. Identifiziert er sich mit dem Samen, fühlt sich von der Mutter angezogen und empfindet Abneigung gegenüber dem Vater, so wird er als Junge wiedergeboren. Identifiziert er sich mit dem Menstruationsblut der Mutter, das in seiner rechten Zeit und makellos sein muß, und empfindet er Zorn gegenüber der Mutter, so wird ein Mädchen geboren.[60]

Die Abneigung gegenüber dem einen Elternteil ist die Kraft, die die Bardo-Existenz beendet. Es folgt eine kurze Todeserfahrung, das Sehen des Klaren Lichts und weitere Erfahrungen, bis das sich reinkarnierende Bewußtsein im Augenblick der Befruchtung mit den sich vereinigenden Keimzellen verschmilzt und verblaßt. Alle Bestandteile durchmischen sich nach den Gesetzen der fünf Elemente, und der Embryo wird gebildet. In der achten Woche bilden sich, angefangen mit der Lebensader und dem Nabelchakra, die feinstofflichen Kanäle und Chakras, und aus ihnen entwickelt sich der Körper. Die Entwicklung des Embryo wird im zweiten Kapitel aus dem Zweiten Tantra des *Gyü-shi* in wöchentlichen Schritten dargestellt.

Allmählich kehrt das Bewußtsein zurück, und im Verlauf des sechsten Monats stellen sich Empfindungen wie Glück oder Traurigkeit wieder ein. In der sechsundzwanzigsten Woche kann das neugebildete Bewußtsein sich an zurückliegende Leben erinnern.

Gampopa, ein tibetischer Philosoph, Arzt und Heiliger des 11. Jahrhunderts, beschreibt die Leiden, denen ein Embryo im Mutterleib ausgesetzt ist, detaillierter als das *Gyü-shi*:

> Wenn eine Mutter sich unausgewogen ernährt, indem sie kalten Speisen den Vorzug gibt, leidet der Embryo die Schmerzen eines nackten Menschen, den man aufs Eis wirft. Schmerzen sind auch die Folge, wenn die Nahrung zu heiß oder zu sauer ist. Wenn zuviel gegessen wird, ist es, als würde man zwischen Felsbrocken erdrückt; ist es zuwenig, so fühlt man sich wie schaukelnd in der Luft hängend . . . Wenn die Mutter während der Schwangerschaft zu häufig mit ihrem Mann verkehrt, ist es für den Embryo, als würde er mit Dornen geschlagen . . . In der 37. Woche reift im Fötus, dem sein schmutziges, übelriechendes und finsteres Verlies nicht mehr behagt, der Gedanke an Flucht.[61]

Auch was ein Kind während der Geburt erlebt, wird als traumatische Qual beschrieben: «Es fühlt sich bei der Geburt wie eine Kuh, die lebendig gehäutet und dann von einer Wespe gestochen wird.

Beim ersten Bad empfindet es die Benetzung mit warmem Wasser wie Schläge.»[62] Gewiß ist es nicht Gampopas Absicht, das Leben als grausam darzustellen, aber er erinnert uns daran, daß das Leiden unausweichlich ist, im Leben wie im Tod, im Bardo wie bei der Geburt.

Schwangerschaft und Geburt sind in der tibetischen Medizin sehr ausführlich behandelt; es gibt sogar eine Art «Pille» für die Geburtenkontrolle. Es gibt Mittel, die während der Geburt die Muskeln entspannen, um die Entbindung leichter zu machen (eine Medizinbutter, die gegessen und mit der die Scheide eingerieben wird), und Mittel, die während der Schwangerschaft und nach der Geburt gegeben werden.

Während der Schwangerschaft ist eine liebevolle seelische Beziehung zwischen Mutter und Kind von großer Bedeutung, und das wachsende Leben wird als ein bewußtes Individuum angesehen. Nach der Geburt entwickelt das Kind Anlagen und Neigungen, die seinem Karma aus früheren Leben entsprechen.

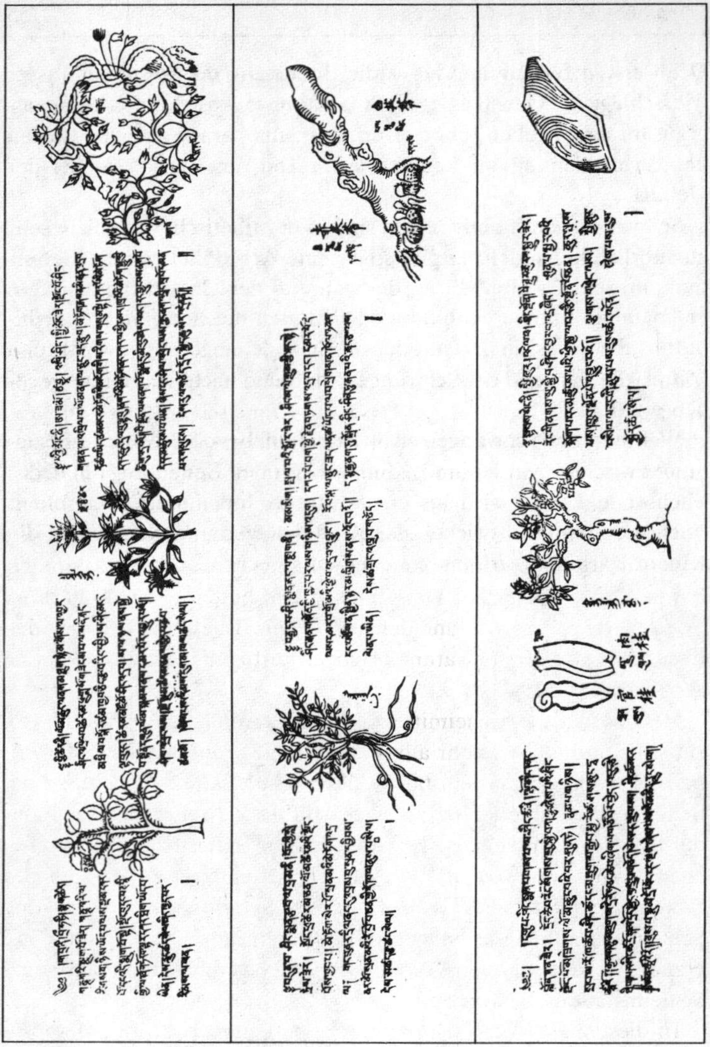

Abb. 13 Heilsubstanzen von Bäumen, dargestellt in dem von Lokesh Chandra herausgegebenen Buch *An Illustrated Tibeto-Mongolian Materia Medica of Ayurveda*. Der erste Baum heißt *ga-bra*; sein Stamm ist «weiß gefleckt, wie mit Yoghurt bespritzt». Seine frischen Zweige werden bei fiebrigen Windkrankheiten verwendet.

7. Somatische Medizin – Heilanwendungen

Tibet ist ein Land, in dem es *Materia medica*, Heilsubstanzen, im Überfluß gibt. Die Höhe und das kalte Klima scheinen den Dingen, die hier auf dem «Dach der Welt» wachsen, etwas ganz Besonderes zu vermitteln. Daß es hier schon immer ungewöhnliche Heilkräuter gab, ist eines der wenigen Dinge, die wir über das schamanische vorbuddhistische Tibet wissen. Schon die Väter der chinesischen Medizin, die Kaiser Shen Nung und Huang Ti, kannten die wunderbaren Kräfte tibetischer Heilpflanzen und beschrieben sie in ihren Werken, dem *Pen-ts'ao* und dem *Nei Ching*. Tibetische Heiler sollen über mehr als tausend Natursubstanzen verfügt haben, aus denen sie Arzneien zubereiteten.

Bei tibetischen Arzneimitteln kommt es weniger auf einzelne Bestandteile an als vielmehr auf die richtige Komposition der manchmal sehr zahlreichen Substanzen. Um einen Säfteüberschuß zu behandeln, muß eine Arznei nicht nur dieses Zuviel reduzieren, sondern auch daraus entstandene sekundäre Säftestörungen ausgleichen. Es kommt vor, daß gerade die sekundären Störungen des Säftehaushalts die ins Auge springenden Symptome erzeugen: eine Schleimerkrankung es Magens kann durch ein Übermaß an Wind erzeugt werden, der den Verdauungsprozeß verlangsamt und so eine Schleimstauung hervorruft.

In diesem Fall kann der Arzt dem Patienten Brechmittel verabreichen, nachdem er ihn zuvor durch lösende Substanzen gut vorbereitet hat. Anschließend wird er die Windstörung mit einer besonderen Zubereitung behandeln, die genau auf diese Art und Lage von Störungen abgestimmt ist. Diese Arznei kann außerdem Bestandteile enthalten, die möglichen humoralen Disharmonien entgegenwirken. Beispielsweise fügt man winddämpfenden Arzneien häufig Ingwer oder langen Pfeffer bei, um sicherzugehen, daß die Medizin selbst nicht wiederum eine Gallestörung verschlimmert.

Die psychische, emotionale und spirituelle Verfassung des Patienten muß – auch bei gänzlich nichtpsychiatrischen Fällen – ebenfalls bei der Zubereitung von Arzneien berücksichtigt werden, denn sie erzeugt stets physische Resonanzen und Entsprechungen. Bei der Zubereitung des Mittels muß der Arzt also auch an die Dämpfung der emotional-spirituellen Faktoren denken, die die Krankheit mitverursacht haben. Auch die ganz pragmatische Anwendung einer Arznei ist also niemals ein punktförmiger, isolierter Eingriff wie die Behandlung von Kopfschmerzen mit Aspirin, sondern eine auf den besonderen Einzelfall und die besondere Person zugeschnittene ganzheitliche Behandlung.

Die tibetische Pharmakologie

Es gibt in Tibet zahlreiche medizinische Texte über den ungeheuren Arzneimittelschatz des Landes, in denen die Substanzen unter verschiedenen Aspekten und sehr gründlich beschrieben werden. Diese Texte sind bislang jedoch noch unübersetzt. Auch in anderen medizinischen Schriften finden sich verstreut Hinweise auf die Wirkungsweise von Arzneimitteln, so etwa – im Rahmen allgemeiner medizinischer Erörterungen – im Zweiten Tantra des *Gyü-shi*. Man kann nur hoffen, daß auch die spezifisch pharmakologischen Texte bald in europäische Sprachen übersetzt werden.

Eine Vorstellung vom Umfang des tibetischen Arzneimittelschatzes vermittelt ein Buch mit dem Titel *Illustrierte tibetisch-mongolische Materia medica des Āyurveda* (auf Tibetisch, herausgegeben von Prof. Dr. Lokesh Chandra), das an die 700 mineralische, pflanzliche und tierische Arzneimittel aufführt. Sie sind in verschiedene Kategorien eingeteilt, die das Inhaltsverzeichnis auch in englischer Übersetzung enthält:

I. Edelsteine und Metalle (schmelzbare und nicht schmelzbare).
II. Substanzen, die aus Steinen und Mineralien gewonnen werden (schmelzbare und nicht schmelzbare).
III. Heilerden (natürliche, hergestellte und Salze).
IV. Exsudate und Sekrete.
V. Heilsubstanzen von Bäumen (Früchte und Nüsse, Blüten, Blätter, Zweige, Stengel, Wurzeln, Säfte und Mark).
VI. Heilsubstanzen aus gekochten Extrakten verschiedener Pflanzenteile.
VII. Heilpflanzen, Kräuter und Gräser (Wurzeln, Blätter, Blüten, Früchte, Blätter-Stiele-Blüten-Früchte zusammen, ganze Pflanzen, angebaute Pflanzen, Hülsenfrüchte, Wurzeln.)
VIII. Heilsubstanzen aus Tieren (Vögel, Pflanzenfresser, Wildtiere, magische Vögel, Haustiere, Baubewohner, Feuchtlandbewohner).

Der Arzneimittelschatz Tibets ist sogar noch größer als der chinesische und verzeichnet auch Pflanzen und andere Materialien, die nicht ursprünglich in Tibet beheimatet waren. In der Praxis arbeiten tibetische Ärzte jedoch wie ihre chinesischen Kollegen mit einer viel kleineren Zahl von Grundsubstanzen.

Das Heil-Mandala, von dem bereits die Rede war, vermittelt einen ausgezeichneten Überblick. Mit den vier Zonen der Natur, die in den vier Hauptrichtungen des Mandala liegen, haben wir hier ein umfassendes Diagramm der tibetischen Pharmakologie vor uns. Die vier Medizinberge des Mandala erzeugen nicht nur Heilmittel gegen alle Krankheiten, sondern auch alles, was für die Erhaltung der sechs lebenswichtigen Funktionen und Organe erforderlich ist. Dieses vierfach gegliederte medizinische Modell weist demnach zwei Hauptkategorien auf: präventive und kurative Medizin. Die äußere Gestalt des Heil-Mandala ist eine «Landkarte» der Beziehungen zwischen Krankheit und Gesundheit, Pharmakologie und den anderen essentiellen Qualitäten, die den vier Richtungen eines jeden Mandala zugeordnet sind (vergleiche dazu die Tabelle der Chakras und die Abschnitte über die fünf Dhyāni-Buddhas). Die Heilpflanzen der Medizinberge in den vier Quadranten des Heil-Mandala wurden der Legende nach von der schönen Yitogma gepflanzt, einer Emanation der heilenden Göttin «Nektarmutter».

Im Osten liegt der «Duftende Berg» Ponadan. Hier wächst im milden Klima ein ganzer Dschungel von Heilpflanzen, dessen Duft man schon aus der Ferne riecht, ein Wald von Myrobalan (*Terminalia chebula*, tib. *a-ru-ra*), der «höchsten Medizin». Der Heilende Buddha ist stets mit einem Zweig dieser Pflanze in der Hand abgebildet. Verschiedene Teile dieses Baums, vor allem Früchte und Stamm, liefern Arzneien gegen eine Vielzahl von Krankheiten.

Myrobalan hilft bei Fieber und Erkältungskrankheiten. Die Wurzel ist gut für die Knochen, der Stamm für alle fleischigen Körperteile, die Äste für Nerven und Sehnen, die Rinde für die Haut, die Blätter für die Hohlorgane, die Blüten für die Sinnesorgane und die Früchte für das Herz und die Vollorgane. Myrobalan hat alle sechs Geschmacksrichtungen und alle acht Kräfte der tibetischen Medizin. Sein Duft vertreibt alle 404 Krankheiten.

Im Westen liegt der «Kühle Berg» Malaya. Hier wachsen die «Sechs Guten Dinge» *(bzang-drug)*, die sechs sagenhaften Arzneien für die Erhaltung des Körpers: Muskatnuß für den Wind, Gewürznelken für die Lebensader, Kubebenpfeffer für die Milz, Kardamom für die Nieren, Safran für die Leber und Bambusmark für die Lunge. Von diesen «Guten Dingen» heißt es einfach, daß sie die Menschen glücklich machen.

Im felsigen Teil des Berges findet man fünf Arten Pech – Gold, Silber, Kupfer, Eisen und Blei –, die gegen Fieber helfen. Außerdem gibt es hier fünf Arten Quarz und fünf Arten von heißen Heilquellen. Die Quellen, die aus Kohle entspringen, sind gut bei Fieber; aus Kohle und Schwefel entspringend, heilen sie Erkältungskrankheiten und Störungen in den Körperflüssigkeiten; kommen sie aus Kohle und Pech, helfen sie bei Gallekrankheiten und so weiter. Tibet ist reich an Thermalquellen, und der medizinische Wert dieser Quellen ist natürlich eine eigenständige tibetische Entdeckung.

In den Felsen findet man verschiedene Salze und heilkräftige Steine wie den Türkis, der zu einem langen, gesunden Leben beiträgt. Besonders wirksam soll er bei Lebensmittelvergiftungen und Leberstörungen sein.

Die Wälder in den Niederungen sind von Düften und Vogelstimmen erfüllt. Hier leben Pfauen, Elefanten (deren Gallensteine gegen Fieber wirksam sind), Bären (deren Gallensaft gut gegen Leberstörungen ist) und Moschushirsche (Moschus wirkt gegen Sepsis und Wurmkrankheiten).

Im Norden liegt Gangchen, der «Schneebedeckte Berg». Er ist von der Natur des Mondes und der Kälte. Hier wachsen die Arzneien, die bei allen heißen Krankheiten helfen. Hier gibt es weißes Sandelholz, Kampfer, Aloeholz und Zedrachbaum. Sie sind bitter, süß, zusammenziehend und mild. Ihr Duft verringert die Körpertemperatur.

Im Süden liegt Begche, der «Donnerkeilberg». Er ist von der Natur der Sonne, und seine Qualität ist die Hitze. Hier wachsen die Heilpflanzen, die gegen kalte Krankheiten wirksam sind, rotes Sandelholz, Granatapfel, schwarzer Pfeffer und langer Pfeffer. Sie sind scharf, sauer und salzig. Ihr Duft normalisiert kalte Störungen.

Die Eigenschaften der Heilsubstanzen

Alle Heilpflanzen sind in ihrer Natur und ihren Eigenschaften durch die Elemente bestimmt, die sie hervorbrachten: «Erde bildet die Grundlage; Wasser befeuchtet sie; Feuer erzeugt Wärme und Wachstum; Luft verursacht Bewegung, die ebenfalls dem Wachstum dient; und der Himmel bietet dem Wachstum Raum.» An jedem Wachstumsort ist die Gewichtung und Verteilung der Elemente anders, und die jeweiligen Verhältnisse teilen sich den Pflanzen mit.

Hinsichtlich des Geschmacks ergeben sich zum Beispiel folgende Zusammenhänge:

> Wo Erde und Wasser vorherrschen, ergibt sich süßer Geschmack.
> Wo Feuer und Erde vorherrschen, ergibt sich saurer Geschmack.
> Wo Wasser und Feuer vorherrschen, ergibt sich salziger Geschmack.
> Wo Wasser und Luft vorherrschen, ergibt sich bitterer Geschmack.
> Wo Feuer und Luft vorherrschen, ergibt sich scharfer Geschmack.
> Wo Erde und Luft vorherrschen, ergibt sich zusammenziehender Geschmack.[63]

Dieselbe Heilpflanzenart kann also unter verschiedenen Wachstumsbedingungen unterschiedliche Eigenschaften aufweisen. Ihre Wirksamkeit wird auch durch die Tages- und Jahreszeit und durch die Art und Weise der Ernte bestimmt. Tibetische Ärzte widmen solchen und anderen subtilen Umständen, die sich auf die Heilsubstanzen auswirken, große Aufmerksamkeit. Solche Faktoren mögen zum Teil dafür verantwortlich sein, daß die im Westen manchmal durchgeführten wissenschaftlichen Untersuchungen an Heilsubstanzen aus anderen Kulturen meist wenig oder nichts von der Wirksamkeit nachweisen können, die diesen Mitteln in ihrem Ursprungsland zugeschrieben wird. Dies bringt uns auch auf die Frage der Klassifizierung von Heilpflanzen, denn die westlichen Werke über Pflanzen des Ostens kümmern sich im allgemeinen nicht um die Einteilungskriterien, die dort gültig sind. Jedenfalls begegnet uns in der Heilpflanzenkunde Tibets wieder ein Beispiel für das Prinzip der wechselseitigen Durchdringung aller grobstofflichen, feinstofflichen und geistigen Faktoren, die für eine bestimmte Situation eine Rolle spielen.

Jedes Element hat bestimmte Heilkräfte, und danach werden die Heilsubstanzen klassifiziert, deren Charakter von einem der Elemente beherrscht wird:[64]

Erde – schwer, stark, fest und stechend; Heilmittel erzeugen Energie und bekämpfen Windkrankheiten.

Wasser – kühl, schwer, glatt und weich; Heilmittel ölen, befeuchten und glätten und bekämpfen Gallekrankheiten.

Feuer – scharf, heiß, leicht und rauh; Heilmittel erzeugen Körperwärme, stärken die sieben Grundstoffe, verbessern Farbe und Beschaffenheit der Haut und bekämpfen Schleimkrankheiten.

Luft – leicht, instabil, kalt und rauh; Heilmittel verleihen dem Körper Stärke, erleichtern Körperbewegungen und die Verteilung der Nährstoffe und bekämpfen kombinierte Schleim-Galle-Krankheiten.

Raum/Himmel – hohl; Heilmittel bekämpfen Galle, Schleim- und Windkrankheiten. (Alle Pflanzen und Substanzen haben das Himmels-Element in ihrer Natur, aber bei den Pflanzen dieser Kategorie steht es ganz im Vordergrund.)

Heilmittel werden auch nach ihrem Geschmack unterteilt. Safran, Fleisch, Honig und Butter sind beispielsweise süß. Granatäpfel, Quark und Hefe sind sauer. Enzian, Moschus und Eisenhut sind bitter. Langer Pfeffer, Ingwer und Knoblauch sind scharf. Myrobalan ist zusammenziehend.

Weitere Einteilungskriterien bilden die immanenten Kräfte und sekundären Eigenschaften. Die Grundkräfte sind unveränderlich, aber die Eigenschaften können sich wandeln. So gibt Dr. Yeshe Dhönden an, daß brauner Zucker die Kraft Schwere und die Eigenschaft Wärme hat und gegen Windkrankheiten verwendet wird. In raffiniertem Zucker verwandelt sich die Wärme jedoch in Kühle, so daß weißer Zucker bei Windkrankheiten unbrauchbar ist.

Aus jeder Substanz der Erde, sagt das *Gyü-shi*, kann ein Heilmittel zubereitet werden, weil jede Substanz an der Natur der Elemente teilhat. Hierzu gibt es eine Geschichte:

Als Jīvaka bei Ātreya in Taxila Medizin studierte, erhielten er und die anderen Studenten einmal von Ātreya den Auftrag, eine Substanz zu suchen, die nicht zu Heilzwecken zu gebrauchen wäre.

Alle anderen Studenten brachten Pflanzen oder andere Stoffe, nur Jīvaka kam mit leeren Händen zurück. Dies zeigte, wie tief Jīvakas Verständnis schon reichte: Er hatte erkannt, daß jedes Ding Heilqualitäten besitzt.

Die geistige Haltung bei der Zubereitung von Arzneien

Medizinische Substanzen werden wegen ihrer Heilkräfte verehrt. Ein guter tibetischer Arzt wird sie stets achtungsvoll behandeln und als Opfergabe an den Heilenden Buddha betrachten.

Arzneien sollte man nur in vollkommener Hingabe an den Guru und an den Heilenden Buddha zubereiten. Ohne diese Hingabe wird man nicht einmal Unterweisungen erhalten, denn tibetische Ärzte sind nicht darauf aus, ihre Geheimnisse mitzuteilen oder irgend jemanden zu überzeugen. Sie sind an der Reinheit ihrer Verbindung (Samaya) zum Heilenden Buddha interessiert, denn von ihm kommt alle Heilkraft.

Wenn ein Arzt aufbricht, um Heilsubstanzen zu sammeln, ist er sich vom ersten Schritt an bewußt, daß sein Geisteszustand für die Heilkraft der Medizin von entscheidender Bedeutung ist. Bei Heilpflanzen achtet er nicht nur auf Bodenbeschaffenheit und Lichteinfall und wie sich diese auf das vorherrschende Element der Pflanze auswirken, sondern betrachtet sich selbst als Heilenden Buddha und die Pflanzen, die er sammelt, als Heil-Mandala. Von seiner Sensibilität und geistigen Klarheit, vor allem aber von der Reinheit seiner Absicht, anderen zu helfen, hängt es ab, ob er in der Lage ist, gute Arzneien zuzubereiten.

Die Zubereitungsanweisungen werden in den medizinischen Texten auf eine für Außenstehende unverständliche Weise formuliert. Vieles bleibt ungesagt, und von einem Arzt wird erwartet, daß er die Lücken selbst füllen kann. Nachdem er die Pflanzen gesammelt und getrocknet hat, reinigt er sie und befreit sie, wenn möglich, von Giftstoffen. Danach dosiert er sie nach den Mengenverhältnissen, die im Text angegeben sind. Äußerste Sammlung ist das Wichtigste bei solchen Verrichtungen, und wo sie gegeben ist, entfaltet sich ein Schauspiel von großer Schönheit und Anmut. So wird das bloße Zusammenstellen der Zutaten in einer Schale zur Gestaltung eines Mandala, ein präzises Ritual, das ein tiefes Gewahrsein wachruft. Anschließend werden die Zutaten zerkleinert oder gemahlen, wie es der Text angibt.

Das eigentliche Anmischen und Zubereiten der Medizin erfordert nun die gesamte spirituelle Kraft und das ganze medizinische Können des Arztes. Am Anfang steht ein Gebet. Absolute geistige Klarheit muß gewahrt bleiben, und alle Substanzen, sei es Katzenkot oder eine Lotosblüte, müssen mit gleicher Achtung behandelt werden. Nichts Wertloses oder Abstoßendes gibt es hier; die rechte Weisheit und Geschicklichkeit kann aus allem ein Heilmittel machen. So langwierig und mühsam die Aufgabe auch sein mag, der Arzt muß seine vollkommene Klarheit beibehalten und darf auf keinen Fall zulassen, daß Überdruß oder negative Gedanken und Emotionen aufkommen, denn diese sind äußerst schädlich, ja sogar giftig. Die Zubereitung darf nicht unterbrochen werden, wie viele Tage sie auch dauern mag (Quecksilber zu reinigen, dauert zum Beispiel mindestens drei Tage). Jede Unterbrechung führt dazu, daß die Medizin ihre Heilkraft verliert.

Arzneien und andere Heilmethoden

Die sanften Heilmethoden *('jam-pa che)* sind in Tibet die beliebtesten. Hierzu gehört zum Beispiel das Abbrennen von Räucherwerk zur Inhalation – sehr wichtig in der Psychiatrie und bei Windkrankheiten. Räucherwerk wird aus vielen verschiedenen Pflanzen und anderen Substanzen zubereitet.

Ebenfalls sehr beliebt sind Kräuterbäder und die wunderbaren Thermalquellen Tibets. Medizinische Öle und Butterzubereitungen werden zu Massagen und Einreibungen verwendet. Diese Medizinbutter *(sman-mar)* wird besonders geschätzt. Je länger sie lagert, um so wirkungsvoller wird sie, weil ihre Elemente mit der Zeit an Kraft gewinnen.

Zu den stärkeren Behandlungsmethoden *(rtsub che)* gehören Aderlaß, Geschwür-Stechen, Moxibustion und Akupunktur. Akupunktur und Moxibustion werden weniger häufig und an weniger Punkten angewendet als im chinesischen System. Besondere Kräutermischungen werden bei der Moxibustion auf den Akupunktur-Hauptpunkten abgebrannt.

Die eigentlichen Arzneien aus Kräutern, Mineralien und anderen Bestandteilen bilden eine eigene Kategorie. Sie können in verschiedensten Formen verabreicht werden, als Pillen, Abkochungen *(thang-sman)*, Pulver, Sirup, Öl, Butter (hier zur Einnahme, nicht zum Einreiben), aschenartige Mittel *(thal-sman)*, Konzentrate *(khan-da)* und Weine. Solche Arzneien werden mit bestimmten Trägersubstanzen überzogen oder zusammen mit diesen Substanzen eingenommen. Man nimmt abgekochtes Wasser, Alkohol (normalerweise Chang, das tibetische Bier), Zucker, Melasse oder Honig. Die Wirkungsweise der Arznei soll je nach Trägersubstanz unterschiedlich sein.

Die sanfteste Therapieform und zugleich die, mit der man es stets zuerst versucht, ist die Änderung der Lebens- und Ernährungsweise. Andere Behandlungsverfahren beginnen mit Reinigungsprozeduren, etwa durch Brechmittel; solche Reinigungen können selbst schon heilsam sein, aber auch vorbereitend für die Einnahme anderer Arzneien angewendet werden.

Die letzte Klasse von Heilmethoden umfaßt die drastischen oder radikalen Mittel *(drag-po che)*. Kleinere chirurgische Eingriffe und das «Brennen» gehören in diese Klasse; sie werden jedoch nur angewendet, wenn es absolut notwendig ist. In früheren Zeiten wurden auch größere Eingriffe vorgenommen, aber im neunten Jahrhundert, nach einer fehlgeschlagenen Herzoperation an der Mutter eines Königs, wurde die Chirurgie geächtet und weitgehend aufgegeben.

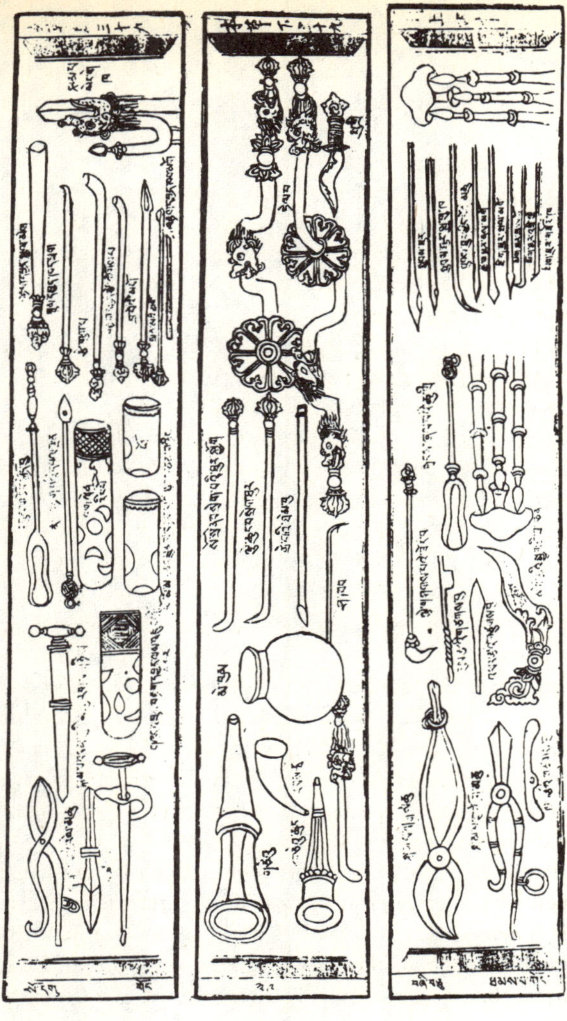

Abb. 14 Tibetische chirurgische Instrumente. Kleinere Eingriffe wurden in Tibet gelegentlich vorgenommen, doch nur dann, wenn kein anderes Mittel mehr half.

ZWEITER TEIL

Die medizinische Psychiatrie Tibets

Mögen alle, die sich in wegloser, schrecklicher Wildnis finden –
Die Kinder, die Alten, die Ungeschützten, die Umnachteten –,
Von gütigen Himmlischen beschützt werden.

Aus dem *Bodhicharyāvatāra*
des Shāntideva

8. Die medizinische Psychiatrie

Alle Hauptgesichtspunkte der buddhistischen Weltanschauung Tibets sind in die psychiatrische Tradition eingegangen. Auch für die psychiatrische Theorie, Diagnose und Therapie gilt die Dreiteilung der tibetischen Medizin in dharmische, tantrische und somatische Heilkunde. In jedem psychiatrischen Fall kommen verschiedene Aspekte dieser drei Ansätze ins Spiel. Ein Behandlungsprogramm kann neben einem rituellen Exorzismus, Mantras und anderen religiösen Praktiken auch Ernährungs- und Umweltveränderungen oder Akupunktur enthalten, und eine große Rolle spielen meist die tibetischen Kräuterarzneien.

Die psychiatrische Tradition, von der hier die Rede sein soll, umfaßt nicht die psychiatrischen Erkrankungen von Kindern und Alten. Diese beiden Gebiete sind in Tibet eigenständige Disziplinen der allgemeinen Medizin. Das 73. Kapitel im Dritten Tantra des *Gyü-shi* nennt fünfzehn Geister, die kleine Kinder befallen und nervöse Störungen auslösen. Kinder gelten als besonders ungeschützt gegenüber negativen Kräften, und die Erwachsenen werden angewiesen, die Kinder nach besten Kräften zu behüten. Man soll Kinder zum Beispiel nie erschrecken, denn in solchen Momenten des aussetzenden Bewußtseins können böse Kräfte leicht eindringen; auch der Schlaf ist für Kinder ein Zustand erhöhter Gefährdung.

Die Altenheilkunde ist einer der acht Hauptabschnitte der tibetischen Medizin.[1] Hier geht es vor allem um die Verlangsamung des

Alterungsprozesses, um die Verjüngung von Geist und Körper. Großer Wert wird auf Ginseng gelegt. Es gibt heute noch keine Übersetzungen tibetischer geriatrischer Texte oder der geriatrischen Kapitel des *Gyü-shi*.

Bevor wir im einzelnen auf die tibetische Psychiatrie eingehen, erscheint es angebracht, sie unter dem Aspekt der drei Hauptansätze, wie sie sich an einer «Weltgeschichte der Psychiatrie» erkennen lassen, zu betrachten – dem magisch-religiösen, dem organischen und dem psychologischen Ansatz.

Der magisch-religiöse Ansatz: Schon in den frühesten Kulturen sind geistig-seelische Störungen religiös interpretiert worden. In fast allen schamanistischen Stammeskulturen läßt sich die Theorie der Besessenheit von bösen Geistern nachweisen. Auch die großen Weltreligionen weisen vergleichbare Anschauungen auf. Wir begegnen hier offenbar einer archetypischen Interpretationsweise für die geheimnisvollen Persönlichkeits- und Verhaltensanomalien, die mit psychischen Störungen einhergehen.

Besessenheit von bösen Geistern ist die älteste «prärationale» medizinische Theorie. In der vedischen Zeit des Hinduismus, also Jahrtausende vor der Entwicklung des klassischen Āyurveda-Systems, wurden alle von unsichtbaren Kräften ausgelösten Krankheiten (und nicht nur die psychischen) mit dem Ausdruck Bhūtā-Vidyā bezeichnet. Später wurde Bhūtā-Vidyā zum vierten Zweig des klassischen Āyurveda (Psychiatrie und Neuropathologie), dessen Gegenstand alle durch Geister verursachten Krankheiten waren, darunter auch Epilepsie, Lepra und Geisteskrankheiten.

In der tibetischen Psychiatrie gelten böse Geister als eine der Hauptursachen für Geisteskrankheiten. Als Behandlungsarten werden hier yogische und tantrische Praktiken («Magie») und die Praxis des Dharma angewendet. Was die «Magie» angeht, so ist sie nirgendwo höher entwickelt als in Tibet. Tibet war schon immer als ein Land der Magie und der Magier bekannt, eine geheimnisvolle Gegend, in der die Mönche über enorme «übernatürliche» und spirituelle Kräfte verfügten. Jahrhundertelang galt Tibet sogar als *das* Land des Okkulten, doch seine «Magie» wurde mißverstanden als ruchlose heidnische Schwarzmagie und Hexerei, die man kaum als Religion und gewiß nicht als Medizin bezeichnen konnte. Zum Glück ist dieses Mißverständnis des tibetischen Buddhismus heute weitgehend ausgeräumt. Selbst die kompliziertesten und zunächst ganz unverständlichen Exorzismus-Rituale erweisen sich bei näherem Hinsehen als vom Wesen des Dharma durchdrungen – von Erbarmen und dem rückhaltlosen Eintreten für das Wohl anderer getragen.

Im religiösen oder dharmischen Ansatz werden verschiedene Dharma-Praktiken als Medizin angewendet. Unter Dharma-Medizin verstehen wir, um es noch einmal zu wiederholen, das Bemühen, sich spirituell zu entwickeln und vom Zustand der Verblendung zu vollem Gewahrsein zu erwachen. Eine Möglichkeit, das Sanskrit-Wort *dharma* zu übersetzen, lautet, «das, was einen auf dem Weg hält», auf dem Weg der Wahrheit und Einsicht. Das tibetische Wort für Dharma, *chos*, leitet sich von dem Verb *'chos* ab, das heilen oder kurieren bedeutet. Dies unterstreicht noch einmal die medizinische Analogie: Die Praxis des Dharma ist das Mittel gegen alle geistig-seelischen Verdunkelungen, die alles Krankhafte erzeugen und die Erfahrung unseres erleuchteten Buddha-Wesens verhindern.

Der organische Ansatz: Dieser psychopathologische Ansatz ist in der tibetischen Medizin in der Humoraltheorie oder Säftelehre – der «rationalen» medizinischen Wissenschaft – verankert. Mit den drei Säften verbinden sich psychische Dispositionen oder Konstitutionen, die sich aufgrund von Unausgewogenheiten im Säftehaushalt in psychischen Störungen niederschlagen können. Die psychiatrischen Wind-, Galle- und Schleimstörungen gehen überdies häufig mit entsprechenden physischen Störungen einher.

Natürlich liegt letztlich auch diesem Ansatz die Lehre vom Dharma zugrunde, denn es gilt auch hier, daß die drei Säfte sich auf der organischen Ebene überhaupt erst manifestieren konnten, weil durch eine grundlegende Verblendung (Unwissenheit, mangelndes Gewahrsein) die Verunreinigungen Haß und Gier ins Leben gerufen wurden. Diese Beziehung zwischen den drei Säften und den drei primären geistigen Verunreinigungen bringt die grundlegende psychosomatische Theorie der tibetischen Medizin und Psychiatrie zum Ausdruck. Die Behandlungsformen und Arzneien zielen darauf ab, den Geist durch den Körper zu beeinflussen.

Die tibetische Medizin geht also offenbar davon aus, daß innere Zustände physiologische Funktionen haben – ähnlich vielleicht den biochemischen Korrelaten der Emotionen, wie sie in der modernen medizinischen Wissenschaft entdeckt werden. Daß die in der tibetischen Psychiatrie verwendeten Substanzen genau die Zusammensetzung (womit hier natürlich keine Chemikalien gemeint sind, sondern die Gewichtung der Elemente, Geschmacksrichtungen usw.) aufweisen, die im Organismus bei einem bestimmten Krankheitsbild gestört oder abhanden gekommen ist, hat ebenfalls sein Gegenstück in den neuesten Forschungsergebnissen – daß psychoaktive Drogen die körpereigenen neurochemischen Abläufe nachahmen.

Der psychologische Ansatz: Die drei Verunreinigungen sind nicht nur die Ursache für das Entstehen der Säfte, sondern stellen auch psychische Kräfte dar, die den Säftehaushalt aus dem Gleichgewicht bringen und damit psychische Störungen heraufbeschwören können. Zuviel Verwirrung, Haß oder Gier führt zu psychischen Erkrankungen. So beruht also auch der psychologische Ansatz in der Psychopathologie auf dem Dharma, denn Ursache und Wesen aller bedingten Existenz ist die Entwicklung des selbstbezogenen Ego und die daraus entstehende geistige Verblendung.

Wenn auch die tiefere Ursache psychischer Störungen stets dieselbe ist, so kann man doch eine ganze Reihe unmittelbarer Auslöser unterscheiden, etwa emotionale und geistige Überlastung, Streß, Liebesprobleme, Familienbeziehungen, Verlust von Besitz, Status oder geliebten Menschen, Isolation, Angst und Überarbeitung. Dies sind in der tibetischen Psychiatrie Faktoren, die den Geist auf verschiedene Weisen «abirren» lassen.

Der Dharma bildet nicht nur die Basis der Lehre vom Wesen des Geistes, sondern ist auch *die* «Vorbeugemedizin» gegen Geisteskrankheiten. Die Dharma-Praxis bildet einen starken Geist heran, der nicht leicht von emotionalen Spannungen, intellektuellem Druck oder bösen Geistern zu überwältigen ist. Die tibetische Ärztin Dr. Ama Lobsang sagt dazu: «Wenn die Leute beispielsweise ihr Land verlieren, wie es den Tibetern geschehen ist, so trauern sie manchmal so sehr darum, daß sie schließlich ganz von Sinnen sind. Durch die Praxis des Dharma können sie sich vergegenwärtigen, daß nicht nur sie allein leiden müssen. Überall leiden die Menschen auf die gleiche Weise.»[2] Dies beinhaltet die ziemlich unbequeme Mahnung, sich durch eigenes Leiden nicht zu Selbstmitleid hinreißen zu lassen und damit letztlich in den Wahnsinn abzugleiten, sondern das Leid durch Dharma-Praxis zu Erbarmen und Weisheit umzumünzen.

Die besondere Beziehung des Bewußtseins zu den Winden

Von den drei Säften hat der Wind *(rlung)* die größte Bedeutung für psychische Störungen. Schon im klassischen Āyurveda gab es für Wahnsinn den Ausdruck Vātula, «vom Wind gebläht». Wind ist vor allem dem Bewußtsein und damit auch den geistigen Störungen zugeordnet. Die Beziehung zwischen Leben, Geist und Atem (die Lebensenergie – Prāna – ist im Atem, und der Geist kann durch kontrollierte Atmung beeinflußt werden) ist einer der wichtigsten Aspekte indischen Denkens und yogischer Praxis.

Wind ist der feinste und daher geistähnlichste der drei Säfte. Werden die grobstofflichen Winde und der feinstoffliche Wind (mit der ihm innewohnenden Lebenskraft) durch yogische Praxis stabilisiert, so stabilisiert sich auch der Geist.

Die meisten psychischen Erkrankungen gelten als Wind-Störungen, und von den meisten schweren Windkrankheiten nimmt man an, daß sie zu mentaler Instabilität und Depression führen. Stark neurotisches Verhalten und die psychischen und physiologischen Symptome nervöser Übererregbarkeit werden insgesamt einfach als Krankheit des Sok-lung *(srog-rlung)*, des «Lebenswindes», bezeichnet.

Alle Winde zirkulieren als Energieströme in zahllosen Kanälen oder Leitbahnen *(rtsa)* des Körpers; nur der am höchsten verfeinerte Teil des «lebentragenden Windes» bleibt ohne Bewegung in der «Lebensader», die mit dem Herzen verbunden ist. Diese höchst subtile Lebenskraft Sok-lung ist Hauptträger des Bewußtseins. Auch Garma C. C. Chang schreibt: «Geist und Prāna [*rlung*] sind zwei Facetten ein und desselben, sie dürfen niemals als zwei getrennte Dinge betrachtet werden. Der Geist ist das, was gewahr ist; Prāna ist die aktive Energie, die dieses Gewahrsein trägt.»[3] Bewußtsein und Lebenskraft sind zwar über den ganzen Körper verteilt, gehören aber eigentlich dem höchst verfeinerten Lebenswind in der Lebensader beim Herzen zu.

Diese Lebensader *(srog-rtsa)* könnte dem Vagusnerv oder der Aorta entsprechen, aber möglicherweise sind beide Vermutungen falsch. Ein Teil der Lebensader verläuft zwischen Lunge und Herz und leitet den «lebentragenden Wind»; ein anderer, der den «durchdringenden Wind» leitet, verläuft vom Herzen zum Gehirn, wo er sich zu kleineren Kanälen verzweigt, die zu den verschiedenen Sinnesorganen führen.

Das Bewußtsein verwirrt sich mehr oder weniger stark, wenn die inneren Winde aus irgendeinem Grund auf Weisen und in Regionen zirkulieren, die für sie nicht vorgesehen sind. Insbesondere blähen sie den Vitalkanal und drängen sich an die Stelle im Herzen, wo die feinstoffliche Lebenskraft ihren Sitz hat. Wenn das geschieht, beginnt die geistige Kraft der Person zu zerfallen, und allerlei Halluzinationen und Verzerrungen der Wahrnehmung stellen sich ein. «Herz» ist im tibetischen System gleichbedeutend mit «Geist», weil Bewußtsein, geistige Klarheit und das Identitätsgefühl der Person

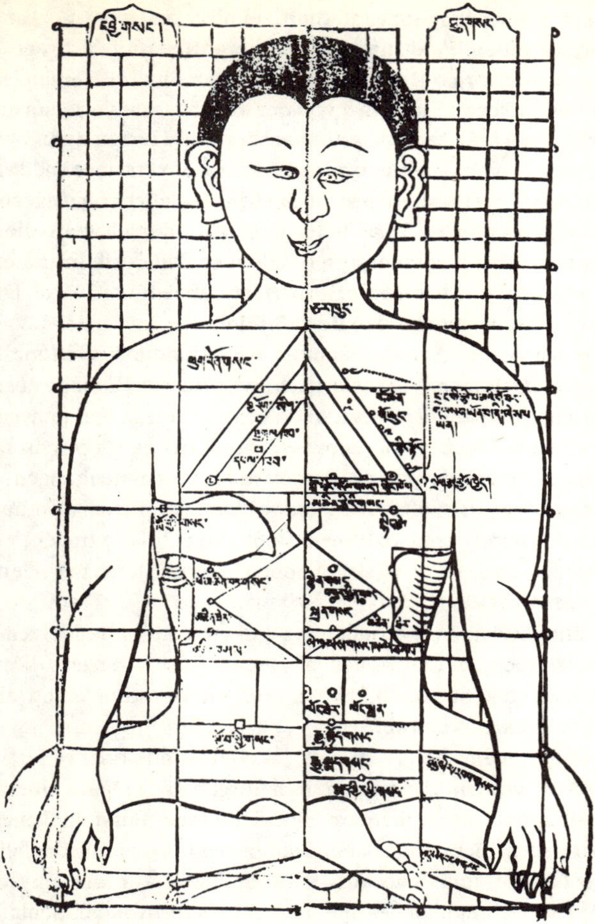

Abb. 15 Medizinische Tafel der Körpervorderseite (aus zwei Blättern zusammengefügt). Sie zeigt den Sitz der «geheimen» Punkte für Moxibustion, Akupunktur und verwandte Behandlungsmethoden. Das Dreieck in der Brust umschreibt das Herz-Chakra, den Sitz der Bewußtseinskontrolle.

hier ihren Ursprung haben. Sinneseindrücke werden zwar vom durchdringenden Wind zum Gehirn übermittelt und dort registriert, doch das zugehörige Bewußtsein hat seinen Sitz im Herzen.

Das Herz-Bewußtsein wird von der aufs höchste verfeinerten Lebenskraft getragen, und diese Lebenskraft im Herzen kann, wie wir schon sagten, von den humoralen Winden auf verschiedene Weise – psychisch oder physisch – gestört werden. Plötzlicher heftiger Zorn, vom durchdringenden Wind befördert, läßt beispielsweise die Strömungen in der Lebensader anschwellen, so daß der feinste Lebenswind von seinem richtigen Ort ins Herz abgedrängt wird. Daraus entstehen Verzerrungen des Bewußtseins.

Alle Winde stehen untereinander in Verbindung. Gibt man zum Beispiel dem Harndrang nicht nach, so wird der Wind gestört, der die Harnausscheidung regiert, und auch das bringt den feinsten Lebenswind beim Herzen aus dem Gleichgewicht. Auch physische Ursachen, die nicht direkt mit den Winden zusammenhängen, etwa Fehlfunktionen der Säfte Galle und Schleim (aber auch alles andere, was den Zustand der Kanäle beeinflußt, die ja Winde tragen, welche wiederum den Geist tragen), können den Zustand des Herz-Bewußtseins verändern.

Im übrigen haben Störungen der Lebenskraft beim Herzen nicht nur psychische, sondern auch physische Auswirkungen. Wind im Herzen erzeugt Streßkrankheiten wie Bluthochdruck und andere kardiovaskuläre Beschwerden.

Die Störungen, die als «Wind», «Lebenswind» oder «Herzwind» bezeichnet werden, entstehen durch Sorgen, Strapazen, Überarbeitung, Kummer, Zorn, Schreck, plötzliche Furcht und ähnliches und manifestieren sich im ersten Stadium als Überempfindlichkeit, Angstzustände und emotionale Instabilität. Auf der physischen Ebene beobachtet man beschleunigten Puls, Schwindel, Schlaflosigkeit, Appetitlosigkeit und Koordinationsschwierigkeiten. Auf Grund dieser psychischen und physischen Faktoren besteht für die Person erhöhte Unfallgefahr. Ein weiteres körperliches Anzeichen ist ein Riß entlang der Zungenmitte. Hochgefühl und Depression wechseln sich ständig ab, und läßt man diesen Zustand unbehandelt, so kann er sich zu einer Psychose auswachsen.

Wenn der feinste Lebenswind, der das Bewußtsein trägt, von seinem Platz verdrängt wurde, so erlebt die Person ihr Bewußtsein als irgendwie «falsch» oder «fremd», und daraus kann das Gefühl entstehen, von einer äußeren Kraft beherrscht oder besessen zu sein. (Wenn ein Mensch tatsächlich von einem Dämon befallen wird, so dringt dieser nach tibetischer Auffassung durch die verschiedenen Kanäle zum Herzen vor und bemächtigt sich des Bewußtseins, wirkt also offenbar genauso wie die Emotionen.)

Im yogischen und tantrischen System werden Bewußtsein und Lebenskraft-Essenz im Herz-Chakra und Zentralkanal angesiedelt und nicht wie in der allgemeinen Medizin im organischen Herzen und der Lebensader. Dennoch entsprechen sich das tantrische und das medizinische System in bestimmten Einzelheiten. Zum ersten ist das Herz oder Herz-Chakra das, was den physischen und den feinstofflichen Körper verbindet. Zum anderen akzeptiert das tantrische System die fünffache Gliederung der Wind-Energien, wenn es auch davon ausgeht, daß alle Winde von den mental-emotionalen Verdunkelungen der karmischen Kräfte (daher karmische Winde genannt) getrieben werden und den Weisheitswind oder «Yeshe-Lung» in sich tragen. Diese Winde zirkulieren in den feinstofflichen Kanälen und physischen Leitbahnen, für deren Gesamtheit stellvertretend die drei Hauptkanäle feinstofflicher Energie und die fünf Hauptkanäle des Bewußtseins genannt werden.

Die feinstofflichen Kanäle bestehen nicht aus Materie, sondern aus Licht und gehören zur energetischen Substruktur des physischen Körpers. Etwas verwirrend ist hier für Außenstehende, daß die Tibeter für physische Leitbahnen und feinstoffliche Kanäle dasselbe Wort verwenden – Tsa *(rtsa)*.

Die fünf Hauptadern des Bewußtseins sind in der tantrischen Physiologie dieselben wie in der somatischen. Die fünfte, die Ader des transzendenten Bewußtseins, ist die wichtigste. Sie verläuft durch das Herz-Chakra und fällt dort mit dem Zentralkanal zusammen. Das Herz-Chakra wird nach der Ader des transzendenten Bewußtseins *(yid-bzang-ma rnam-shes sgyu-ba'i rtsa)* «guter Geist» *(yid-bzang-ma)* genannt. Nach vorn (Osten) zweigt die rote Ader des Sinnesbewußtseins (die sich wiederum in fünf getrennte Adern für die fünf Sinne verzweigt) ab, nach rechts die gelbe Ader des Ich- oder Gefühlsbewußtseins, nach links die blaue Ader des Denkens und nach hinten die grüne Ader des Speicherbewußtseins.[4]

Die drei Hauptkanäle, die fünf Bewußtseinsadern und die Adern der fünf Sinne bilden also zusammen die feinstoffliche Physiologie der geistigen Funktionen. Nach der yogischen Anschauung liegen alle mentalen Funktionen in den fünf Adern des Bewußtseins, die den ganzen Körper durchziehen, aber im Herzchakra zusammentreffen. Dieser Ort des Zusammentreffens ist von größter Bedeutung. Wenn hier Störungen entstehen, können Geisteskrankheiten die Folge sein. Alle Krankheiten gehen nach tibetischer Anschauung auf die behinderte Zirkulation in den Kanälen vitaler, mentaler und spiritueller Funktionen zurück, und bei psychischen Krankheiten besteht insbesondere eine Beziehung zu solchen Zirkulationsbeeinträchtigungen beim Herz-Chakra.

Ein erleuchteter Yogi hat alle Winde ganz zu ihrem wahren Wesen, dem Weisheits-Wind, erweckt und hält sie in dieser Form im Zentralkanal. Aber selbst bei Uneingeweihten wie uns ist die zentrale Ader (dort, wo sie beim Herzen mit der Ader des transzendenten Bewußtseins zusammenfällt und sich in die anderen Bewußtseinsadern verzweigt) die spirituelle Achse des Daseins. Wenn an dieser Stelle Störungen auftreten, hat der Geist keine Bleibe mehr und irrt umher, oder mit den bildhaften Worten eines tibetischen Arztes, Pema Dorje: «Das ist wie mit einem Baum, der einen Vogel trägt. Wenn kein Baum mehr da ist, wo will der Vogel dann bleiben? Er fliegt weg.»

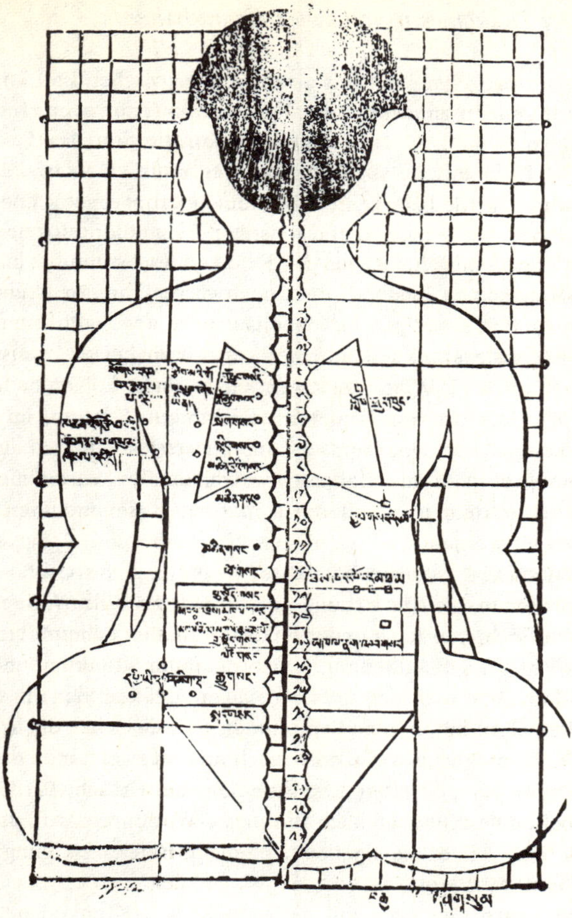

Abb. 16 Medizinische Tafel der «geheimen» Punkte auf dem Rücken. Die Wirbel sind von der Halsbasis an abwärts numeriert. Für psychiatrische Behandlungen spielen der erste, der sechste und der siebente Wirbel die größte Rolle, beim sechsten sitzt der «geheime Punkt der Lebenskraft».

Die fünf Ursachen psychischer Krankheiten

Wenn ein tibetischer Arzt mit einem psychiatrischen Fall konfrontiert wird, muß er zunächst einmal die Krankheitsursache ermitteln, denn davon und von der humoralen Konstitution des Patienten hängt die Heilmethode ab. Dies bedeutet natürlich auch, daß es in der tibetischen Medizin keine allgemeinen antipsychotischen Maßnahmen gibt. Die Arzneien und sonstigen Behandlungsformen müssen auf den humoralen Typus des Kranken abgestimmt sein, sonst könnten sie seinen Zustand sogar noch verschlimmern. Außerdem müssen sie der jeweiligen Krankheitsursache angepaßt sein. Gifte, die eine Geisteskrankheit auslösen, erfordern beispielsweise eine andere Medizin als Wind-Störungen, die ähnliche Folgen haben. Im Fall von «Geistern» und anderen unsichtbaren Kräften, im tibetischen System eine Hauptursache für Geisteskrankheiten, müssen religiöse Praktiken und tantrische Arzneien in Verbindung mit Kräuterheilmitteln und anderen somatischen Behandlungsformen angewendet werden.

Die tibetische Medizin betrachtet Symptome, insbesondere die psychiatrischen, als Auswirkung zahlloser, auf subtile Weise miteinander verflochtener karmischer Faktoren und ist demzufolge überhaupt nicht auf Schnellheilungen aus. Bei jeder Krankheit und ihrer Behandlung hält man sich stets vor Augen, daß letztlich ein spirituelles Wurzelgift hinter allen Symptomen steht und man die Wirkung dieses Gifts möglicherweise nur verschlimmert, wenn man die Symptome gewaltsam beseitigt. Die grundlegende Ursache für Geisteskrankheiten besteht auch nach Burangs Darstellung darin, daß man nicht so lebt, wie es die eigenen tiefsten spirituellen Neigungen und Einsichten erfordern.

Beim ersten Gespräch mit einem psychisch Kranken bekommt der Arzt die diagnostischen Grundinformationen, die er braucht. Die ganze Vorgehensweise entspricht dem Verfahren, wie wir es für die allgemeine Medizin beschrieben haben. Er wird bestimmen, ob es sich um eine heiße oder kalte psychiatrische Erkrankung handelt, welcher der Säfte darin überwiegt und ob Gifte oder Dämonen eine Rolle spielen. Obgleich der Patient sich in einem verwirrten oder stark veränderten Geisteszustand befinden kann, befragt der Arzt ihn über sein emotionales Leben und seine alltägliche Umgebung und kann aus den Reaktionen auf diese Fragen eine Menge ableiten.

Auf diese Befragung folgen Untersuchungen durch «Befühlen» und «Beschauen», in erster Linie Puls- und Urinanalyse. So stellt der Arzt die Ursachen fest. Eine rein karmisch bedingte Geisteskrankheit läßt keinerlei Anzeichen auf eine organische Störung erkennen und spricht demzufolge nicht auf die Mittel der somatischen Medizin an. Auch humorale Dysfunktionen, die als primäre oder sekundäre Krankheitsursachen in Frage kommen, werden ermittelt, denn bei psychischen Erkrankungen treten solche Störungen häufig auf, wenn ein «Geist» im Spiel ist. Die besonderen diagnostischen Verfahren, mit denen man feststellt, ob ein «Geist» zugegen ist, werden wir im nächsten Kapitel besprechen.

Sowohl der Abhidharma als auch die medizinische Überlieferung benennen fünf Ursachen für Geisteskrankheiten: Karma; Trauer, Sorgen und ähnliches; Unausgewogenheit der Säfte (organisch); Gift (organisch); und «böse Geister». Jede dieser Ursachen kann für sich allein, aber auch in Verbindung mit anderen wirksam sein.

1. Karma: Karma ist zwar letztlich für alle Krankheiten verantwortlich, aber mit karmischen Krankheiten im engeren Sinne ist eine besondere Schicksalsverkettung gemeint, das Aufgehen einer karmischen Saat. Gegen solche Krankheiten hilft nur die Medizin des Dharma; alles andere bleibt hier letztlich wirkungslos. Das gilt für psychische ebenso wie für somatische Erkrankungen.

Psychische Krankheiten rühren daher, daß man in einem früheren Leben Leiden über andere gebracht hat, und die jetzige Erkrankung läßt sogar erkennen, auf welche Weise man anderen geschadet hat. Hat man zum Beispiel gute Menschen in Unruhe versetzt oder gar jemanden bei der Meditation gestört, so wird man jetzt unter Traurigkeit und Depressionen leiden, die einen plötzlich und ohne ersichtlichen Grund überfallen. War man im vergangenen Leben von bösartiger Gemütsart, so wird man in diesem unerklärliche Ängste leiden. Bei psychischen Erkrankungen dieser Art können nur sehr hohe Lamas erkennen, welches frühere Fehlverhalten zu den gegenwärtigen Beschwerden geführt hat.

2. Trauer, Sorgen und dergleichen. Da psychologische Faktoren, die psychische Erkrankungen heraufbeschwören, auch für die Säftestörungen verantwortlich sind, die mit solchen Krankheiten einhergehen, werden sie gemäß ihrer humoralen Charakteristik klassifiziert. Viele psychische Faktoren sind darüber hinaus bestimmten Einzelaspekten der Säfte zugeordnet. So hat beispielsweise die «Galle des Zustandebringens» ihren Sitz beim Herzen und macht einen Menschen je nach ihrer Wirkungsweise mutig oder verzagt.[5] Umgekehrt beeinflussen psychische Zustände die Funktionsweise der Säfte.

Psychische Zustände können auch ganz allein Geisteskrankheiten hervorrufen. In diesem Fall wird der Lebenswind *(srog-rlung)* gestört, jener besondere Wind, der direkt mit dem Geist verbunden ist und bei psychischen Krankheiten stets eine Rolle spielt. So reicht das fortgesetzte zwanghafte Grübeln über irgendwelche seelische Schmerzen schon aus, um das Bewußtsein zu verwirren und neurotische oder psychotische Zustände heraufzubeschwören. Tatsächlich werden die Geisteskrankheiten im tibetischen System nach ihrer psychologischen Charakteristik in drei Hauptkategorien unterteilt: a) Angst und Verfolgungswahn, b) Aggression, c) Depression und Rückzug nach innen.

Was eine Voraussetzung für den buddhistischen Erleuchtungsweg ist, die Erkenntnis der Vergänglichkeit aller Dinge, dürfte auch der grundlegendste und entscheidende Faktor für die Entstehung seelischer Krankheiten sein. Daß Verfall und Tod unausweichlich sind und uns von unseren Beziehungen, unseren Interessen, unserem Status und unserem Besitz nichts bleiben wird, kann eine niederschmetternde Erkenntnis sein. Wenn wir diese Erkenntnis jedoch unterdrücken oder leugnen, spalten wir uns von der Wirklichkeit ab und erzeugen eine psychische Spannung, die uns krank macht. Die Einsicht, daß unser Ich und unser Handeln letztlich leer sind, kann zutiefst erschreckend sein. Ohne die Stütze der Dharma-Praxis geraten wir in eine furchtbare Panik, und die Kräfte unseres Ego verbünden sich mit unseren unbewußten Tendenzen, um diese Einsicht zu verdrängen. Damit stellen wir jedoch selbst die Weichen für ein Abgleiten in psychotische Zustände.

Dies ist der entscheidende Punkt: Die Erkenntnis der Vergänglichkeit kann ebenso in den Wahnsinn wie auf den Weg zur Erleuchtung führen – je nachdem, ob wir sie akzeptieren und begreifen und damit letztlich zum Schlüssel für die Befreiung machen, oder ob wir uns ihr verweigern und sie verdrängen, womit wir uns (da sie durch das Verdrängen ja nicht verschwindet) in einen unlösbaren Zwiespalt bringen, dem wir schließlich seelisch nicht mehr standhalten.[6]

Gegen Geisteskrankheiten auf Grund von psychologischen Faktoren werden somatische Heilmittel (Kräutermixturen, Moxibustion usw.) und die Praxis des Dharma angewendet. Ein neurotischer Mensch kann selbst eine Dharma-Praxis beginnen, etwa Meditation, und dadurch sein Verständnis vertiefen, seinen Charakter stärken und seinen Geist stabilisieren. In schwereren Fällen, zum Beispiel bei einer Psychose, kann der Kranke nicht selbst aktiv werden, sondern ein Lama oder anderweitig befugter Mensch muß die religiöse Praxis für ihn ausführen.

3. Physische (humorale) Unausgewogenheiten: Wenn die Säfte in normaler Verteilung ihre normalen Wege gehen, erhalten sie die Gesundheit von Geist und Körper; wenn ihre Funktionen gestört sind, erzeugen sie Krankheiten. Überschüsse der psychischen und emotionalen Eigenschaften, die jedem der Säfte zugeordnet sind, verschlechtern den geistig-seelischen Zustand. Emotionale Unausgewogenheiten verursachen humorale Störungen, die sich in psychischen Krankheiten niederschlagen. Alle Aspekte der humoralen Krankheitstheorie – Ursache, Diagnose und Heilung – kommen hier ins Spiel:

A. *Luft/Wind:* Geistige oder emotionale Spannungen lassen die Winde anschwellen. Zuviel oder zu einseitig auf einen bestimmten Gegenstand ausgerichtetes Denken, Sorgen über unabgeschlossene Projekte und unerreichte Ziele, Trauer über Familienschwierigkeiten und Kummer über verlorene Dinge – all das stört die Winde und daher den Geist (da Geist und Wind eng miteinander verbunden sind). Allgemein gilt in der tibetischen Medizin, daß zu starkes Anhaften und zu starke Begierden Windkrankheiten erzeugen.

Außer Erregbarkeit und Traurigkeit gibt es noch andere Symptome psychischer Windkrankheiten: der Kranke redet, was ihm gerade in den Sinn kommt, kann sich nichts merken, was ihm gesagt wird, kann sich nicht konzentrieren oder irgend etwas zu Ende bringen. Manchmal weint er ständig oder wird plötzlich wütend. Er ist ruhelos, verängstigt und gespannt.

Diese psychischen Faktoren führen nun wieder zu Verhaltensfehlern, die den geistig-seelischen Zustand verschlimmern. Wer zum Beispiel trauert, mag oft nicht essen, aber das Fasten vermehrt den Wind; er kann nicht schlafen, und auch das verschlimmert die Wind-Störung.

Die psychiatrische Behandlung sorgt zunächst für richtige Ernährung und richtiges Verhalten; am Anfang steht also die mildeste Behandlungsform. Bei einer psychischen Wind-Störung braucht der Kranke fette und ähnliche Nahrungsmittel, die den Wind reduzieren. Er sollte sich in einem warmen, behaglichen, dunklen Zimmer aufhalten. Ein heller Raum würde die Farben leuchten lassen und damit dem Wind noch weiter Vorschub leisten. Die beste therapeutische Umgebung ist ein Ort von großer natürlicher Schönheit, ansonsten aber «ein freundlicher Raum mit vielen Blumen».

Vielfach wird einem solchen Kranken ein aktiveres Geschlechtsleben verordnet. Eines seiner Symptome besteht häufig darin, daß er «am liebsten nackt ist und sich ständig ausziehen möchte». Er denkt kaum an etwas anderes und redet kaum über etwas anderes als Sex. Das geht auf das Begierde-Element der Krankheit und seine direkte Beziehung zum Wind zurück. Da eine Befriedigung des Verlangens einem solchen Menschen helfen kann, wird sie neben anderen Heilmitteln regelrecht verordnet.[7] (Bei anderen psychischen Windkrankheiten, wenn beispielsweise «Geister» im Spiel sind, hat das Ausleben der Sexualität keine therapeutische Wirkung. In solchen Fällen müssen andere Heilmittel angewendet werden.)

Entscheidend für die Behandlung psychischer Windkrankheiten ist «liebevolle Pflege». Der Patient soll von liebevollen Freunden und Familienmitgliedern umgeben sein, und alle sollen mit dem Patienten nur in «sehr süßen Worten» der Zuneigung und des Mitgefühls reden – auch und vor allem der Arzt. Man soll den Kranken mit allem versorgen, was er besonders liebt, sei es Musik, Bücher oder etwas anderes. Mit all diesen Mitteln ist dafür zu sorgen, daß er bei guter Stimmung bleibt. Diese uralte Behandlungsform wird heute als Milieu- oder Beschäftigungstherapie wiederentdeckt.

Wenn diese milde Behandlungsform durch positive Impulse aus Nahrung, Umgebung und menschlicher Fürsorge den Kranken nicht heilt, wird sie zumindest seine Kräfte soweit regenerieren, daß er gelegentlich klar und aufnahmefähig ist. In diesen Zeiten kann der Lama-Arzt das Bewußtsein des Patienten beeinflussen, indem er mit ihm spricht – eine Art Psychotherapie.

Eine weitere eher milde Behandlungsmethode sind Übungen für die Tiefenatmung. Bei psychischen Windkrankheiten liegen oft Fehlfunktionen des «aufwärtsbewegenden Windes» und des «lebentragenden Windes» vor, und solche Atemübungen regulieren und stabilisieren nicht nur die Atmung, sondern beruhigen auch den Geist. Sie vermehren und revitalisieren auch die feinstoffliche Lebenskraft, womit der Kranke sein existentielles Vertrauen und damit ein Gefühl des Wohlbefindens zurückgewinnt. Besonders bei Depressionen soll diese Atemtechnik eine ausgezeichnete Therapie sein. Man muß hier allerdings auf die richtige Übungsweise achten, denn jeder Fehler, besonders das Anhalten des Atems ohne das entsprechende yogische Wissen, bringt die Winde in Unordnung.

In sehr seltenen Fällen verfallen auch Yogis dem Wahnsinn, weil sie den Atem falsch dirigiert haben. Sie versuchen, alle Winde im

Zentralkanal zusammenzubringen und in das ihnen innewohnende Wesen – den Yeshe-Lung oder «Weisheitswind» – zu verwandeln. Statt dessen ziehen sie aber nur die unreinen Winde dort zusammen, wo die fünf Bewußtseinsadern sich treffen, und das führt zu schweren Störungen.

Zu den drastischeren psychiatrischen Behandlungsmethoden gehören Moxibustion und Akupunktur. Die Punkte dafür sind: der oberste Schädelpunkt, der Halsansatz (im tibetischen System der erste Wirbel, für uns der siebente Halswirbel), der sechste Wirbel (vierter Brustwirbel) und ein Punkt auf dem Brustbein, der in Höhe der Brustwarzen liegt.[8] Die drei letzten Punkte werden meist gemeinsam behandelt. Sie werden gelegentlich als die «Stellen der geheimen Vitalwinde» bezeichnet. Bei psychischen Erkrankungen wird am häufigsten der Punkt auf dem Scheitel benutzt.

Bei Windkrankheiten der Seele wendet man auch gern die Kunyi oder Kum Nye *(bsku-mnye)* genannte «Salbenmassage» an. Hierbei wird medizinische Kräuterbutter als Massagemittel benutzt; sie soll den Weg des Geistes freilegen, der in den Poren der Haut durch Verschmutzung ganz oder teilweise verlegt ist. Medizinbutter oder einfache Butter wird auch auf die genannten Moxapunkte gerieben. Ganz allgemein soll die Massage mit medizinischer Butter oder auch nichtmedizinischen Ölen bei starker geistiger Überbelastung, Sorgen und nervösen Spannungen sehr wirksam sein und auch alten Menschen mit schwacher Gesundheit helfen.

Besonders beliebt und von breitgefächerter Wirksamkeit bei psychischen Windkrankheiten sind die vielen Arten von pflanzlichem Räucherwerk, die es in Tibet gibt. Daneben gibt es natürlich eine ganze Anzahl von Kräuterarzneien, die oral genommen werden.

B. *Galle.* Psychische Gallekrankheiten machen den Menschen heftig und grob; das liegt am Grundcharakter der Galle, die ja ihren Ursprung in dem Gift «Aversion-Zorn» hat. Zorn und Haß führen zu einer Überproduktion der (humoralen) Galle. Wenn durch solch ein «Entgleisen» der Galle und die entsprechenden emotionalen und psychischen Begleitumstände die beiden Stützen Ernährung und rechtes Verhalten einbrechen, entsteht eine psychische Gallekrankheit (bei der allerdings auch der Wind eine Rolle spielt).

Der Patient spricht grob und beleidigend mit anderen, er bringt die Dinge in Unordnung oder zerstört sie, und er kann gewalttätig werden, sogar bis zum Totschlag. Solch einen Menschen muß man in die Schranken weisen, mit fester Hand lenken und bestrafen.

Er soll sich ganz still an einem kühlen Ort aufhalten, etwa in einem luftigen Garten, am Flußufer oder einem Bergbach. Auch die Farben seiner Umgebung sollten eine kühlende Wirkung haben. Nahrung und Getränke müssen ebenfalls von kühlender Art sein. Kaffee, Alkohol und andere anregende Mittel sowie fette Speisen und Eier sind zu meiden. Mit besonderen medizinischen Bädern wird der Wind-Kanal der geistigen Funktionen gereinigt, der durch ein Zuviel an Galle verstopft ist (siehe dazu Anmerkung h, Seite 242).

C. *Schleim.* Verwirrung, Unwissenheit und Trägheit vermehren die Schleimbildung. Menschen, die von einer psychischen Schleimkrankheit befallen sind, zeigen eine pathologische phlegmatische (gr. *phlegma*, «zäher Schleim») Wesensänderung. Sie ziehen sich ganz in sich zurück, werden immer stiller, untätiger und grämlicher. Solch ein Mensch verweigert alle Nahrung, neigt dazu, die Augen nach oben zu rollen, und erlebt häufige Anfälle von Schwindel und Benommenheit.

Sehr viel liebevolle Zuwendung ist nötig, um ihn aus diesem Zustand zu reißen. Man ermuntert ihn so oft wie möglich zu irgendwelchen Betätigungen. Er braucht viel Bewegung. Massage ist auch hier angezeigt, weil sie nicht nur Wärme erzeugt (Schleim ist kalt), sondern den Körper – wenn auch passiv – in Bewegung bringt. Der Patient muß sich an warmen, hellen Orten aufhalten, wo Freunde und Familienmitglieder ihm Geschichten erzählen und ihn mit «süßen Worten» verwöhnen. Seine Ernährung muß auf die Bekämpfung von Schleim abgestellt sein.

Neben diesen milden Behandlungsformen sind Kräuterarzneien

zu verabreichen. Auch Erbrechen, mit Medizinbutter künstlich ausgelöst, wird dazu beitragen, die verschleimten Wind- und Geistkanäle zu reinigen. Dem gleichen Zweck dienen manchmal auch heiße medizinische Bäder und warme Umschläge mit Medizinbutter oder der Kräutermischung für das Bad.

Die in der tibetischen Psychiatrie beschriebenen drei Grundtypen psychischer Erkrankungen sind durchaus der modernen wissenschaftlichen Klassifizierung vergleichbar, deren Definitionen etwa im *Diagnostic and Statistical Manual of Mental Disorders* (DSM) nachzulesen sind. Der durch Schleim verursachten Geisteskrankheit entspricht hier die «Schizophrenie, katatonischer Typ, abgestumpft», «allgemeine Hemmung, die sich in Stupor, Stummheit, Negativismus oder wächserner Flexibilität niederschlägt. In manchen Fällen Degeneration bis zu einem rein vegetativen Zustand.»[9] Der heftige Galle-Typus ähnelt dagegen der «Schizophrenie, katatonischer Typ, erregt», «die durch überstarke und manchmal gewalttätige motorische Aktivität und Erregung geprägt ist». Der Wind-Typus entspricht der klassischen Schizophrenie und ihren «charakteristischen Denk-, Stimmungs- und Verhaltensstörungen».[10]

4. Gift: Gifte können eine direkte Ursache für Geisteskrankheiten sein. Der Geist wird verwirrt, die Kraft schwindet und die gesunde Ausstrahlung erlischt, vor allem im Gesicht. Ein durch Gift geschwächter Körper kommt auch bei bester Ernährung nicht wieder zu Kräften, solange das Gift nicht beseitigt ist. Die geistige Verwirrung, die diesen Zustand begleitet, wird «tiefe Illusion» genannt. Das Opfer weiß überhaupt nicht, wohin sein Geist abschweift, oder es pendelt zwischen normaler klarer Wachheit und Zuständen illusionären Denkens und getrübter Bewußtheit hin und her.

Nicht nur einzelne giftige Substanzen können diese Wirkung haben, sondern auch die falsche Zusammenstellung von Nahrungsmitteln und Getränken, die eigentlich ungiftig sind. Durch solch eine falsche Ernährung sammeln sich Toxine im Körper an, bis schließlich eine kritische Grenze überschritten wird. Hier werden vor allem Arzneien aus pflanzlichen und tierischen Bestandteilen angewendet.

Auch hier gibt es eine Parallele zur modernen Psychiatrie, wo ebenfalls ein Zusammenhang zwischen Giften beziehungsweise Ernährungs- und Stoffwechselstörungen und bestimmten Formen psychischer Erkrankungen bekannt ist.

5. Dämonen oder böse Geister: Ein «böser Geist» oder «Dämon» ist eine Kraft, die von der Person Besitz ergreift und dann ihr geistiges und physisches Verhalten steuert. Dieses Eindringen hat zur Voraussetzung, daß der Betreffende psychisch schwach ist und keine Widerstandskraft besitzt. Ein Geist oder Dämon kann alleinige Ursache einer Geisteskrankheit sein oder im Verein mit psychischen und humoralen Faktoren oder Giften auftreten.

Das typische Anzeichen für die Beteiligung eines Geistes an einer psychischen Erkrankung besteht in der abrupten Verhaltensänderung des Betroffenen. Wie sein Verhalten sich ändert, hängt von der Art des Geistes ab, der ihn befallen hat. Die tibetische Klassifizierung der verschiedenen Geister ist mithin zugleich eine Klassifizierung der Geisteskrankheiten. In dieser Klassifizierung werden psychische, physische und Verhaltenssymptome berücksichtigt, die als Folgen von Geister-Einwirkung gelten.

Die Behandlung solcher Krankheiten ist sehr aufwendig, weil bei ihr die tantrischen Rituale der Geistervertreibung und natürlich die religiöse Medizin eine große Rolle spielen – denn von Dämonen und negativen Kräften befallen zu werden, ist stets ein karmisches Mißgeschick, auch wenn möglicherweise noch andere Umstände eine Rolle spielen. Für jede Art von Wahnsinn dieser Art gibt es besondere und sehr komplizierte Behandlungsformen mit Kräutern.

Unter den Behandlungsformen befinden sich auch recht okkulte Methoden, etwa die Neutralisierung der Wirkung von Geistern durch andere Dinge, die ebenfalls vom Bösen durchtränkt sind. Hier finden wir Dinge wie zum Beispiel das Blut ermordeter Menschen; tibetische Ärzte verfügen normalerweise über einen Vorrat an getrocknetem Blut Ermordeter. Amulette und dergleichen werden hingegen benutzt, damit böse Geister sich gar nicht erst einnisten können.

Auch Mantras spielen bei der Therapie eine Rolle, und religiöse Übungen, die für den Kranken ausgeführt werden, wenn er selbst dazu nicht mehr in der Lage ist, nehmen breiten Raum ein. Daneben werden wie bei allen anderen psychischen Krankheiten auch Arzneien aus pflanzlichen und tierischen Bestandteilen angewendet.

Der Einfluß von Dämonen ist im tibetischen System das wichtigste Erklärungsmodell für Geisteskrankheiten, und die Psychiatrie ist die Wissenschaft von den Krankheiten, die durch unsichtbare Geister ausgelöst werden. Aus diesem Grund und weil auch die drei Kapitel aus dem *Gyü-shi*, deren Übersetzung im übernächsten Kapitel vorgelegt wird, von «Dämonen» handeln, erscheint es sinnvoll, diese Dämonen einmal näher zu betrachten.

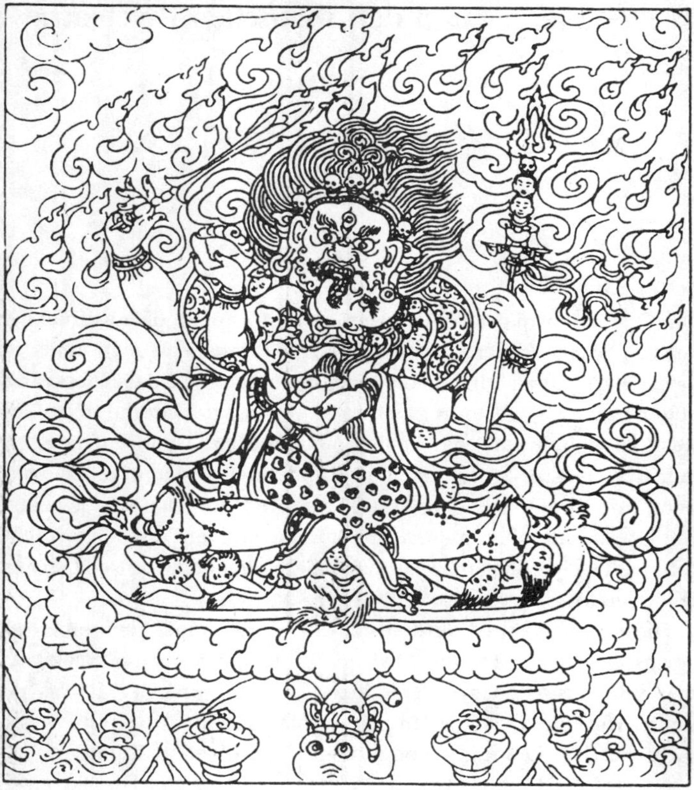

Abb. 17 Die «rasende» Erscheinungsform einer der Gottheiten aus dem Pantheon des Vajrayāna, hier Mahākāla, der «Große Schwarze». Die rasenden Erscheinungsformen wehren negative Kräfte ab, die Krankheit bringen oder Fortschritt auf dem Weg des Dharma verhindern.

9. Die Dämonen in der tibetischen Psychiatrie

Das Dritte Tantra des *Gyü-shi* enthält fünf Kapitel, die ausdrücklich auf von bösen Geistern verursachte Krankheiten eingehen, und drei dieser Kapitel handeln von den Dämonen *(gdon)*, die Geisteskrankheiten erzeugen. Allerdings ist noch weit mehr Material über Geisteskrankheiten verstreut in den einhundertsechsundfünfzig Kapiteln des *Gyü-shi* zu finden. Die Kapitelüberschriften geben nicht immer den breiten Fächer von Themen wieder, den das jeweilige Kapitel enthält, aber in den Kapiteln, die wir hier darstellen wollen, geht es ausschließlich um Geisteskrankheiten und die bösen Geister, von denen sie hervorgerufen werden.

Diese fünf Kapitel werden manchmal zusammengenommen als der psychiatrische Teil des *Gyü-shi* bezeichnet, wobei «Psychiatrie» hier im klassischen ayurvedischen Sinne zu verstehen ist als die Lehre von den Krankheiten, die durch unsichtbare Kräfte verursacht werden. Die fünf Kapitel behandeln folgende Themen:

Kapitel 77: Elementargeister *('byung-po'i gdon)*. Diese Geister dringen in die Psyche ein; es gibt von ihnen achtzehn Arten.

Kapitel 78: Dämonen des Wahnsinns *(smyo-byed-kyi gdon)*. Dringen allein oder in Verbindung mit Giften und Störungen der Säfte und Emotionen in die Psyche ein.

Kapitel 79: Dämonen des Gedächtnisverlusts *(brjed-byed-kyi gdon)*. Wörtlich: «Dämonen, die Erinnerungsverlust bringen».

Kapitel 80: Dämonische Herrscher von Planeten *(gzaa-yi gdon)*. Verursachen Epilepsie.

Kapitel 81: Schlangengeist-Dämonen *(klu'i gdon)*. Verursachen Lepra.

Alle diese Geister werden im Tibetischen Don *(gdon)* genannt. Dieses Wort wird im allgemeinen als «Geist», «böser Geist» oder «Dämon» übersetzt, aber für den modernen westlichen Menschen sind Geister etwas, das einer kindischen Phantasie entspringt, Gespenster, die unter weißen Laken herumspuken. Auch das Wort «Dämonen» läßt uns allenfalls an höllische Widersacher denken; sie sind mythologische, keine realen Wesen.

Wir können uns kaum vorstellen, wie irgendeine «vernünftige» Religion, Philosophie und Kultur – von Medizin ganz zu schweigen – an etwas glauben kann, das für uns bloße Chimäre ist. Wie kommt es also, daß die Psychiatrie des tibetischen Buddhismus den Dämonen eine so zentrale Stellung einräumt?

Was sind Dämonen?

Für die Tibeter ist «Dämon» ein symbolischer Ausdruck für eine Vielfalt von Kräften und Emotionen, die sich normalerweise der Kontrolle durch das Bewußtsein entziehen, aber das Wohlbefinden untergraben und die spirituelle Entwicklung verhindern. Um eine Vorstellung davon zu bekommen, was für Kräfte von diesem Begriff erfaßt werden, braucht man nur an die berühmten «vier Teufel» zu denken, die in der gesamten buddhistischen Literatur immer wieder auftauchen, stellvertretend für die Hindernisse, die sich uns auf dem Weg zum Erwachen entgegenstellen: Der Teufel der Aggregate (Skandhas) – die Zerbrechlichkeit von Körper und Geist; der Teufel der Befleckungen (Kleshas) – die vernichtende Kraft quälender Emotionen; der Teufel der Lust – die tückische Falle des Wohllebens; der Teufel des Todes – der gewiß kommt und diesem Leben und damit den Möglichkeiten spiritueller Entwicklung ein Ende setzt.

Das sind offensichtlich keine nach Schwefel stinkenden Pferdefußteufel, sondern – wie die Dämonen – äußere und innere Kräfte, die ihren Einfluß unterhalb der Bewußtseinsschwelle oder mit schier unwiderstehlicher Kraft ausüben und damit jedes höhere Streben vereiteln.

Diese Kräfte können ganz im Verborgenen wirkende unbewußte Tendenzen sein, aber auch heftige triebhafte Energien. Auch für den Dharma-Praktizierenden können sie in mancherlei Gestalt auftreten: Trägheit, Begierde, schlechte Gesellschaft, dualistisches Denken, Überempfindlichkeit, verstärkte Emotionalität, Sektierergeist, spiritueller Hochmut und Haften an der inneren Stille.[11]

Die Lamas vergleichen das Auftreten solcher negativen Kräfte gegen den guten Willen des Praktizierenden, der sein Bewußtsein entwickeln möchte, gern mit der Situation in einem Land, in dem die Bürger positive Veränderungen anstreben, während sich die Regierenden mit aller Kraft dagegen sperren. Wir können also die Dämonen geradezu psychoanalytisch interpretieren als das Es, das die höheren Strebungen des Über-Ich zu torpedieren versucht.

Dämonen sind demnach in erster Linie psychologische Phänomene, die mit einer Vielzahl mentaler und emotionaler Verdunkelungen zusammenhängen. Die vielen Arten von Dämonen unterteilen sich in zwei Hauptgruppen: aus Hoffnung geborene und aus Zweifel geborene. Beide haben jedoch denselben Ursprung, das Festhalten an der Illusion eines Ich. Dieses Haften am Ego – Shāntideva nennt es «das große Gespenst» – ist der Ursprung von allem Unrecht, aller Angst und allem Schmerz in der Welt.

So erklärte auch Ma-Chig-La, eine große Yoginī des 12. Jahrhunderts, ihren Schülern:

> Was wir als Dämon bezeichnen, ist sehr, sehr groß und ganz schwarz. Wer einen sieht, ist zutiefst entsetzt und zittert am ganzen Leib. Nur: Dämonen gibt es in Wirklichkeit nicht.
>
> In Wahrheit ist alles, was sich dem Erlangen der Freiheit in den Weg stellt, ein Dämon. Selbst liebevolle Verwandte können zu Dämonen werden, wenn sie eure Praxis behindern. Der größte

> Dämon ist jedoch der Glaube an das Ich als ein unabhängiges und bleibendes Prinzip. Wenn ihr dieses Haften am Ich nicht zerstört, werden die Dämonen euch weiterhin erheben und wieder fallenlassen.[12]

Es gibt jedoch auch gewisse Arten von Dämonen, denen eine äußere Existenz zugeschrieben wird. Während jedoch der durchschnittliche Tibeter nur allzu gern bereit ist, solche äußeren negativen Kräfte für «wirkliche» Dämonen zu halten, betrachtet sie der Gelehrte, wie Theodor Burang schreibt, «als Geistwesen (meist niederer Ordnung) oder als eine Art natürlicher oder künstlicher ‹psychischer Kraftfelder›.»[13]

Hier müssen wir uns in Erinnerung rufen, daß Tibet in vorbuddhistischer Zeit ein zutiefst vom Schamanismus geprägtes Land war, ganz durchdrungen von dem Glauben an alle möglichen personifizierten Geistes- und Naturkräfte in der Form von Teufeln, Gottheiten und ähnlichem. Diese in der Kultur angelegte Tendenz, die Dinge auf diese Art zu betrachten, wurde mit völlig veränderter Sinngebung in den Buddhismus inkorporiert.

Im übrigen kennt der Buddhismus selbst die verschiedensten Arten von Wesen im Rad des Lebens, und manche dieser Wesen besitzen keinen physischen Körper. Die Hölle gilt beispielsweise als die Projektion eines Geisteszustands, den wir mit dem feinstofflichen oder Lichtkörper erfahren und den wir mit unseren endlosen Missetaten selbst erzeugen und zu unserer Welt machen. Ebenso wird der Himmel mit dem mentalen Lichtkörper oder einfach durch den körperlosen Geist erfahren – wobei die höchste himmlische Erfahrung ein Zustand tiefer kontemplativer Versunkenheit ist.

Im Bereich der Hungrigen Geister gibt es neben den eigentlichen Hungrigen Geistern, die niemandem Schaden zufügen, sondern nur selbst leiden, noch die Gequälten Geister – Geist-Strömungen, die ruhelos und unglücklich das Universum durchstreifen und Leid stiften, ohne es direkt zu beabsichtigen. Sie sind es, die mit dem Ausdruck «äußere Dämonen» gemeint sind. Und sogar sie haben eine

Beziehung zur Psyche; sie sind Teil des Wechselspiels zwischen Mikrokosmos und Makrokosmos, und in dieser Beziehung spielt der Geist die wichtigste Rolle.

Einige Arten dieser Dämonen sind beispielsweise den Elementen der Natur zugeordnet. Sie werden durch eine Störung der inneren Elemente des Körpers auf den Plan gerufen. Negative Emotionen bringen die inneren Elemente durcheinander, das wiederum stiftet Unordnung unter den äußeren Elementen, und damit ist dem Angriff der Elementargeister der Weg bereitet. Sie erscheinen als Dämonen des Sturms, des Hagels und so weiter. Naturkatastrophen gelten in Tibet als Reaktion auf kollektive emotionale Störungen bei einer ganzen Menschengruppe.

Um noch besser zu verstehen, was Dämonen für die Tibeter bedeuten, wollen wir uns einmal das tibetische Wort für «Dämon» ansehen: Don *(gdon)*.

Das Wort *gdon* stimmt mit dem Futur des Verbs *'don* überein, und dies bedeutet «heraus- oder hervorkommen lassen» oder «heraustreiben». Diese ursprüngliche Bedeutung des Wortes hat sich im Laufe der Zeit von «herausgeben» mehr zu «herausnehmen» gewandelt. Im Zusammenhang mit dem Wort «Mantra» gebraucht, bedeutet es «eine magische Formel erklingen lassen» *(sngags-'don-pa)*, und dies wiederum bedeutet, wie wir wissen, eine Ur-Schwingung zu erzeugen, um auf den feineren Ebenen des Bewußtseins Veränderungen zu bewirken.[14] Die eigentliche Bedeutung des Substantivs *gdon* können wir demnach ungefähr mit «Ausstrahlungswirkung» wiedergeben. «Geister», «Dämonen» und «böse Geister» sind als Wesen oder Kräfte zu verstehen, die negative Wirkungen ausstrahlen.

Um das besser zu verstehen, müssen wir uns noch einmal einige Grundzüge der buddhistischen Weltsicht vergegenwärtigen. In der phänomenalen Welt ist nichts von Dauer, alle Dinge sind nichts als wechselnde Manifestationen von Schwingungen. Nichts ist fest, weder unser Körper noch unser Ich noch die Berge noch die Sterne. Eine «Substanz» im klassischen Sinne, also etwas unzerstörbar Dauerhaftes, gibt es im Phänomenalen nicht; das Wesen aller Dinge ist der ewige Wandel. Dieses Universum ist, um eine moderne Analogie zu gebrauchen, ein ungeheures Feld elektromagnetischer Energie.

Daher besteht die Gesamtheit der bedingten Existenz aus Energieschwingungen in Form von Strahlungen oder Kraftfeldern, die sich gemäß der Harmonik des karmischen Ausgleichs überschneiden und in Wechselwirkung treten und mit ihrer jeweiligen Schwingungscharakteristik die Art und Festigkeit der Dinge bestimmen. Da Verblendung die Wurzel all dieser Manifestationen ist und alle Wesen der Welt ein von ihrem Karma, also von dem in früheren Inkarnationen herbeigeführten Schwingungsmuster, bestimmtes vergängliches Dasein haben, sind alle Bereiche der bedingten Existenz von vielerlei Wesen und Kräften bevölkert, die nicht alle direkt sichtbar und zum Teil ohne körperliche Gestalt sind. Nach dieser äußeren, «physikalischen» Interpretation sind die Don Wesen oder Kräfte, die sozusagen durch Koagulation aus schlechten und giftigen karmischen Schwingungen entstehen.

Da aber im Buddhismus für fast alles mehrere Interpretationsebenen möglich sind, können wir diese Dämonen auch auf der psychologischen und der inneren Ebene betrachten. Samsāra existiert zum Beispiel sowohl außen als auch innen. Wir sterben – auch in diesem jetzigen Leben – ständig und werden ständig wiedergeboren, als Götter, Tiere, Geister, Höllenbewohner oder was immer unsere Gedanken, Gefühle und Handlungen gerade aus uns machen.

Die psychologische Interpretation der Dämonen und Geister besagt, daß sie negative Projektionen sind: die dunklen Kräfte in uns, die wir grundsätzlich aus unserem Bewußtsein fernhalten, dafür aber außerhalb unserer selbst konkrete Gestalt annehmen lassen, in der sie sich dann gegen uns wenden. Das sind die Geister, die wir nicht nur selbst rufen, sondern sogar selbst erzeugen.

Geister sind auch eine Begleiterscheinung von mentalen Gewohnheiten und Denkmustern, deren unbewußter Einfluß so stark ist, daß sie fortgesetzt in die Welt projiziert werden. Das hat nicht nur schwere Verzerrungen der Wirklichkeitswahrnehmung zur Folge, sondern auch Verhaltensstörungen oder gar Wahnsinn.

Vom Standpunkt der inneren Betrachtung lassen sich Dämonen auch als negative Archetypen des kollektiven Unbewußten erklären, die uns von innen her überwältigen. Auch Jung behauptete, daß das Böse aus dem kollektiven Unbewußten komme und dieses Unbewußte von uns «Besitz ergreifen» könne. Er schrieb: «Die ungeheure Kraft des ‹objektiven Psychischen› ist in allen Epochen mit Ausnahme der jüngsten Vergangenheit ‹Dämon› oder ‹Gott› genannt worden. Wir sind in religiösen Dingen so schamhaft geworden, daß wir mit Recht ‹unbewußt› sagen . . .»[15]

Aus der absoluten oder «geheimen» Perspektive betrachtet, haben Dämonen letztlich natürlich dasselbe wahre Wesen wie alle anderen Dinge: LEERE. Dies illustriert eine Episode aus der Lebensgeschichte des großen tibetischen Dichters, Yogi und Heiligen Milarepa. Er verließ eines Tages seine Meditationshöhle, um Holz zu holen. Als er zurückkam, fand er in seiner Höhle etliche Dämonen vor, die sofort anfingen ihn zu verhöhnen. Milarepa versuchte alles, was ihm zu Gebote stand, um sie zum Schweigen zu bringen und loszuwerden. Zuerst versuchte er es mit der Methode, mit der man örtliche Gottheiten günstig stimmt, dann mit der Meditation und dem Mantra einer rasenden Buddha-Manifestation, doch die Dämonen plagten ihn nur noch ärger. Dann fiel es ihm plötzlich wie Schuppen von den Augen, und er sagte: «Durch die Gnade meines Guru Marpa habe ich zutiefst erkannt und erfahren, daß alle Wesen und Phänomene nichts als der eigene Geist sind. Und der Geist selbst ist das durchscheinende Leuchten der LEERE.»[16] Im selben Augenblick verschwanden die Dämonen.

Chögyam Trungpa Rinpoche schreibt zu dieser berühmten Geschichte:

> Es war dies der Beginn einer Periode, in der er lernte, sich die Dämonen dienstbar zu machen, und das ist das gleiche, wie Gefühle umzuwandeln. Unsere Gefühle schaffen in uns Dämonen

und Götter; erstere wünschen wir aus unserem Leben fernzuhalten; was uns anzieht und lockt, sind nur die Götter und Göttinnen.[17]

Aus der Anschauung, daß Dämonen Ausgeburten des Geistes sind, leitet sich der zentrale Grundsatz der tibetischen Psychologie ab: Wenn wir den Geist und die wildwuchernden Emotionen unter Kontrolle bringen, können wir uns gegen solche negativen Einflüsse schützen.

Aber wie man die Dämonen auch interpretieren mag, ihre Wirkungen auf den Menschen umfassen den ganzen Fächer psychopathologischer Erscheinungen, und die können nur auf uns übergreifen, wenn der Geist unstet und derart mit Emotionen überladen ist, daß die Persönlichkeit keine integrierte Einheit mehr bildet. Theodor Burang erklärt dies anhand der fünf Skandhas, jener psychophysischen Energien, aus denen sich die Persönlichkeit und die mentale Existenz zusammensetzen. Wenn die fünf Skandhas nicht in Harmonie sind, so schreibt er, kommt es beim Patienten zu «einer Verdrängung der ihm rechtmäßig zugehörenden ‹Schichtungen› seiner Persönlichkeit» und schließlich «zu den Bewußtseinsspaltungen, die dem Psychiater im Krankheitsbild der Schizophrenie entgegentreten». Dieser Zustand begünstigt «die Besitznahme von Bestandteilen der Persönlichkeit . . . von außen her».[18]

Ganz allgemein sind für das Auftreten dämonischer Kräfte negative Geisteszustände verantwortlich; manche dieser Kräfte werden jedoch auf ganz bestimmte Faktoren zurückgeführt. Nach der tibetischen Überlieferung entstehen manche Geister zum Zeitpunkt des Todes; dies sind jene Geister, die auch nach westlicher Anschauung mit diesem Wort bezeichnet werden – die Geister der Verstorbenen. Der Bewußtseinsstrom, der den Sterbenden verläßt, wird nach buddhistischer Auffassung vor allem durch die Gedanken der jeweiligen Person beim Eintritt des Todes bestimmt. Wenn sie in Panik gerät oder voller Haß und Furcht ist und sich ans Leben klammert, so verfestigt sich die Projektion dieser emotionalen Energie zu einem Geist. Kann der Sterbende sich beispielsweise von seinem Reichtum nicht trennen, so daß alle seine Gedanken sich beim Sterben daran klammern, so gelangen nur Teile seines Bewußtseinsstroms in die Zwischenbereiche vor der Wiedergeburt, während ein anderer Teil bei den Dingen, an denen der Sterbende haftet, verharrt und sich dort zu einem Geist verdichtet, der weiter Unfrieden stiftet, zum Beispiel unter den Menschen, die das Geld bekommen.

Auch Selbstmord und Ermordetwerden gelten als sehr ungünstige Todesarten, weil soviel negatives Anhaften und Panik damit verbunden sind. Aus dieser Art von Energie wird fast zwangsläufig irgendein Geist.[19] Bei Mord, Selbstmord und plötzlichem Tod, bei denen keine Zeit bleibt, das Bewußtsein mit Gebeten und ähnlichem auf die übliche Weise vorzubereiten, wird ein Lama hinzugezogen, der die Bildung eines Geistes verhindern oder den schon entstandenen Geist wieder austreiben soll. Solchen Geistern sagt man eine Lebensspanne von neun Jahren nach; danach verflüchtigen sie sich.

Dämonen und negative Geister können auch gezielt, nämlich durch die negativen Projektionen eines Zauberers, geschaffen werden. Solch ein Mensch mit hochentwickelten magischen Kräften, der die kosmischen Kräfte in sich selbst und im Universum versteht und manipulieren kann, ist fähig, Kräfte zu erzeugen, die anderen Menschen schaden und sie in den Wahnsinn treiben; dies sind die «Fluch-Geister» aus dem 77. Kapitel des *Gyü-shi*. Ein solcher Magier hat – anders als ein Erleuchteter – ein starkes Ego und ist von selbstsüchtigen Leidenschaften getrieben.

Im Buddhismus werden «übernatürliche» Kräfte natürlich niemals um ihrer selbst willen gesucht. Sie werden vielmehr überhaupt nicht gesucht und gelten eher als Hindernis denn als Hilfe; sie entwickeln sich von selbst, während man unbeirrt den Pfad der Erleuchtung geht, und sie dürfen niemals etwas anderes sein als Instrumente der Weisheit und des Erbarmens. Der mögliche Mißbrauch ist einer der Gründe dafür, daß die psychophysischen «Schlüssel» zu bestimmten tantrischen Prozessen und Kräften von den Lamas und anderen Mitgliedern der Übermittlungslinie streng geheimgehalten werden, und zwar in der allgemeinen religiösen Praxis ebenso wie in der Medizin.

Klassifizierung der Geister, die psychische Krankheiten erzeugen

Außer der Aufstellung im *Gyü-shi* gibt es in der tibetischen Tradition und im Buddhismus überhaupt eine ganze Reihe anderer Klassifizierungssysteme für Dämonen und Geister. Doch welchen Ansatz wir auch betrachten, den tantrischen, den medizinischen oder den allgemeinen buddhistischen, sie stimmen darin überein, daß böse Geister, Dämonen und negative Kräfte aus geistiger Verblendung hervorgehen. Ihr Ursprung sind also die drei Gifte, die geistigen Zustände, die zusammen mit dem Ego entstehen. Den drei Giften entsprechen drei Hauptklassen von Don *(gdon)*, von Dämonen und schädlichen Einflüssen.

Diese Don fallen unter den Oberbegriff Gek *(bgegs)*, der soviel wie «Hindernis» oder «Sperre» bedeutet. Unter den 84000 Gek, die in den Sūtras genannt werden – übereinstimmend mit der vom Buddha genannten Zahl der geistigen Verunreinigungen und der ebenfalls 84000 aus ihnen entstehenden Krankheiten –, befinden sich 1080 Geister, die eigentlichen Dämonen oder bösen Geister, die als Don bezeichnet werden. Diese 1080 Gek gelten als die Verursacher von geistigen Ausfallserscheinungen. Nach manchen Quellen entstehen 360 von ihnen aus dem geistigen Gift der Verblendung, 360 aus dem geistigen Gift der Gier und 360 aus dem geistigen Gift des Hasses.[20]

Die drei Gruppen der Don, also derjenigen Gek, die Geisteskrankheiten verursachen, sind 1. dämonische Geister von oben; 2. dämonische Geister von unten; 3. dämonische Geister aus dem Zwischenbereich:

1. *Die dämonischen Geister von oben* sind die «Herrscher der planetarischen Kräfte» *(gzaa-yi gdon)*. Sie sind nicht die Himmelskörper selbst, sondern deren negativer dämonischer Einfluß. Entsprechend den fünf Elementen werden sie in fünf Kategorien unterteilt. Diese planetarischen Kräfte sind die Dämonen, die das 80. Kapitel im Dritten Tantra des *Gyü-shi* beschreibt. Sie greifen hauptsächlich das Gehirn und Nervensystem an und schlagen sehr plötzlich zu – plötzliche Bewußtlosigkeit ist eines ihrer Symptome. Sie lösen Epilepsie, plötzliche Lähmungen und Gehirnschläge aus.

Diese planetarischen Kräfte gleichen darin den anderen Don, daß sie eines der Gifte verkörpern und durch Zeit und Raum wandern, um ihre schädliche Wirkung auszustrahlen. Kreuzt man ihren Weg, so bekommt man das augenblicklich zu spüren durch Anfälle von Epilepsie, Zuckungen oder Lähmungen.

Es gilt als schwierig, Krankheiten, die durch dämonische planetarische Einflüsse entstanden sind, mit den Mitteln der regulären Medizin zu behandeln. Hier werden Mantras, Meditation und Rituale als Heilmittel empfohlen. Eine der tantrischen Medizinen für solche Krankheiten ist das frische Blut eines gerade Ermordeten (getrocknetes Blut tut es notfalls auch), das an der Spitze eines Messers auf die Lippen des Patienten gebracht wird.

Da diese Kräfte von den Planeten ausgehen, ist es ganz natürlich, daß die tibetische Psychiatrie bestimmte Tage des lunaren Monats als besonders gefahrenträchtig bezeichnet, weil die planetarischen Kräfte an diesen Tagen nach einem rhythmischen astrologischen Muster besonders aktiv werden.[21]

2. *Die dämonischen Geister von unten* sind die negativen Wirkungen der Schlangengeister (Skrt. *nāga*, tib. *klu'i gdon*). Die Nāgas leben vor allem in den Ozeanen. Sie verursachen Lepra und eine ganze Anzahl anderer Krankheiten und Störungen (beschrieben im Kapitel 81 des Dritten Tantra des *Gyü-shi*).

Daß Epilepsie unter die psychiatrischen Krankheiten eingeordnet wird, mag uns noch eingehen, weil diese Krankheit auch im Westen verschiedentlich so betrachtet wird, aber Lepra in dieselbe Klasse von Krankheiten einzuordnen, mutet uns doch sehr gewagt an. Nach tibetischer Auffassung haben Hautkrankheiten jedoch eine ganz direkte Beziehung zu psychischen Phänomenen, da die Haut für die inneren Winde, die eine enge Verbindung zum Geist haben, das verbindende Medium zur äußeren Welt und den äußeren Winden darstellt. Gerade Lepra gilt als der Urtypus psychischer Erkrankungen, als Auswirkung des unumkehrbar schlechten Karma der Menschheit. Durch die grotesken und grausamen Gedanken, Worte und Taten der Menschheit wurde soviel Negativität erzeugt, daß die Disharmonie der Säfte ein allgemeiner Zustand wurde. Danach hatten es die Schlangengeister oder Nāgas leicht, ihre giftige Wirkung auf die Menschen auszuüben, und die grausame Krankheit Lepra entstand. Das 81. Kapitel, das Schlangengeister, Lepra und die fortschreitende Degeneration der Menschheit thematisiert, gilt als der esoterischste Teil des ganzen *Gyü-shi*.

Aus manchen Geschichten der tibetischen Mythologie ist die Anschauung herauszulesen, daß die Nāgas der Ursprung aller bösen Geister sind, auch der Dämonen, die schwere psychische Krankheiten auslösen. Dies entspricht der Vorstellung, daß sie aus dem Ur-Gift Unwissenheit/Verblendung entstanden sind. Ein tibetischer Mythos erzählt, daß selbst Vajrapāni, eine Emanation der Buddha-Kraft, nicht in der Lage war, den Nāga-König Vashudhari zu unterwerfen. Vashudhari hauchte einfach seinen dampfenden Atem, und Vajrapāni wurde schwarz und verlor alle Kraft. Erst der göttliche Garuda-Vogel konnte den Nāga-König überwältigen.[22]

Deutlicher als jede Erklärung zeigt diese Geschichte, daß die gewaltige Kraft des schlechten Karma nicht leicht zu bändigen ist. Lepra ist der schrecklichste symbolische Spiegel einer allgemeinen psychischen Verschmutzung und Krankhaftigkeit; wir glauben, wir können unsere spirituelle Verunstaltung unter den Teppich kehren, weil man sie nicht direkt sieht, aber dem ist nicht so. Sie zerfrißt uns und schlägt uns mit Krankheiten des Geistes und des Körpers.

Dieses kleine Beispiel läßt bereits die Grundzüge einer psychosomatischen Krankheitstheorie in der tibetischen Medizin erkennen. Anders als die moderne Psychosomatik, die nur ein Individuum in einer Lebensspanne berücksichtigt, kennt das tibetische System darüber hinaus nicht nur ein individuelles psychomoralisches Kontinuum (das Karma früherer Leben) von weit größerer Reichweite, sondern auch eine seit urvordenklichen Zeiten bestehende Verbundenheit von allem und jedem, in der sich eine kollektive karmische Kraft ansammelt, die sich periodisch entlädt – und häufig in Form bestimmter Krankheiten. Die Geißel unserer Tage – Krebs* – könnte dafür ein Beispiel sein.

3. *Die Dämonen des Zwischenbereichs* sind verantwortlich für eine ganze Reihe psychischer Erkrankungen von leichten Depressionen bis hin zu schwerem Wahnsinn. Die Dämonen dieser Klasse greifen das Herz-Chakra an (wo die Funktion des Bewußtseins ihren Sitz hat) und berauben den Befallenen so der geistigen Kontrolle. Sie dringen durch einen feinstofflichen Kanal im Ringfinger, der zum Herz-Chakra führt, in den Körper ein.[23]

Von diesen Zwischenreich-Dämonen gibt es vier Arten: königliche, aristokratische, gemeine und die «Schlächter» (sehr aggressiv). Geisteskrankheiten, die durch königliche Zwischendämonen ausgelöst wurden, sind am leichtesten zu behandeln. Den Schlächter-Dämonen ist am schwersten beizukommen, und der Heiler muß sich bei der Behandlung von ihnen befallener Patienten sehr gut schützen, um nicht selbst unter ihren negativen Einfluß zu geraten.

Gemäß den drei geistigen Hauptgiften Verblendung, Gier und Haß, aus denen diese Zwischenreich-Dämonen hervorgehen, kommen sie als neutrale, weibliche oder männliche Wesen vor und haben eine dem jeweiligen «Geschlecht» und seinem zugehörigen Gift entsprechende Wirkung.

Für die Geisteskrankheiten, die von diesen Dämonen ausgelöst werden, gibt es zwar auch somatische Therapieformen, besonders

* und neuerdings AIDS (Anm. d. Übers.)

wirksam sollen jedoch Mantras, Meditation und besondere «Mantra-Pillen» sein – das sind von Lamas zubereitete tantrische Arzneien, die mit der Kraft Hunderttausender von Mantras aufgeladen sind, aber auch zu «Pillen» gerollte aufgeschriebene Mantras enthalten.

Ein tibetischer Arzt oder Lama-Arzt muß sich in der Dämonologie auskennen, um seinen Aufgaben als Psychiater gerecht werden zu können (es gibt den Psychiater in Tibet nicht als eigenen Berufsstand). Er kennt die verräterischen Anzeichen der verschiedenen Dämonen und kann ihre Identität bereits am Verhalten des Patienten ablesen. Weitere Hinweise geben ihm die astrologischen Zusammenhänge, denn ihm ist bekannt, daß bestimmte Dämonen zu bestimmten Zeiten besonders aktiv sind. Im übrigen geben ihm neben der Befragung des Patienten auch die Puls- und Urinuntersuchung Aufschlüsse über die Natur des Dämons.

Darüber hinaus gibt es noch bestimmte Zeichen am Körper, die von diagnostischer Bedeutung sind. Mipham Rinpoche nennt in seinem Kommentar zum *Gyü-shi* die folgenden körperlichen Anzeichen für die verschiedenen Arten von Zwischenreich-Dämonen (und fügt den genannten vier Arten eine fünfte hinzu): Wenn die Klarheit der Augen abnimmt, wenn die Blutgefäße im Weiß der Augen Veränderungen aufweisen und sich dort kleine schwarze Flecken bilden oder wenn die Augen trüb oder rissig wirken, so ist ein königlicher Geist *(rgyal-po)* zugegen. Mipham Rinpoche stellt fest, daß solche Dämonen die häufigste Ursache für Geisteskrankheiten sind.

Die Zeichen der anderen Arten von Zwischenreich-Dämonen sind: fleischige Knoten am rechten Ellbogen in der Gestalt des tibetischen Buchstaben «ra» (aristokratisch), am linken Ellbogen in der Gestalt eines Speers (priesterlich), am linken Knie in der Form des Buchstaben «ga» ohne den waagerechten Strich (gemein) und auf den Fußsohlen in der Gestalt eines Fisches oder des Buchstaben «nya» (Schlächter).[24]

Es gibt eine Art von Puls, den sogenannten Geisterpuls *(gdon-*

rtsa), der auf die Anwesenheit eines Geistes hinweist. Er kann zum Beispiel so aussehen: drei Schläge, ein Aussetzer, fünf Schläge, ein Aussetzer und dann ein Doppelschlag. Das erste Kapitel des Vierten Tantra beschreibt diesen Puls.

Die Geisteridentifizierung mittels Urinanalyse ist ein komplizierter divinatorischer Prozeß. Hierzu wird ein astrologisches Diagramm (wahrscheinlich chinesischer Herkunft), das Mebaga *(sme-ba-dga)*, gebraucht; es ist in neun Sektoren unterteilt und wird über das Uringefäß gelegt. Diese neun Sektoren repräsentieren die Aufenthaltsorte von neun Geistern einer Gruppe, die Sadak *(sa-bdag)* oder «Grundbesitzer-Dämonen» genannt werden.

Es gibt unter den Blasen auf dem Urin eine besondere Art, die wie ein Fischauge aussieht und auch so genannt wird. Solch eine Blase verrät die Anwesenheit eines Geistes. Wenn sie im Urin aufsteigt und in einen der neun Sektoren wandert, weiß der Arzt, mit welcher Art von Geist er es hier zu tun hat.

Die neun Grundbesitzer-Dämonen werden als solche in den psychiatrischen Texten des *Gyü-shi* nicht genannt. Das liegt daran, daß die in Kapitel 77 des Dritten Tantra erwähnten Elementargeister zum Teil direkt aus der indischen Tradition übernommen wurden, während die Sadak vorbuddhistische Bön-Gottheiten sind, die aber in den tibetischen Buddhismus aufgenommen wurden. Die

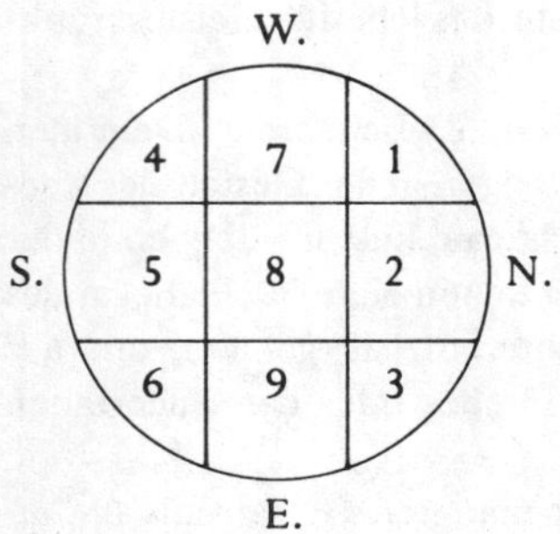

1. Götter *(lha)*
2. Menschen *(mi)*
3. Geister *(gdon)*
4. Verbrennungsstätte *(dur-sa)*
5. Haus *(khang)*
6. Felder *(shing)*
7. Ahnen *(pha-mes)*
8. das Ich *(rang)*
9. Nachkommen *(bu-tsha)*

Die neun Kreissegmente der Sadak.

Elementargeister überschneiden sich jedoch zum Teil mit den Sadak – etwa in Ahnengeistern und Göttergeistern – und haben manche typischen dämonischen Eigenschaften mit ihnen gemein, zum Beispiel, daß sie zu bestimmten Orten gehören und diese eifersüchtig bewachen.

Generell zählen die Sadak zu den Geistern, die Geisteskrankheiten verursachen können. Manche Lamas und Ärzte vertreten die Ansicht, daß sie sich besonders gern an Meditierende heranmachen und sie in Schwierigkeiten stürzen, während sie sich in tiefer Meditation befinden.[25]

Das tibetische System von Geistern und ihren jeweiligen Eigenschaften und Verhaltensweisen ist eine Veranschaulichung für die Art und Weise, wie Negativität im Makrokosmos, aber auch im Mikrokosmos der individuellen Psyche vorkommt und wirkt. Geister und Dämonen sind mehr als einfach die Projektionen eines kranken Geistes. Sie sind in einem relativen Sinn real, und deshalb muß man sich mit ihnen auseinandersetzen. Wie alle anderen Phänomene entstehen auch sie aufgrund von Gewohnheiten und Leidenschaften durch den Prozeß der bedingten Erzeugung, wie ihn der Buddhismus beschreibt.

Dämonen lassen sich deshalb als Gewohnheiten verstehen, die immer stärker werden, bis sie schließlich Form annehmen – etwa so, wie die Subjekt-Objekt-Spaltung von Tagesereignissen ihren Weg in unsere Träume findet. Die Träume sind nicht real, fühlen sich aber so an, solange wir in ihnen sind. Auch Samsāra, sagen die Tibeter, ist nicht real, sondern fühlt sich nur so an, solange wir uns in ihm befinden – und Geister bilden da keine Ausnahme.

Die vielen Arten tibetischer Dämonen und böser Geister sind nicht so säuberlich unterschieden, wie das westliche Bewußtsein sich das vielleicht wünschen würde. Das kann für uns aber nur eine Hilfe sein, denn diese verwirrende Vielfalt mit all ihren Überschneidungen und scheinbaren Inkonsequenzen verhindert, daß wir uns zu sehr auf äußere Einzelheiten konzentrieren, und richtet unseren Blick mehr auf den tieferen Gehalt dieses Pandämoniums.

Zum Beispiel hüten nicht nur die Grundbesitzer-Dämonen sehr eifersüchtig ihren Wohnort, sondern auch andere Geister können sehr unangenehm werden, wenn man in ihr Reich eindringt, insbesondere, wenn man sich dort falsch benimmt. Hier kommt es nicht darauf an, all diese Wesen genau nach Namen und Formen auseinanderzudividieren, sondern sich ihre gemeinsame Verhaltens- und Wirkungsweise in ihrer Bedeutung für den Menschen zu vergegenwärtigen. So beschreibt das 77. Kapitel des Dritten Tantra, daß die Elementargeister sich dann eines Menschen bemächtigen und ihn – je nach ihrer Eigenart – in eine bestimmte Form des Wahnsinns stürzen, wenn er ihren Wohnort entweiht hat. Meist kommt bei der betreffenden Person noch eine geistige Schwäche und eine besondere Anfälligkeit für diese bestimmte Art von negativen Einwirkungen hinzu.

Dies deutet auf die Tatsache hin, daß die tibetische Psychiatrie auch die Wirkung von «Schwingungen» oder Ausstrahlungen der Umgebung auf den Geisteszustand der Person berücksichtigt. Die Emanationen verschiedener Orte können schädliche Wirkungen unterschiedlichster Art haben. Longchenpa, der große Philosoph und Heilige des 14. Jahrhunderts, erarbeitete eine Aufstellung der negativen Einflüsse bestimmter Orte, die von den dort lebenden Geistern ausgehen. Zu der Frage, welche Orte gut oder schlecht für die Meditation sind, sagt er, daß Grabmonumente und gewisse Schreinräume aufgrund von männlichen bösen Geistern *(rgyal-'gong)*, die «den Geist unstet machen und Haßgedanken schüren», eine giftige Ausstrahlung besitzen. Weibliche böse Geister *(bsen-mo)* halten sich dagegen gern an Orten mit stickig-träger Atmosphäre auf, etwa in Höhlen, wo «die Lust geboren wird und Gefühle von Gedrücktheit und Erhobenheit im Übermaß wachsen.»[26]

Die psychiatrischen Kapitel des *Gyü-shi* sagen außerdem, daß Einsamkeit, vor allem an öden Orten, einen Menschen anfällig für böse Geister macht und in den Wahnsinn treiben kann. Dies zeigt, wie wichtig es ist, empfänglich für die Ausstrahlungen der Umwelt zu sein und die Aufmerksamkeit für die schädlichen Nebenwirkungen der Isolation zu schärfen. Schädlich ist die Isolation allerdings nur für Menschen, die nicht durch Dharma-Praxis gestärkt sind; Praktizierende werden geradezu aufgefordert, das Alleinsein zu suchen. Ernsthafte Yogis verbringen Jahre für sich allein in Meditationsklausur. Große Tantriker meditieren auf Verbrennungsstätten, weil es dort machtvolle böse Geister in großer Zahl gibt, die es zu wandeln und dem Dharma zu verpflichten gilt; sie verleihen der Übung des Tantrikers noch mehr Kraft. Die Dharma-Praxis hilft uns, dem Gift zu widerstehen und es in den Nektar der Bewußtheit zu verwandeln.

Etwas ähnliches gilt für die Ahnengeister, die wir in verschiedenen Klassen der Geister und Dämonen vorfinden. Unter den Sadak ist beispielsweise ein Ahnengeist, den wir uns als den Geist der genetischen Vererbung vorstellen können. Auch unter den Elementargeistern von Kapitel 77 befindet sich ein Ahnengeist. Die beiden unterscheiden sich in einigen Einzelheiten, sind aber im wesentlichen dasselbe, und das gilt nicht nur für Tibet, sondern auch für andere Kulturen, in denen es Ahnenkulte gibt. Man könnte sagen, diese Ahnengeister repräsentierten die negativen Kräfte und geistigen Verirrungen, die sich einstellen, wenn man sich – ohne das entsprechende Wissen und Können – vom eigenen psychischen, familiären und kulturellen Erbe losreißt. Doch auch hier gilt, daß man sich in der Dharma-Praxis von allem Haften an ererbten Dispositionen lösen muß – nur muß es in der richtigen Weise geschehen.

Böse Geister und die Medizin der Dharma-Praxis

Betrachten wir die Dämonen vom Standpunkt des Dharma aus, so sind zwei Feststellungen zu treffen. Erstens: Auf der Ebene der absoluten Wahrheit existieren sie nicht; wie alles andere haben sie kein eigenständiges Wesen, sie sind leer. Zweitens: Auf der Ebene der relativen Wahrheit haben sie eine bedingte Existenz; man sollte sich also vor ihrem negativen Einfluß schützen.

Die Lamas erklären, daß Geister aus dem diskursiven Denken aufsteigen; sie entspringen der Dualität des Geistes. Ob sie real oder nicht real sind, hängt vom geistigen Entwicklungsstand des Wahrnehmenden ab. Wer die «reine Schau» besitzt, erfährt sie als reine, eigenschaftslose Phänomene, ebenso wie Samsāra und Nirvāna in dieser Schau gleichermaßen und unterschiedslos als Aspekte des reinen Buddha-Wesens erfahren werden.

Vom Standpunkt der absoluten Wahrheit aus erkennen wir die Leerheit der Geister und unsere eigene – nichts kann uns letztlich geschehen. Das Gewahrsein der LEERE ist der Dharmakāya, und nichts kann ihm etwas anhaben. In der Erfahrung der LEERE (Shūnyatā) werden alle Krankheit und alle Negativität überwunden; sie lösen sich auf – oder vielmehr, der Unterschied von positiv und negativ erweist sich als nichtexistent.

Wer in diesem Bewußtseinszustand lebt, für den gibt es weder Hoffnung noch Furcht. Und wenn ein Dämon mit flammendem Dolch auf ihn eindringt, bleibt er unbewegt, verharrt im Einssein mit der LEERE, und kein Dämon vermag ihm zu schaden – er löst sich auf. Alles ist zeitloses reines Wesen des Geistes. Dann gehen selbst Schutzmaßnahmen gegen böse Geister in die Erfahrung der LEERE auf. So heißt es in einem Tantra:

> Wenn das Wesen des Bewußtseins erfahren wird
> Als opfernd und Geister austreibend
> Als Werke verrichtend und Pflichten erfüllend,
> So ist es allumfassend geworden.[27]

Alle Dämonen und Geister sind also mit der höchsten Medizin zu «besiegen» – mit dem Erwachen zur strahlenden LEERE und absoluten Wahrheit, aus der spontan das Erbarmen aufsteigt.

Wenn den Dämonen und anderen bösen Geistern auch auf der relativen Ebene eine tatsächliche Existenz zugesprochen wird, so behält man doch vor Augen, daß unter dem Gesichtspunkt der absoluten Wahrheit kein Ding eine eigenständige Existenz hat und daß

Dämonen nur der Ausdruck verfestigter Ich-Züge aus ungezählten Inkarnationen sind. Herbert V. Guenther schreibt über den Stellenwert solcher Kräfte im Buddhismus:

> Die Religion hat die hilfreichen Kräfte und Mächte zu Göttern und die bösen zu Dämonen und Teufeln umgedeutet, aber für die Philosophie ist das alles ein Mischmasch aus Verschleierungen und irreführenden Vereinfachungen. Der Buddhismus scheint mehr auf der Seite der Philosophie zu stehen; er lehnt den primitiven Götter- und Dämonenglauben ab. Allerdings schätzt er das intellektuelle Bemühen, das Primitive in uns zu töten, ebensowenig.[28]

Die Lamas warnen davor, die Dimensionen der Existenz im allgemeinen und die Welt der Dämonen im besonderen auf platte lineare Begriffe zurechtzustutzen, nur weil die leichter zu verstehen sind. Sie lehnen es ab, Dämonen einfach als psychische Phänomene im abendländischen Sinne zu betrachten – obgleich sie natürlich psychische Phänomene sind, aber in dem Sinne, daß wir verfestigte innere Tendenzen irgendwann materialisieren. In allen Versuchen, die Dämonen in das Korsett eines westlichen Begriffssystems zu zwängen, sehen sie nur den typischen Ausdruck des eingefleischten Materialismus unserer Zeit. Natürlich räumen sie ein, daß Dämonen, vom absoluten Standpunkt aus betrachtet, nicht existieren und daß sie symbolischer Ausdruck primitiver Glaubensvorstellungen sind, aber sie machen auch dies unmißverständlich klar: Solange wir die LEERE nicht selbst erfahren haben, besitzen diese negativen Kräfte – mögen sie nun drinnen oder draußen ausgebrütet werden – für uns eine sehr reale Existenz, gegen deren negative Auswirkungen wir durchaus nicht gefeit sind.

Auch ein noch nicht Erleuchteter, der den Weg des Dharma geht, weiß, daß die Welt eine materialisierte Projektion des Bewußtseins ist, das Resultat dualistischen Denkens. Weil er aber noch nicht von der Verblendung befreit ist, klammert auch er sich noch an Projektionen, an das Gefühl, ein eigenständiges Subjekt zu sein, während «da draußen» ebenso eigenständige Objekte sind. Zu verstehen, daß Geister ein Aspekt des Bewußtseins sind, genügt nicht – wir unterliegen auch dann noch ihrem schädlichen Einfluß.

Zur Illustration mag die Geschichte von dem Yogi dienen, der bei der Meditation ständig von einer Schlange gestört wurde. Immer wieder kam sie herangekrochen und versetzte ihn in Angst und Schrecken. Sein Guru gab ihm Ratschläge, wie er damit fertig werden könne, doch umsonst. Schließlich riet ihm der Guru, einen Stock zu nehmen (nur ja kein Messer!) und damit der Schlange ein Kreuz auf den Bauch zu zeichnen – das würde ihr ganz bestimmt den Rest geben. Der Yogi tat es, fand aber nach der Meditation auf seinem eigenen Bauch ein Kreuz. Da ging ihm das Wesen des Bewußtseins auf, und er fand Befreiung.

Erbarmen ist die höchste Medizin und der beste Schutz gegen Geister und Dämonen. Je heftiger wir etwas von uns fernzuhalten versuchen, desto mehr setzen wir uns ihm aus, das ist eine der Grundaussagen der buddhistischen Psychologie. Diesen Zusammenhang lernen wir verstehen, indem wir unsere Bewußtseinsprozesse bei der Meditation absichtslos und unbeteiligt verfolgen. Steigen Gedanken oder Gefühle auf, so unterdrücken wir sie weder, noch machen wir sie uns zu eigen. Auf diese Weise verlieren sie ihre Macht über uns. Wenn wir des Wesens der LEERE gewahr werden, und sei es nur für eine Sekunde, so wird damit zugleich das Erbarmen in uns geboren. Danach ringt man nicht mehr mit den Dämonen, sondern ist froh um die Gelegenheit, das eigene Karma zu bereinigen; man wünscht sich, daß man auf Grund der Schwierigkeiten, die man selbst erlebt, anderen Leiden ersparen kann. Solch eine positive und altruistische Haltung genügt nach tibetischer Anschauung bereits, die Hindernisse und Dämonen wie von selbst verschwinden zu lassen.

Neben diesen höchsten oder absoluten Heilmitteln LEERE und Erbarmen gibt es als relative Mittel die tantrischen Praktiken zum Schutz vor negativen Kräften. Im Vajrayāna wird zum Beispiel das

Mandala auch zu diesem Zweck verwendet. Um erste Schritte zu einer Integration des Bewußtseins zu ermöglichen, gewährt es Schutz vor Dämonen – und dieser Schutz ist anfangs notwendig, denn es liegt in der Natur der Dämonen und bösen Kräfte, daß sie die Erfahrung höherer Stufen des Gewahrseins verhindern.

Ein Mandala ist so aufgebaut, daß seine Randbereiche ein unüberwindliches Bollwerk für negative dämonische Einflüsse darstellen. Man visualisiert sich selbst inmitten dieser schützenden heiligen Struktur. Oder man visualisiert sich selbst als identisch mit einer rasenden Meditationsgottheit (Yidam) und läßt von verschiedenen Chakras Lichter ausstrahlen, die sich in tantrische Ritualwaffen verwandeln und einen Schutzkreis bilden. In diesem Schutzkreis ist man sicher vor störenden Energien, die einen davon abhalten könnten, mit dem Weisheitsbewußtsein eins zu werden. Bei dieser Übung muß man wirklich glauben, daß kein schädlicher Einfluß den Schutzschild durchbrechen kann, und man darf sich selbst nicht auf die gewohnte Art sehen, sondern muß sich als einen Aspekt des Buddha-Wesens erfahren.

Die Meditation einer rasenden Gottheit wie Mahākāla, Vajrakilaya, Vajrapāni, Hayagrīva, Garuda oder Kālachakra zerstört Dämonen. Herbert V. Guenther hat die psychologische Bedeutung solcher meditativer Visualisierungen beschrieben:

> Was an schwer Verständlichem aus der Tiefe der Psyche aufsteigt und den Menschen beunruhigt oder gar Besitz von ihm ergreift, hat die konkrete Bezeichnung «Dämonen» erhalten. Wo diese Dämonen nicht bloße Sprachfigur sind, zeugen sie vom Grauen und der Ekstase menschlicher Wirklichkeitserfahrung. Dieses Gefühl, daß hinter dem, was wir empfinden, etwas Verborgenes, Bodenloses, Dämonisches lauert, läßt sich einfach nicht abweisen. Ihm ohne rechtes Verständnis nachzugeben, führt jedoch in die Zersplitterung. Dies vor allem dann, wenn die «Dämonen» verabsolutiert werden wie etwa im Aberglauben oder im Ästhetizismus, wo der Mensch seinen Leidenschaften und Empfindungen

völlig ausgeliefert ist. Es ist daher von größter Bedeutung, diese Zersplitterungstendenzen auszuräumen. Dazu gehört aber, sie als das zu erkennen, was sie sind. Dieses Erkennen ist zugleich geistige Nahrung und der Tod all dessen, was den Menschen aushungert, indem es ihn davon abhält, sich selbst zu finden. In symbolischen Darstellungen schwingt Mahākāla, «der Schwarze Herr der Transzendierenden Bewußtheit», einen Flammendolch, mit dem er die Lebensfäden dieser Dämonen durchschneidet, und in der Hand hält er eine Schädelschale voll mit ihrer Hirnsubstanz, die er austrinkt.[29]

Die meisten Geisteskranken verfügen nicht mehr über die nötige geistige Präsenz, um sich mit der religiösen Medizin meditativer Übungen selbst helfen zu können. In solchen Fällen ist es üblich, daß ein Lama stellvertretend für sie handelt.

Neurotischen Menschen oder solchen, die von ihrer Geisteskrankheit noch nicht gänzlich außer Gefecht gesetzt sind, wird dringend empfohlen, sich so ausgiebig wie möglich der religiösen Praxis zu widmen. Die Mantra-Rezitation gilt als besonders geeignet, die Dämonen des Wahnsinns von innen her auszutreiben; unterstützend werden besondere Kräuterarzneien genommen. Auch Meditation über Gleichmut, Erbarmen und Liebe wird dringend empfohlen.

Die sanfteste Art, mit Dämonen umzugehen, besteht darin, ihnen etwas zu opfern, das ihnen gefällt, und sie dabei zu bitten, einen in Ruhe zu lassen. Interessanterweise, so sagt man ihnen in Tibet nach, schätzen sie als Opfergaben nichts so sehr wie unsere Verunreinigungen und unser Anhaften (durch die sie ja letztlich überhaupt erst entstanden sind). Wenn wir innerlich davon loslassen können, sind die Dämonen befriedigt. Unser Haften an unserer Verblendung, unseren Gewohnheiten, Abneigungen und Gelüsten, ist genau das, was die Geister anzieht. Geben wir diese Vorlieben auf, so verschwinden auch die Geister wieder.

Als weitere Dharma-Methoden für den Umgang mit Geistern nennt Patrul Rinpoche: hingebendes Vertrauen auf den Buddha, den eigenen Lehrer, die Mantra-Praxis und die Rituale; mildtätiges und rechtschaffenes Handeln; gesegnete Schutzkreise und heilige Formeln als Amulett tragen; mit Hilfe von Mantras zubereitete spezielle Arzneien einnehmen, mit Mantras gesegnete Medizinbutter auf bestimmten Körperstellen aufbringen und gesegneten Weihrauch inhalieren.

Es gibt Weihrauch- und Brandopfer-Rituale für alle Arten von Geistern, Beschützern und Gottheiten. Auf Haufen frischer immergrüner Zweige werden geweihte Mischungen aus Körnern und anderen Nahrungsmitteln (und manchmal Heilkräutern) verbrannt. Wer dieses Opfer darbringt, visualisiert dabei, daß die großen Rauchwolken voller Opfergöttinnen sind, die auf Strahlen von Regenbogenlicht reiten und all das bei sich tragen, was benötigt oder gewünscht wird. Die Kraft der Visualisation vertausendfacht die Opfergaben. Man visualisiert weiterhin, daß alle Geister befriedigt sind und sich in Regenbogenlicht und schließlich in den leeren Raum des demantenen Bewußtseins auflösen. Lama Mipham soll einmal eigens für das epidemieartige Umsichgreifen von Geisteskrankheiten in einem bestimmten Teil Tibets solch ein Ritual konzipiert und mit großem Erfolg angewendet haben.

Exorzismus

Der rituelle Exorzismus, wie er in Tibet praktiziert wird, erweist sich bei näherem Zusehen als eine Praxis von aktiver und reiner Spiritualität; dieser Hinweis ist durchaus notwendig, denn noch vor wenigen Jahrzehnten stand der tibetische Buddhismus bei Außenseitern, aber auch bei Gelehrten und Anhängern anderer Schulen des Buddhismus in dem Ruf, zu einem Großteil aus magischem Brimborium zu bestehen. Besonders häufig richtete sich die Anklage des Götzendienstes gegen die Riten der Dämonenaustreibung. Für die Tibeter sind diese Riten und Methoden jedoch nichts weiter als zwar äußerlich sehr komplizierte, letztlich aber sehr einfache tantrische

Weisen, die Kräfte von Weisheit und Erbarmen ins Spiel zu bringen. Die Form solcher Riten mag man als «magisch» bezeichnen, da den negativen Kräften hier mit Mitteln und mit einem Bewußtsein begegnet wird, die der alltäglichen Rationalität verschlossen bleiben. Der Lama-Arzt und Exorzist ist jedoch ein Weiser, der sich darüber im klaren ist, daß er in gewisser Weise die Dämonen seines eigenen Bewußtseins läutert – die «unabhängigen» Kräfte des Unbewußten ebenso wie die negativen Kräfte in der äußeren Welt. Er sieht die Dämonen als Verkörperung jener Negativität, die eine unvermeidliche Folge samsarischer Verblendung ist. Die Geister sind aus seinem Erbarmen nicht ausgeschlossen, er möchte sie befreien. Das Vajra-Wesen des reinen Gewahrseins kann auch durch böse Geister nicht getrübt werden. Exorzismus ist nicht das, was wir aus reißerischen Filmen kennen, sondern eine spirituelle «Operation» mit den Instrumenten Bodhichitta und Erbarmen. Wie um das zu unterstreichen, gebraucht der Tibetologe Giuseppe Tucci für Tibets großen Guru, Padmasambhava, den Titel «il exorcisti».

In der tibetischen Tradition gibt es viele verschiedene Arten des rituellen Exorzismus. Der Exorzismus *(bgegs-bzlog-chog)* ist eine Methode, Dämonen, böse Geister und sonstige Hindernisse aus dem Weg zu räumen, die entweder die Dharma-Praxis behindern oder die Gesundheit untergraben. Wurden keine Schutzmaßnahmen angewendet wie etwa Mandala-Visualisation, Mantras oder Amulette, so können Dämonen und Geister Fuß fassen und müssen ausgetrieben werden. Hierbei sind sanfte und gewaltsame Methoden zu unterscheiden.

Die gewaltlosen Arten des Exorzismus sind meist eine Form des Loskaufens *(glud)*. Manche Dämonen sind durch Opfergaben und rituelle Pujas zufriedenzustellen und verflüchtigen sich dann. Für eine andere Form des Loskaufens wird ein Bildnis des Kranken gebraucht, das meist aus Stroh angefertigt wird, sowie ein Stück von dessen Kleidung, aber auch Reis, Zucker, Salz, Butter und Silber enthalten kann. Man wirft das Abbild in die Richtung, aus der diese Art von Geist auftaucht. Der Dämon ist zufriedengestellt und geht

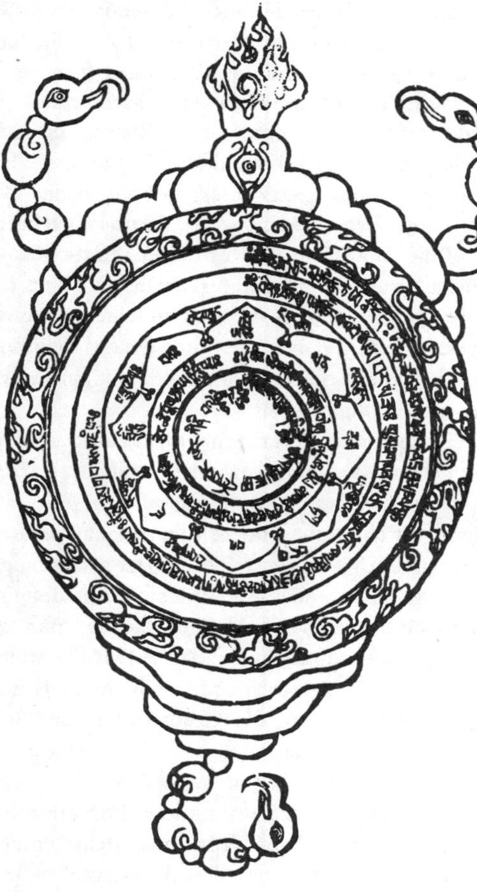

Abb. 18 Ein Skorpion-Amulett mit mantrischem Schutz-Mandala zur Abwehr von Dämonen, die Krankheiten hervorrufen. Der freie Raum wird mit dem Namen und Geburtszeichen des Trägers beschriftet. Es wird dann gefaltet am Körper getragen.

seiner Wege. Auch das Fadenkreuz-Ritual *(mdos)* ist eine Methode dieser Art. Hierzu gehört ein mastartiges Gebilde mit bunten Fäden, die von den Geistern und Dämonen ganz besonders geschätzt werden. Man stellt es vor dem Haus des Patienten auf, wo es der Dämon alsbald entdeckt. Er nimmt es in Besitz und zeigt damit seine Bereitschaft an, es als Lösegeld zu akzeptieren.

Die anderen Arten des Exorzismus, bei denen der Geist mehr gewaltsam aus dem Weg geräumt wird, sind das Verbrennen, das Vergraben und das Bewerfen. Zu all diesen Methoden, auch den sanften, gehören Visualisationen und Mantras, die dem Lama-Arzt die notwendige Kraft für den Exorzismus verleihen. Im destruktiven Exorzismus versetzt der Lama das Bewußtsein des Dämons in einen anderen Bereich, wo es vom Dharma hören und sich auf den Weg zur Befreiung machen kann.

Beim Exorzismus durch Vergraben *(mnan)* lockt man den Geist in einen Gegenstand, der dann vergraben wird. Beim Exorzismus durch Verbrennen *(bsreg)* wird der Geist gerufen und dann entweder in der Hand mit einem besonderen Instrument verbrannt, oder er läßt sich von einem Feueropfer – etwa geschmolzener Butter in einem Gefäß – anlocken und verbrennt dann mit der Opfergabe. Beim Exorzismus durch Bewerfen *('phang)* fertigt man aus trockenem Gras etwas an, was den Geist anzieht. Er wird gerufen und geht in diesen Gegenstand ein. Jetzt schleudert man eine Figur aus rituellem Opferkuchen (Torma) wie ein Geschoß auf das Grasgebilde, das anschließend verbrannt wird.[30]

Bei allen Formen des Exorzismus müssen zwei Voraussetzungen gegeben sein: Gewahrsein der LEERE und Erbarmen mit den Geistern. Wo diese gegeben sind, bedarf es eigentlich keiner besonderen Rituale. LEERE und Erbarmen sind die wirksamsten «Waffen» und Arzneien. Häufig wird der Lama nur deshalb das ganze Ritual ausführen, weil der Patient und seine Familie es so wichtig nehmen und sich davon so sehr beeindrucken lassen. Es hilft den Menschen, weil sie hier etwas Konkretes vor Augen haben, das die Negativität aufnimmt und dann damit verschwindet. Ein verwandtes Verfahren besteht darin, allen Kummer in einen Stein zu projizieren und ihn dann fortzuwerfen: es erleichtert.

Der Chöd-Ritus

Es gibt ein besonderes Opfer-Ritual, das von fortgeschrittenen Dharma-Praktizierenden ausgeführt wird, um negative Kräfte zu beschwichtigen. Dieses mystische Opfer wird Chöd (*gcod*, «schneiden») genannt, denn man schneidet dabei vollständig das gewohnte Ichgefühl ab.

Wer das Chöd-Ritual ausführt, der ruft alle negativen Geister herbei und opfert ihnen seinen Körper. Er zieht alle Elementargeister auf sich, um sie – und sich selbst – zu überwinden. Hier werden derart machtvolle Kräfte entfesselt, daß der Praktizierende sich nach Ansicht von W. Y. Evans-Wentz dem Risiko aussetzt, aus dem psychischen Gleichgewicht zu geraten, dem Wahnsinn zu verfallen oder gar zu sterben. Vielleicht ist das ein wenig übertrieben; richtig ist jedenfalls, daß man hier allen negativen Kräften in sich selbst und der Welt begegnet. Nur wer absolut reine Motive hat, bedingungslos aufrichtig ist und über Weisheit und Erbarmen verfügt, kann sein Ego diesen Wesen opfern und dadurch sie und sich selbst befreien. Wo diese Voraussetzungen nicht gegeben sind, können die Kräfte den Praktizierenden überwältigen.

Bei diesem mystischen Opfer kommt sehr deutlich zum Ausdruck, daß unser Ich-Gefühl in sehr enger Beziehung zu unserer Identifikation mit dem Körper steht. Dieses tief in uns verwurzelte Haften an solchen Identitätsvorstellungen wird im Chöd-Ritus aufgebrochen durch die Visualisierung, daß der Körper zerstückelt und in der eigenen Schädelschale gekocht wird. Was von der Beschreibung her als ziemlich blutrünstige, sadomasochistische und kannibalistische Angelegenheit erscheinen mag, ist in Wahrheit natürlich nichts dergleichen. Es ist das Abschneiden aller sinnlichen Verhaftung und der Ichbezogenheit.

Chöd ist nach den Worten der großen tibetischen Yogini Ma-Chig-La, die sich maßgeblich für die Verbreitung dieses Ritus einsetzte, ein Weg der Befreiung, auf dem das Bewußtsein zum Wohl anderer gewandelt wird – und offenbar auf sehr durchgreifende Weise. So wird von einem Kloster berichtet, dessen Mönche sich intensiv der Chöd-Praxis widmeten. Als in der Gegend eine Choleraepidemie ausbrach, sah man die Mönche überall, wie sie sich um die Kranken kümmerten und die Toten forttrugen. Sie waren nicht mehr mit ihrem Körper identifiziert und kannten daher keine Furcht, und es bedurfte keinerlei Selbstüberwindung, sich dieser furchtbaren Krankheit auszusetzen.

Die Chöd-Praxis wird in meditativer Versunkenheit geübt. Unter Gebeten, die das Bewußtsein zum Weisheits-Geist des reinen Dharmakāya wandeln, und mit dem festen Entschluß, alle Verblendung zu überwinden, bringt man den eigenen Körper als Opfer dar. Zuerst wird er als fett und häßlich visualisiert, als der Haken, an den wir all unsere Begierden und Abneigungen und unser Ego hängen. Dann folgt die Visualisierung einer rasenden Weisheitsgöttin neben diesem Körper; sie ist die eingeborene Weisheits-Natur des Praktizierenden. Sie schlägt ihm den Kopf ab und wirft Stücke seines Körpers in die Schädelschale, die wie ein Kochtopf aufs Feuer gesetzt wird. Unvorstellbares Licht strahlt von diesem Opfer aus.

Jeder Strahl dieses Lichts wird zur Opfergabe für einen der Gäste, die in vier Arten zugegen sind: die Drei Kostbarkeiten, die Beschützer, alle empfindenden Wesen und die verschiedenen Geister. Man visualisiert, daß alle Geschundenen, Hungrigen, Armen, Kranken und Einsamen, daß alle leidenden Wesen nacheinander kommen, um zu empfangen, was immer sie brauchen – Augen, Gliedmaßen, Nahrung, materielle Besitztümer, Trost, Pflege und so weiter. Auch die Dämonen bekommen mit diesem Licht das, was ihre Qual und Aggressivität bezwingt.

Nach der Übung wird alles Gute, das aus ihr erwachsen mag, dem Wohl anderer Wesen dargebracht, und dann folgt ein Wunschgebet, das sich erfüllen soll, wenn der Praktizierende Erleuchtung findet:

Möget ihr alle (ihr unerleuchteten Götter und Elementargeister)
geboren werden [als Menschen] und meine ersten Schüler
werden.
Möge daraufhin das ungeschaffene Wesen des reinen
ungeborenen Geistes
sich manifestieren in der Natur jener drei – der Götter,
Menschen und Elementargeister –,
und möge unter Vermeidung des irreführenden Glaubens an die
Wirklichkeit des «Ich»
ihr Bewußtseinsstrom durchtränkt werden von Liebe und
Erbarmen.[31]

Zusammenfassung

Geister, negative Denkformen, böse Energien, Dämonen, schädliche Geister – diese und viele andere Namen hat die tibetische Überlieferung jenen dunklen Kräften gegeben, die uns beeinflussen und Besitz von uns ergreifen können, so daß wir nicht mehr so denken und handeln können, wie es unserem eigentlichen Wesen entspricht. Wir sind nicht mehr wir selbst, wir zerstören uns selbst, wir werden wahnsinnig.

Der Vielfalt negativer Kräfte und Dämonen, die den Geist befallen können, entspricht eine sehr fein gegliederte Psychopathologie in der tibetischen Heilkunde.

Alle Mittel und Techniken zur Austreibung von Dämonen – Mantras, Visualisation von Schutzkreisen, Hingabe an eine Gottheit und verschiedene Formen des Exorzismus – sind im Grunde verschiedene Erscheinungsformen der höchsten Medizin, von Erbarmen und LEERE . Dies sind die beiden großen Kräfte, die alle Krankheiten und alle bösen Geister überwinden.

10. Drei psychiatrische Kapitel aus dem *Gyü-shi*

Die psychiatrischen Kapitel aus dem Dritten Tantra des *Gyü-shi* stellen die vielleicht älteste niedergeschriebene psychiatrische Überlieferung der Welt dar – über tausend Jahre alt und heute so lebendig wie eh und je, bewahrt durch eine ununterbrochene Übermittlungslinie von Eingeweihten.

Wie bereits erwähnt, gelangte das *Gyü-shi* im achten Jahrhundert von Indien nach Tibet, wo es im 11. Jahrhundert überarbeitet wurde. In seiner Gesamtheit ist das *Gyü-shi* ein Widerhall der frühesten klassischen Werke des indischen Āyurveda. Die Namen mancher der Dämonen aus den psychiatrischen Kapiteln stammen noch aus der indischen Tradition. In der *Charaka-Samhitā*, wo man Textstellen findet, die weitgehend mit dem *Gyü-shi* übereinstimmen, werden in dem Kapitel über Wahnsinn nur sieben Dämonen aufgeführt, während wir im *Gyü-shi* achtzehn Elementargeister und noch zwei andere Arten von Dämonen finden.

Über den Wahnsinn lesen wir bei Charaka folgendes: Er ist entweder eine konstitutionell bedingte Störung des Organismus – wobei die «aufgepeitschten» Säfte in jene besonderen Kanäle überfließen, die «den feinen Geist-Stoff» leiten –, oder er entsteht durch das Einströmen übermenschlicher Kräfte (Dämonen), herbeigeführt durch «feindselige und nichtswürdige Angriffe auf Gottheiten, Brahmanen und Ältere . . ., durch Erschütterungen, Furcht und Freude . . . abnorme Anstrengungen» und auch durch falsche Ernährung.[32] Diese Grundgedanken finden wir auch im *Gyü-shi* wieder, hier jedoch in ein hochentwickeltes, vielschichtiges System eingebettet – ein System, das von lebenden Meistern erklärt werden kann und praktiziert wird.

In sehr gedrängter Weise geben diese Kapitel die ganze Breite und Reichweite tibetischer Psychiatrie wieder: eine ausgefeilte Lehre der Krankheitsentstehung und Diagnostik auf Grund bestimmter Symptome (Charakter und Verhalten der verschiedenen Arten von Dämonen, aber auch andere psychische und somatische Symptome) und ein ebenso durchgebildetes System der Behandlung mit somatischen und spirituellen Arzneien, die der Krankheit auf allen Ebenen begegnen.

Alle Elemente der buddhistischen Medizin Tibets sind in diesen drei psychiatrischen Kapiteln gegenwärtig. Wir haben diese Elemente schon einzeln erörtert; jetzt werden wir sehen, wie sie in diesen Texten zu einer kohärenten Einheit organisiert sind.

Der Text erweist sich als eine aufs äußerste verknappte Darstellungsform. Mitunter steht eine einzige Silbe für einen ganzen Bereich der religiösen oder medizinischen Lehre. Ohne die Hilfe eines kundigen Lama oder Arztes wären diese Schriften für Außenstehende ebenso unverständlich wie unübersetzbar. Diese Hilfestellung leistete Lama Dodrag Amchi aus Bodhnath in Nepal; die Anmerkungen, die der Übersetzung jedes der drei Kapitel folgen, gehen in der Hauptsache auf seine Kommentare zurück.

Die folgenden drei Kapitel aus dem «Unterweisungs-Tantra» *(man-ngag-rgyud)*, dem Dritten Tantra des *Gyü-shi*, stellen das Herzstück der psychiatrischen Überlieferung Tibets dar.[33] Vorgetragen werden ihre Lehren als ein Dialog zwischen dem Rishi Rigpai Yeshe, einer Emanation des Geistes des Heilenden Buddha, und dem Weisen Yilay Kye, einer Emanation der Rede des Heilenden Buddha.

Kapitel 77

Einführung

Das 77. Kapitel benennt achtzehn verschiedene Elementargeister *('byung-po'i gdon)*, die plötzliche Geisteskrankheiten verursachen. Diese Elementargeister besitzen besondere Züge und Merkmale, die sich an den Krankheitserscheinungen des von ihnen befallenen Menschen ablesen lassen. Daher ist die Klassifizierung der Elementargeister zugleich eine Klassifizierung von achtzehn Arten der Psychose.

Alle achtzehn Arten von Elementargeistern sind nach Göttern oder höheren Arten von Geistern, Kräften und Menschen benannt, deren typisches Verhalten sich im pathologischen Verhalten des Kranken widerspiegelt. Die Namen dieser Vorbilder sind im Text mit der Endung für den Possessivfall versehen und durch das Wort Don *(gdon)* ergänzt, das soviel wie «negative Kraft» oder «Dämon» bedeutet.

So heißt zum Beispiel der erste Elementargeist *lha'i gdon*, und das bezeichnet die dämonische Wirkung der Götter, den Geist der Götter, Götter-Dämonen oder die negative Wirkung der Götter. Der Kranke ist nicht von den Göttern selbst besessen, sondern von einer negativen Kraft, die sein Verhalten so steuert, daß es dem von Göttern ähnelt.

Ob die negativen Auswirkungen der Elementargeister von innen oder von außen kommen, wird im Text nicht thematisiert. Sämtliche Auswirkungen dieser Art sind jedenfalls archetypische Formen der Negativität, die das Bewußtsein ganz plötzlich überwältigen und charakteristische, vom Normalverhalten des Patienten drastisch abweichende Verhaltensweisen auslösen. Die Elementargeister und ihre Namengeber sind:

1. *lha*, «Götter» (Skrt. *deva*). Damit ist die ganze Klasse der geringeren Gottheiten aus den oberen Bereichen des Samsāra ge-

meint. Das Reich der Götter ist einer der sechs Hauptbereiche, die das Rad des Lebens bilden. Die Götter sind voller Hochmut und haben ein langes, mit allen Annehmlichkeiten gesegnetes Leben. *lha'i gdon*: dämonischer Einfluß der Götter.

2. *lha-min*, «Eifersüchtige Götter» *(asura)*. Die eifersüchtigen oder Anti-Götter nehmen zwar auch eine sehr hohe Stellung im Rad des Lebens ein, sind aber trotzdem voller Eifersucht auf die höheren Götter und attackieren sie ständig. Körperlich sind sie halb Gott und halb Tier. Sie sollen die Küsten des großen Ozeans bewohnen, der den Berg Meru umgibt, Zentrum des Universums und Wohnsitz der Götter. Sie leben in der ständigen Furcht, der Ozean könne überlaufen, und sind alle Tage damit beschäftigt, große Holzbottiche anzufertigen, um sein Wasser auszuschöpfen. *lha-min-gyi-gdon*: dämonischer Einfluß der eifersüchtigen Götter.

3. *dri-za*, «Geruchesser» *(gandharva)*. Sie kommen aus der Zone der Gerüche. Sie werden von süß duftenden Dingen angezogen, aber auch von stinkenden Misthaufen und ähnlichem. *dri-za'i gdon*: dämonischer Einfluß der Geruchesser.

4. *klu*, «Schlangengeister» *(nāga)*. Besitzen Schlangenkörper und menschliche Köpfe. Leben im Wasser und in Bäumen. Die Gottheiten unter ihnen bewachen die großen Dharma-Schätze am Grund des Ozeans. Im Zorn sind sie von ungeheurer Kraft und sehr gefährlich. *klu'i gdon*: dämonischer Einfluß der Schlangengeister.

5. *gnod-sbyin*, «Schadenstifter» *(yaksha)*. Suchen Bergpässe und ähnliche Orte heim und werden gelegentlich Richtungs-Dämonen genannt. Reisende tun gut daran, ihnen Opfergaben darzubringen, denn sonst stiften sie gern Schaden. *gnod-sbyin-gyi gdon*: dämonischer Einfluß der Schadenstifter.

6. *tshangs-pa*, «Allgegenwärtiger Geist» *(brahmā)*. Brahmā ist das Höchste Wesen der Hindu, die allgegenwärtige Heiligkeit. *tshangs-ps'i gdon*: dämonischer Einfluß des allgegenwärtigen Geistes.

7. *srin-po*, «Kannibalengeister» *(rākshasa)*. Riesenhafte rotäugige

und rotnackige Geister, die nachts umgehen und den Menschen Schaden zufügen. Guru Padmasambhava unterwarf sie in Tibet. *srin-po'i gdon*: dämonischer Einfluß der Kannibalengeister.

8. *sha-za*, «Fleischesser-Geister». Unsichtbare Geister, die Fleisch und Blut des Menschen verzehren. *sha-za'i gdon*: dämonischer Einfluß der Fleischesser-Geister.

9. *yi-dags*, «Hungrige Geister» *(preta)*. Dies ist eine der sechs Hauptgruppen von Wesen im Rad des Lebens. Auf Grund von extremer Gier wird man in ihrem Bereich wiedergeboren. Sie haben riesige, aufgetriebene Bäuche und dürre Hälse. Sie leiden eine unstillbare Gier nach Essen und Getränken, doch selbst wenn sie Nahrung finden, können sie sie durch ihre dünnen Hälse nicht aufnehmen. *yi-dags-kyi gdon*: dämonischer Einfluß der Hungrigen Geister.

10. *grul-bum*, «Leichenvampire». Leben auf Friedhöfen und Verbrennungsstätten und trinken Blut. *grul-bum-gi gdon*: dämonischer Einfluß der Leichenvampire.

11. *byad-stems*, «Fluchgeister». Negative Geistformen, die von Menschen erzeugt werden, um Feinden zu schaden. *byad-stems-kyi gdon*: dämonischer Einfluß der Fluchgeister.

12. *yeng-ched*, «Erreger des Geistes». Die Geister der Ablenkung, die den geistigen Prozeß, vor allem das Erinnerungsvermögen, stören und Achtlosigkeit und Zerstreutheit erzeugen. *yeng-ched-kyi gdon*: dämonischer Einfluß der Erreger des Geistes.

13. *ro-langs*, «Untote» oder «Zombies». Ein Leichnam, in dem ein böser Geist sein Unwesen treibt. Manche können sich in der Hüfte nicht beugen. Sie verfügen über enorme Kraft. *ro-langs-kyi gdon*: dämonischer Einfluß der Untoten.

14. *mtshun-lha*, «Ahnengötter». Die ursprünglichen Hausgeister der tibetischen Schamanen. Die Geister der Ahnenreihe. *mtshun-la-yi gdon*: dämonischer Einfluß der Ahnengötter.

15. *bla-ma*, «Spiritueller Lehrer», «Guru». *bla-ma'i gdon*: dämonischer Einfluß des Guru. Der Dämon verhält sich wie ein spiritueller Lehrer und führt gern Pūjās und dergleichen aus.

16. *drang-srong*, «Weiser». *drang-srong-gi gdon*: dämonischer Ein-

fluß von Weisen. Der Dämon eignet sich das Gehabe der Rishis an, die sich in Weiß kleiden, über große Weisheit verfügen, gern allein sind und sich peinlich sauber halten.

17. *rgan-po*, «Geachteter Alter». Sie sind alt, rein an Bildung und Gebaren, haben die Haltung alter Männer und ziehen ruhige Orte vor. *rgan-po'i gdon*: dämonischer Einfluß geachteter Alter.

18. *grub-pa*, «Magische Emanation». Von einem Siddha (einem, dem durch tantrische Praxis höhere Kräfte zugewachsen sind) erzeugt. *grub-pa'i gdon*: dämonischer Einfluß magischer Emanationen (oder der Siddhas selbst).

Dies sind die achtzehn «großen Elementargeister» aus der Gesamtheit aller Elementargeister. Die erste und die letzten vier Arten bilden zusammen die Gruppe der fünf höchsten Elementargeister. Von ihnen heißt es, sie seien wie Samen – die Saat künftigen Wahnsinns und künftiger Besessenheit. Der Körper ist der Boden, in den sie gesät werden. Insgesamt sind die achtzehn großen Elementargeister wie Gärtner, die die Saat pflegen und zur Reife bringen.[34]

Kapitel 77 beschreibt, wie Menschen, die von solchen Elementargeistern befallen werden, je nach der besonderen Eigenart des Dämons bestimmte Verhaltensentgleisungen zeigen. Die Beschreibungen sind kurz, aber sehr sprechend. Häufig stimmen sie mit den klassischen Symptomen und Krankheitsbildern der westlichen Psychiatrie überein.

Der Text

Elementargeister

Dann stellte der Weise Yilay Kye folgende Frage: O großer Rishi Rigpai Yeshe, sprich mir davon, wie böse Geister, die Krankheiten verursachen, zu kurieren sind. Ich bitte dich, laß den König der Medizin, der das Leben stützt, erklären. So bat er.

Der Lehrer Rigpai Yeshe sprach darauf: O großer Weiser, höre!

Böse Geister werden zur Erklärung in fünf Gruppen unterteilt: Elementargeister, Wahnsinn auslösende Dämonen, Gedächtnisverlust verursachende Dämonen, planetarische Geister und Schlangengeist-Dämonen.

Was die Elementargeister angeht, so ist die Lehre fünffältig: Ursache, Charakter, Klasse, Symptom und Kur:

Die Ursache:[a] Viele Sünden begehen und untugendhaft handeln; für sich allein sitzen, ohne einen einzigen Freund;[b] den Ort des Dämons besudeln, verletzen, mißachten;[c] gegen das Ehrenwerte verstoßen;[d] von Kummer und anderem gequält sein[e] – [kurz] sich auf unrechtes, dem Gesetz widersprechendes Handeln des Körpers und der Rede einlassen.

Die charakteristischen Merkmale: Die nichtmenschlichen Elementargeister wohnen in Körper, Rede und Geist des Kranken und beherrschen sein Verhalten.

Die Klassen: Die achtzehn großen Klassen der Elementargeister werden so genannt: Gott-Dämonen, Antigott-Dämonen, Geruchesser-Dämonen, Schlangengeist-Dämonen, Schadenstifter-Dämonen, Allgegenwärtiger-Geist-Dämonen, Kannibalen-Dämonen, Fleischesser-Dämonen, Hungrige-Geister-Dämonen, Leichenvampir-Dämonen, Fluchgeister-Dämonen, Geist-Erreger-Dämonen, Untoten-Dämonen, Ahnengeist-Dämonen, Guru-Dämonen, Weisen-Dämonen, Geachtete-Alte-Dämonen, Magische-Emanation-Dämonen.

Die Symptome: Diese Elementargeister ergreifen von Körper, Rede und Geist Besitz und begehen die Handlungen des Betreffenden.

Von der dämonischen Wirkung der Götter Besessene sprechen Sanskrit[f] und süße Worte, schlafen wenig, sind gutmütig und halten sich sehr sauber.

Von der dämonischen Wirkung der Antigötter Besessene mögen Fleisch und Wein, schauen indirekt aus den Augenwinkeln und reden sehr dreist daher. Sie sind voller Stolz und grimmigem Zorn.

Von der dämonischen Wirkung der Geruchesser Besessene sind voller Anmut und ergötzen sich an Wohlgerüchen. Sie singen, tanzen und spielen gern. Sie tragen gern schöne Kleidung und werden von rotem Zierrat angezogen.

Von der dämonischen Wirkung der Schlangengeister Besessene haben strahlende Gesichter, blutunterlaufene Augen und einen starren, durchdringenden Blick. Sie mögen das Weiße [Quark, Milch, Butter] und das Rote [Fleisch]. Sie lassen ihre Zunge schnellen und schlafen mit dem Gesicht nach unten.[g]

Von der dämonischen Wirkung der Schadenstifter Besessene mögen Opferkuchen und Fisch. Sie erzählen Geheimnisse[h] und hassen Ärzte und heilige Menschen.

Von der dämonischen Wirkung der allgegenwärtigen Heiligkeit Besessene rufen den Namen Gottes und verbreiten sich über religiöse Schriften. Sie schlagen sich selbst, mißhandeln andere und lachen gern.

Von der dämonischen Wirkung der Kannibalengeister Besessene verfügen über große Körperkraft, führen eine grobe Sprache und essen gern Fleisch.

Von der dämonischen Wirkung der unsichtbaren Fleischesser Befallene schämen sich ihrer selbst; sie reden mit leiser Stimme und sind von gedrückter Art. Sie werden grundlos ohnmächtig und reden unzusammenhängend. Sie kratzen die Erde und die Felder auf.

Von der dämonischen Wirkung der Hungrigen Geister Besessene verhalten sich gemäß der Handlungsweise der Hungrigen Geister.[i]

Von der dämonischen Wirkung der häßlichen bösen Geister[j] Befallene zittern vor Furcht und haben kein Verlangen zu essen.

Von der dämonischen Wirkung der Leichenvampire Befallene haben dunkle Gesichter, gehen langsam und haben Schwellungen an den Genitalien.

Von der dämonischen Wirkung der Fluchgeister Besessene lieben es, Holz zu tragen,[k] nackt zu sein und sich an einsamen Orten aufzuhalten.

Von der dämonischen Wirkung der Erreger des Geistes Besessene trinken viel Wasser, reden plötzlich, um ebenso jäh wieder zu verstummen, und haben eine Abneigung gegen Speisen.

Von der dämonischen Wirkung der Untoten Besessene sagen geradeheraus die Wahrheit, schlafen viel, lieben Zierrat und haben einen zitternden Körper.

Von der dämonischen Wirkung der Ahnengeister Besessene haben einen trockenen Mund und blinzeln. Sie tragen ihre Kleider rückwärts.[l]

Von der dämonischen Wirkung des Guru, des Weisen, des geachteten Alten und der magischen Emanation Besessene stimmen überein in ihrer Handlungs- und Ernährungsweise.[m] Sie sind Kindernarren, lieben es, nackt zu sein, und können nicht an einem Ort bleiben. Ihr Haar ist wild, ihr Geist unglücklich, und sie fühlen sich verloren und verlassen.

Die Kur:[n] Die Natur der Elementargeister wird besänftigt durch Mantra-Rezitation, Opferkuchen, Brandopfer,[o] das Lesen der Schriften, Meditation, Sādhana,[p] Dienen und das Sammeln von Tshog.[q]

Die Elementargeister werden vertrieben durch Räucherwerk, das zu gleichen Teilen aus den folgenden Dingen besteht:[r]

Baldrian
bya-kri
Kalmuswurzel
«Pfauenfedern»
Asafoetida
Erbsenschoten
Kot einer schwarzen Katze
Schlangenhaut

All diese Elementargeister sind schnell zu befreien durch eine äußerlich und innerlich anzuwendende Arznei, die «Medizinbutter» genannt wird. Diese Medizinbutter enthält:

die «drei Hauptfrüchte» [Früchte des rispigen Myrobalanenbaums, der grauen Myrobalane und von *Terminalia belerica*]
Sandelholz
Safran
bya-kri
die «drei Hitzen» [Ingwer, langer Pfeffer, schwarzer Pfeffer]
Kardamom
Berberitze
Kiefer oder Schwarztanne
Fanacetum sibiricum
Ruhrhollarhena
Khaskhasgras oder eine Orchideenart *(pu-shel-rtsi)*
weißer Senf
indische Baldrianart, Narde
Wacholder
Lavendel
langer javanischer Pfeffer
Costus speciosus
Picrorhiza kurroa
«weißer Akonit»
spang-ma [ein bläuliches Mineral]
ldong-ros [ein orangerotes Mineral]
die «sechs Urine»[s]

Es hilft, wenn die Anwendung der Medizinbutter begleitet wird von andächtigen Opfern und den fünf Pfaden mantrischer Wissenschaft.[t]

Lege Opferkuchen, Edelsteine, kostbare Substanzen, Duftstoffe, Weizen und andere Körner, Blumen, gekochten Milchreis, Saft [oder Tee und ähnliches], Weißes [Milch, Quark, Butter], Süßes

[Honig, Zucker, Melasse] an die Stellen, wo die fünf Hauptdämonen – Götter, Guru, Weiser, Alter, magische Emanation – wohnen.

Opfere den Dämonen der Götter in nördlicher Richtung, denen der Antigötter in westlicher Richtung. Opfere den Geruchessern an Wegkreuzungen und Kuhställen, den Wasserschlangen und Ahnengeistern an Flußufern und Wasserfällen. Lege die Opfergaben für schadenstiftende Dämonen an den Zusammenfluß zweier Bäche und für die Kannibalendämonen an Wegkreuzungen. Erweise den Dämonen des allesdurchdringenden Geistes nach Osten hin deine Ehrerbietung, und lege [Opfergaben] für fleischessende Dämonen in verlassenen Häusern in westlicher Richtung hin.

Zu Zeiten, wo die Elementargeister sich von sich aus einnisten, wende man medizinisches Räucherwerk, Opferkuchen und Brandopfer an.

So sprach er.

Hier endet das siebenundsiebzigste Kapitel über die Heilung von Elementargeistern aus dem Tantra der profunden geheimen Unterweisung, dem achtfältigen essentiellen Nektar.

Anmerkungen

a. Die Saat war schon gesät. Die Ursachen «bewässern» sie und lassen sie reifen.
b. Vor allem an Friedhöfen und anderen verlassenen Orten dieser Art.
c. Geister und Dämonen haben einen «Wohnort» – manche in Bäumen, andere im Wasser. Alles, was eine Entwürdigung oder Verunreinigung dieses Ortes bedeutet, hat sehr unangenehme Reaktionen des Geistes zur Folge.
d. Bruch eines Versprechens oder eines Samaya-Gelübdes oder auch Mißachtung der inneren Bande (zu Göttern, Ahnen usw.), über die der Geist regiert.
e. Traurigkeit aus emotionalen Bindungen (zum Beispiel wegen Streit mit dem Ehepartner) und emotionale Spannungen jeder Art; Traurig-

keit aus dem Grund-Widerspruch, daß man der Welt zwar noch verhaftet ist, die Dinge aber zugleich als vergänglich und leer erfährt.
f. Sanskrit ist die archetypische heilige Sprache des Ostens.
g. Nach Art der Schlangen.
h. Oder: «führen Selbstgespräche».
i. Von unstillbarer Gier (nach Essen und Trinken) getrieben.
j. Nicht auf der Liste der Achtzehn; gemeint ist im allgemeinen ein Geist im abendländischen Sinn, der Geist eines Verstorbenen.
k. Oder andere schwere Lasten; überhaupt Vorliebe für schwere körperliche Arbeit.
l. Wörtlich: «tragen ihr Gewand auf der falschen Seite»; das Mönchsgewand wird nämlich stets auf der linken Seite getragen, d. h. die rechte Schulter bleibt frei.
m. Handeln und Essen in Übereinstimmung mit deren Typus (vgl. Nr. 15–18 in der einführenden Liste).
n. Der Sinn dieser Kuren besteht darin, die Gelüste der verschiedenen Geister zu befriedigen, so daß sie die Menschen nicht mehr belästigen.
o. Rauchopfer eignen sich besonders gut zur Besänftigung.
p. Vor allem die Sādhana oder rituelle Praxis des Chenrezi (Verkörperung des Erbarmens) und des Vajrapāni (Verkörperung der Macht; Unterwerfer aller bösen Geister).
q. Eine Zusammenstellung verschiedenartigster Opfergaben, die bei besonderen tantrischen Praktiken gebraucht werden.
r. Für diese Arznei und alle anderen, die noch genannt werden, ist der geistige Zustand des sie anwendenden Arztes von entscheidender Bedeutung. Man muß alle Bestandteile als besonders sauber und rein betrachten. Man muß Pūjās für sie abhalten und sie mit besonderen Segnungen aufladen. Man soll dem Patienten nicht verraten, was in der Arznei ist. Sie wird gemischt und dann staubfein zerrieben. Eine Prise davon wird auf Kohlen verbrannt, und der Patient inhaliert die Dämpfe, wobei über seinen Kopf ein Tuch gebreitet wird.

s. Urin wurde auch im indischen Āyurveda schon häufig als Heilmittel angewendet, vor allem bei Geisteskrankheiten.
t. Wie vom Buddha Gautama dargestellt und im Kangyur niedergeschrieben.

Kapitel 78

Einführung

Dieses Kapitel befaßt sich mit einer Art von Wahnsinn, die Nyo *(smyo)* genannt wird und zu den Sinnen und bestimmten emotionalen und organischen Störungen in Beziehung steht, aber keine abrupten Bewußtseinsspaltungen mit sich bringt wie die im vorigen Kapitel beschriebenen Arten von Geisteskrankheiten.

Die Ursachen des Wahnsinns werden in sieben Klassen unterteilt. In sechs dieser sieben Klassen sind organische und emotionale Faktoren die Hauptursachen der Krankheit, und diese Faktoren wiederum haben ihren Ursprung in der humoralen und mentalen Disposition des Patienten – anders als in Kapitel 77, wo die Elementargeister plötzliche, stark vom Normalverhalten abweichende Symptome erzeugen. Die Ausnahme ist hier die siebente Klasse, wo der Dämon, der die Geisteskrankheit auslöst *(smyo-byed-kyi gdon)*, ganz allein wirkt.

Der wesentliche Unterschied zwischen den Geistern des 77. und den Dämonen des 78. Kapitels besteht darin, daß die ersteren typische Charakter- und Verhaltenszüge besitzen, während die letzteren weniger spezifisch sind und ganz allgemein die Sinne und Emotionen aufpeitschen.

Der Text

Geister, die Wahnsinn auslösen

Dann fuhr der Rishi Rigpai Yeshe fort: O großer Weiser, höre!

Die Krankheit, die das Bewußtsein befällt, wird in vierfacher Weise gelehrt: Ursache, Klasse, Symptom und Kur:

Die Ursache: Schwache Herzkraft,[a] Depression, unglücklicher Geist, angstvolles Über-Denken[b] und unzuträgliche Ernährungsweise sind die primären Ursachen, die den sekundären Ursachen, den Dämonen, Vorschub leisten.

Zum zweiten macht die geistige Verwirrung, daß das Bewußtsein den Pfad des Geistes verlegt und ihn derart entstellt, daß das Erinnerungsvermögen schwach und der Mensch wahnsinnig wird.[c]

Klasse: Er [der Wahnsinn] wird in sieben Klassen erklärt: Wahnsinn aus den Vitalwinden, aus Galle, aus Schleim, aus einer Kombination dieser drei, durch ein sorgenvolles Gemüt, durch Gift und durch Geister.

Symptome: Aus dem Wind entstehend, wird das Fleisch ausgezehrt, man erbricht Schaum, redet und weint viel und läuft hierhin und dorthin. Die Augen sind rot und wolkig, und [die Krankheit] wird schlimmer nach dem Essen.

Aus Galle entstehend, wird man zornig und heftig, liebt das Kalte, hat gelbe Tränen und sieht Feuer und Sterne vor den Augen.

Aus Schleim entstehend, wird man lustlos und niedergeschlagen, redet wenig, hat eine Abneigung gegen Nahrung und schläft viel; viel Schleim tropft aus der Nase und Speichel aus dem Mund.

Aus einer Kombination [der Säfte] entstehend, zeigen sich alle Symptome.

Durch ein sorgenvolles Gemüt entstehend, denkt man ständig an seine eigene Traurigkeit.[d]

Durch Gift entstehend, verwirrt sich der Geist, die Ausstrahlung des Gesichts nimmt stark ab, und die Spannkraft des Körpers schwindet.[e]

Durch dämonische Kraft entstehend, wird alles Handeln schädlich.

Die Kur: Es gibt zwei Methoden, die allgemeine und die besondere.

Um zunächst die Öffnungen zu klären, wo der Geist eintritt,[f] reinige man durch Salbenmassage,[g] medizinisches Bad,[h] durch erzwungenes Erbrechen und durch Aderlaß.[i]

Sodann gebrauche man eine Medizin, die «heilkräftige Medizinbutter» genannt wird:[j]

alte Butter
die drei Hauptfrüchte [Früchte des rispigen Myrobalanenbaums, der grauen Myrobalane und von *Terminalia belerica*]
Mönchspfeffer
Kiefer oder Schwarztanne
indische Sarsaparille, Halbfaden
Gelbwurz
Berberitzenart
Bündelhülse
indische Baldrianart
Costus speciosus
Himbeere oder *Solanum xanthocarpus*
Lavendel
Kastanienrose
Gichtrose
Röhren- oder Purgierkassie
Granatapfel
Erycibe paniculata
Kubebenpfeffer
langer javanischer Pfeffer
Nymphaea stellata
Sandelholz
Wacholder

Sie [die heilkräftige Medizinbutter] erzeugt einen starken Geschlechtstrieb und große Potenz, führt zur Zeugung eines Kindes, macht einen starken Körper und sorgt dafür, daß die Ursache des Wahnsinns von der Wurzel her gänzlich beseitigt wird.

Insbesondere wenn eine *Störung* sich *aus dem Lebenswind* ergibt, wende man das milde Abführmittel an, das «Sanfte Säfte» genannt wird: Verreibe ein Teil Eisenhut mit starkem Bier. Mische sechs Teile Myrobalan hinzu, bis es ein Pulver wird, und verrühre dies mit Wasser. Mische es mit Butter, Melasse und den «sechs guten Dingen» [Kardamom, Kubebenpfeffer, Muskatnuß, Bambusmark, Gewürznelken und Safran]. Ohne die richtige Methode kann diese Medizin ein Hindernis fürs Leben werden.[k]

Oder aber man verwende zwei oder drei Pillen aus gleichen Teilen Muskatnuß und den «fünf Garudas» [Myrobalan, *Costus speciosus*, Kalmuswurzel, Gewürznelken und Sandelholz].

[Oder] bereite eine Pulvermixtur aus:

Melasse
rgyam-tshwa [eine Salzart]
schwarzes Salz
Trachyspermum ammi
Koriander
tsi-tra-ka [spanischer Pfeffer oder Bleiwurzart]
«drei Hitzen» [Ingwer, schwarzer Pfeffer, langer Pfeffer]
Myrobalan

[Oder] vermenge:
Muskatnuß
Butter
Menschenknochen
Medizinbutter

menschliches [oder tierisches] Fleisch, ein Jahr lang getrocknet
starkes Bier.

Der «Brennlöffel»[1] [Moxibustion mit Kräutern] sollte an allen geheimen [Punkten für die] Vitalwinde angewendet werden.[m]

Für *Gallestörungen* läutere zunächst durch Vermengen:[n]
langer Pfeffer
rispiger Myrobalanenbaum
Magnolienart
Rizinus, Wunderbaum
Wurzel von *Nymphaea stellata*

Dann bereite ein Pulver[o] aus:
Enzianart
Alant
Malabarnuß
Picrorhiza kurroa
Safran
graue Myrobalane

Laß Blut aus der Herzader.[p] Mische Enzian in Medizinbutter. Nimm als Nahrung das frische Fleisch von Schaf oder Rind.

Bei *Schleimstörungen* erzeuge man Brechreiz mit einer Mischung[q] aus:
Kuhmilch
Ingwer
Turibaum, Agaste
Krause Distel

Und verwende Kraftnahrung[r] und die Medizin des «Brennlöffels».[s]

Bei *Störungen aufgrund* einer *Kombination* [der drei Säfte] müssen wir auch die Heilvorschriften kombinieren.

Heile den beschwerten Geist mit dem Reichtum des Dharma und durch süße Rede.

Bei *Störungen durch Gift* gebe man eine Tablette, bestehend aus:

dpa-ser
«weißer Akonit»
«roter Akonit»
re-ral
Gelbwurz
«duftendes Wasser» [Urin][t].

Bei Veränderungen, die auf *Geister* zurückzuführen sind,[u] brenne man eine Räucherwerkmischung ab, die aus Urin, Kot, Galle, Krallen beziehungsweise Klauen, Haar und Haut von Katze, Widder, Eule und Fuchs besteht.

So wurde es gesagt.

[Hier endet] das siebenundsiebzigste Kapitel über das Kurieren von Geistern, die Wahnsinn verursachen, aus dem Tantra der profunden geheimen Unterweisung, dem achtfach verzweigten essentiellen Nektar.

Anmerkungen

a. Nicht unbedingt eine körperliche Herzkrankheit, sondern ein «Herzeleid», begleitet von Schlaflosigkeit, Aushungerung, Verzweiflung und dergleichen und von einer Schwäche des Herz-Chakra, das die Winde beeinflußt.

b. Das völlige Beherrschtsein von angstvollen Gedanken.

c. Der «Pfad des Geistes» ist das normale Strömen der Energien der fünf Skandhas durch die fünf Bewußtseinsadern. Verlegt ist dieser Pfad hier an der entscheidenden Stelle, nämlich beim Herz-Chakra, wo sich alle Adern treffen.

d. Zum Beispiel wenn man einen geliebten Menschen verliert und die Traurigkeit durch das Grübeln über diesen Verlust nur vermehrt; es entsteht ein Teufelskreis, der schließlich zu ernsthaften psychischen Störungen führen kann.
e. In diesem Fall ist dem Körper auch mit bester Ernährungsweise nicht zu helfen. Der Geist kann sich nicht aus seinen Illusionen lösen.
f. Poren oder Öffnungen *(bu-ga)*. Nicht nur die inneren Kanäle, sondern auch die Poren der Haut sind für die geistigen Funktionen von Bedeutung. Nur wenn sie nicht durch Verunreinigungen blokkiert sind, kann der Wind frei hindurchströmen und der Geist normal funktionieren.
g. Hier werden die vorbereitenden Reinigungsbehandlungen genannt: Massage für den Wind, Ausleitung durch Erbrechen für den Schleim, Bad für die Galle, Aderlaß für das Blut (das gelegentlich als vierter Saft genannt wird).
h. Dieses spezielle medizinische Bad für die Galle wird «Bad der fünf Nektare» *(bdud-rtsi lnga-lums)* genannt. Es enthält:

Zwergrhododendron
Wacholder
Tenacetum tomentosum, eine aromatische Pflanze
ein immergrünes Gras

Hier werden noch zwei der wichtigsten Mittel gegen Wind – Muskat und Gewürznelken – hinzugefügt, da bei allen psychischen Erkrankungen auch eine Windstörung vorliegt. Alle Bestandteile werden in gleichen Mengen verwendet und das Ganze wird fünfzehn Tage lang in einem geschlossenen Behälter aufbewahrt. Dann gibt man den Zusatz ins Badewasser, wo ein Fermentierungsprozeß in Gang kommt.
i. Blut wird aus der Großzehe und den Fingern gelassen. Manche Arten heißer und durch Galle ausgelöster Geisteskrankheiten hängen mit einem Zuviel an Blut zusammen. Wird Aderlaß empfohlen, so heißt das auch, daß die feinstofflichen Kanäle überprüft werden sollen.

j. Die Zubereitung ist sehr aufwendig. Zuerst werden die Zutaten zu einem Pulver zerstoßen. Dann wird ein Teil Pulver mit sechs Teilen Milch und drei Teilen alter Butter etwa zwei Tage lang gekocht, bis das Ganze sehr klar wird. Nun bewahrt man es an einem kühlen Ort auf, bis es Butter wird. Man nimmt morgens und abends einen Löffel voll.

k. Man nimmt diese stark wirkende Medizin in kleinen Dosen, in diesem Fall oral. Im Vierten Tantra wird sie an einer Stelle auch als Einlauf verordnet. Ein Zuviel kann tödlich sein.

l. *me dang thur-ma*, wörtlich «Feuer und Löffel». Der Löffel besteht aus Eisen, Gold oder Kupfer; *thur-ma* ist auch der Name der Heilpflanze, die bei der Moxibustion abgebrannt wird.

m. Die Punkte für die Moxabehandlung sind hier die Nackenbasis (siebenter Halswirbel der westlichen Anatomie) und der sechste Wirbel darunter (vierter Brustwirbel) sowie der Punkt auf dem Brustbein, der in Höhe der Brustwarzen liegt.

n. Zu Pulver zerstoßen gibt man dies als vorbereitende Medizin, wenn der Patient schlechte Verdauung hat.

o. Ein Löffel des Pulvers wird am Nachmittag mit heißem Wasser eingenommen. Beim Galletypus muß diese Medizin nachmittags oder abends gegeben werden.

p. Im Fußgewölbe.

q. Die Zutaten werden gekocht und eingenommen. Mit dem Erbrechen kommt die Schleimkrankheit heraus.

r. Nahrungsmittel gegen den Schleim sind beispielsweise brauner Zucker, Gemüse, Mais, Sojabohnen und tierische Organe – aber kein Fleisch.

s. Die Punkte gegen Schleim liegen auf der Bauchmitte und am dritten Wirbel unterhalb der Nackenbasis (erster Brustwirbel).

t. Ein Pulver aus den übrigen Zutaten wird mit dem Urin einer rotbraunen Kuh vermischt. Die Kuh muß zuvor sieben Tage lang im Haus gehalten und mit sauberem Gras gefüttert werden. Der Urin sollte bei Sonnenaufgang gewonnen, dann abgeseiht und mit dem Pulver zu einer dicken Paste gekocht werden. Urin, insbesondere

von gesunden und sauberen Menschen und Tieren, gilt in Tibet als ausgezeichnetes antiseptisches und entgiftendes Mittel. Falls nichts anderes zur Hand ist, kann er direkt auf frische Wunden gegeben werden, um eine Infektion zu verhindern. Hier wird er gegen eine innere toxische Reaktion angewendet.
u. Hier geht es nicht um humorale oder emotionale Störungen oder um Gifte, sondern der Wahnsinns-Geist steht ganz im Vordergrund. Anders als die Elementargeister des vorigen Kapitels besitzt dieser Geist keine starken eigenen Charaktermerkmale.

Kapitel 79

Einführung

Die Wirkungsweise der Dämonen, die Gedächtnisverlust bewirken *(brjed-byed-kyi gdon)*, unterscheidet sie kaum von den im 78. Kapitel genannten Geistern des Wahnsinns. Der Unterschied liegt vor allem in der Wirkung selbst: während jene vor allem die Emotionen vergifteten, bewirken die Dämonen des 79. Kapitels Störungen oder gar den Verlust mentaler Funktionen, insbesondere des Gedächtnisses. Sie rauben ihren Opfern die Kraft zu gesammelter Aufmerksamkeit, mindern die Empfänglichkeit für Sinneseindrücke und führen im Extremfall einen vollständigen Gedächtnisverlust herbei.

Beide Gruppen von Dämonen haben besondere Affinitäten zu bestimmten organischen und psychischen Störungen, die – mit jeweils einer Ausnahme – die primären Krankheitsursachen darstellen, aufgrund derer die Dämonen ihre Opfer befallen können. Die Ausnahme ist in den Fällen gegeben, wo der Dämon allein, also ohne andere auslösende Ursachen wirkt. Die anderen Fälle, bei denen der Dämon sich erst als Folge bereits vorhandener Schäden einstellt, bilden die theoretische und therapeutische Basis für psychopathologische Erscheinungen mit organischen und psychologischen Ursachen. Diese werden häufig ganz unabhängig von den

Dämonen betrachtet, da Dämonen in den meisten Fällen ein sekundäres Phänomen darstellen.

Der Text

Die Geister des Gedächtnisverlusts

Dann sprach der Rishi Rigpai Yeshe diese Worte: O großer Weiser, höre!

Das Vergessen wird in dreifacher Weise erklärt: Klasse, Symptome und Methoden der Kur:

Die Klasse: Es gibt fünf Klassen: Lebenswind, Galle, Schleim, Gift und Geister.

Die Symptome: Herzklopfen, Schwindel,[a] geblähter Bauch, verminderte Spannkraft, schmerzende Wirbelsäule,[b] viel Speichel und Nasenschleim zu Krankheitsbeginn; Ohnmachten, Zähneknirschen, Zittern der Hände und Füße, schaumiges Erbrechen; das Denken umnachtet sich.[c]

Aus *Lebenswind* entstehend, beben Hände und Füße, und es ist ein ständiges Sich-Erheben und -Niederlassen.[d]

Aus *Galle* entstehend, wird die Gesichtshaut gelb und der Mund trocken; [die Krankheit] verschlimmert sich zur Essenszeit.[e]

Aus *Schleim* entstehend, sind die Gelenke geschwollen, und der Speichelfluß ist besonders stark.

Aus *Gift* entstehend, sind die Symptome der Krankheit unklar, [und es gibt] Halluzinationen.[f]

Durch *Dämonen* entstehend, wird das Verhalten anders als zuvor.[g]

Die Kur: Reinige die Körperöffnungen mit scharfen Spülungen zum Erbrechen, Reinigungsmitteln für die Nase und medizinischen Einläufen.[h]

Brenne Räucherwerk aus:

Eule [Federn]
Krähe [Federn]
Geier [Federn]
Zer-mo [Federn]
Schlange [Haut und Fleisch]
Hund [Kot]
Affe [Kot]
Pferd [Kot].

Träufle Medizin aus der Gallenflüssigkeit einer gelben Kuh in die Nase.[i] Gib eine Arznei aus:

Kalmuswurzel
Costus speciosus
alter Butter
Honig.

Wenn [die Person] schon lange ohnmächtig ist, brenne fünfundzwanzig [Punkte] an den Fingern und Zehen.[j]

Nachdem man ein mildes Abführmittel von starkem Bier gegeben hat,[k] sollte man die geheimen Winde anheizen und den «Brennlöffel» an geheimen [Punkten] der Lebensader, die Wahnsinn macht, anwenden.[l] Diese Behandlungsweise ähnelt den Reinigungsmaßnahmen bei Dämonen, die Wahnsinn erzeugen.[m]

Wenn im Falle von Geistern, die Wahnsinn oder Gedächtnisverlust verursachen, die Medizin wegen hohem Überschuß an Blut und Galle nicht wirkt,[n] sollten wir sie durch Reinigungsmaßnahmen ersetzen. Danach soll man Moxibustion,[o] Essenzen, die Anregenden Arzneien [langer Pfeffer, Kubebenpfeffer, Kardomom] und nahrhafte Speisen geben.

Die meisten Dämonen, die Wahnsinn und Gedächtnisverlust verursachen, kann man mit Beichte, Waschungen, Opferkuchen, eindrucksvoller Wahrheit und friedvollen rituellen Handlungen besänftigen. Heile die Geister durch sanfte Überredung – mit Wasseropfern, Nāga-Ritualen und Opferkuchen.[p]

Zuletzt wende die rituelle Handlung einer rasenden Erscheinungsform an.[q]

So sprach er.

[Hier endet] das neunundsiebzigste Kapitel über Krankheiten, die zu Gedächtnisverlust führen, aus dem Tantra der tiefen geheimen Unterweisung, dem achtgliedrigen essentiellen Nektar.

Anmerkungen

a. Der Geist ist «eingedrückt», «schwer», «wie von jemandem zusammengeschnürt».

b. Alle Gelenke schmerzen.

c. Dies ist ein allgemeines Kennzeichen dieser Krankheit, ein Abnehmen der Klarheit und des Konzentrationsvermögens, das im chronischen Stadium schließlich zu vollständigem Gedächtnisverlust führt.

d. Verschrecktes, sprunghaftes Verhalten; Knie sind steif und starr.

e. Vor allem bei Gallestörungen verschlimmern sich die Symptome im Zusammenhang mit der Verdauung, und zwar etwa eine Stunde nach den Mahlzeiten. Galle ist dem Feuerelement zugeordnet, und da bei der Verdauung Wärme produziert wird, wird die Galle zu stark angeregt. Diese Wirkung zeigt sich noch stärker, wenn die Speisen selbst heiß sind.

f. Urin- und Pulsuntersuchung führen im Fall von Vergiftungen nicht zu eindeutigen Ergebnissen. Das Gift hat in diesem Fall die Wirkung, daß man sich in eine eingebildete Welt verliert – man hört und sieht Dinge, die nicht da sind.

g. Wie es für die Wirkungsweise der Dämonen kennzeichnend ist, verkehren sich alle Verhaltensweisen des Besessenen ins Gegenteil. Hat er etwa zuvor keinen Alkohol getrunken, so wird er es jetzt tun.

h. Dies sind vorbereitende Reinigungsarzneien.

i. Hat man frische Gallenflüssigkeit einer gelben Kuh zur Verfügung, so seiht man sie durch und träufelt sie in die Nase, um Eiter und anderes zu entfernen. Verwendet man eine alte Gallenblase beziehungsweise ihren Inhalt, so muß man Wasser hinzurühren, dann abseihen und die Flüssigkeit in die Nase träufeln.

j. Ein vom «Dämon des Vergessens» Befallener stürzt häufig hin. Manchmal ist er für bis zu zwanzig oder dreißig Minuten bewußtlos. In diesem Fall müssen Finger- und Zehenspitzen mit einem heißen Eisenmesser berührt werden. Das beste Messer ist eins, mit dem neun Menschen getötet wurden. Das schlechteste noch brauchbare Messer ist eins, mit dem nur ein Mensch getötet wurde.

k. Gerstenbier und Melasse. Wie diese Medizin zubereitet wird, ist im Vierten Tantra beschrieben.

l. Scheitelmitte, unterhalb des Brustbeins und der 1., 8. und zwanzigste Wirbel nach tibetischer Zählung (7. Halswirbel, 6. Brustwirbel und dritter Lendenwirbel der westlichen Anatomie). Ist der Patient so dick, daß man diese Wirbel nicht ertasten kann, so muß man die Punkte vom Halsansatz her durch Abmessen mit Daumenlängen ermitteln.

m. Hinsichtlich der Moxa-Punkte.

n. Dies ist häufig der Fall bei Menschen, die von solchen Dämonen befallen werden.

o. Scheitelmitte und unterhalb des Brustbeins.

p. *shi-wa*, friedvolle religiöse Handlungen, sind: Gebete an die Drei Kostbarkeiten und Sādhanas der friedvollen Gottheiten. Diese spirituellen Übungen müssen von hohen Lamas ausgeführt werden. Friedvoller Exorzismus durch sanfte Überredung geschieht beispielsweise durch Opferkuchen in der Gestalt des Kranken, die nach draußen geworfen werden.

q. *tro-wa (khro-wa)*, «rasende» religiöse Rituale, Sādhanas der rasenden Gottheiten und gewaltsame Methoden des Exorzismus – etwa durch Verbrennen oder Vergraben des Namens des betreffenden Geistes oder eines Objekts, von dem er angezogen wurde. Solche Methoden dürfen nur durch Yogis oder verheiratete Lamas von hoher geistiger Entwicklung ausgeführt werden.

Einige Parallelen zur modernen Psychiatrie

Unter einer allgemeinen deskriptiven Perspektive entsprechen die im 77. Kapitel beschriebenen Formen von Geisteskrankheiten, die durch Elementargeister ausgelöst werden – das plötzliche Einsetzen von durchweg persönlichkeitsfremden Verhaltensweisen mit verhältnismäßig wenig physischen Störungen und keinerlei organischen Ursachen –, den Erscheinungen, die das westliche Modell als «funktionelle Psychose» beschreibt. Insbesondere erinnern uns die durch Elementargeister ausgelösten Symptome an schizophrene und manisch depressive Formen der Psychose.

Beispielsweise bedienen sich Menschen, die von der dämonischen Wirkung der Götter beherrscht sind, gern einer religiösen Sprache, sind sanft und umgänglich und zwanghaft auf Reinlichkeit bedacht, während die von der dämonischen Wirkung des allesdurchdringenden Geistes Besessenen nach Gott schreien, auf religiöse Bücher und Rituale fixiert sind, aggressives und beleidigendes Verhalten zeigen und sogar Hand an sich selbst legen, angeblich um ihre Sünden zu sühnen. Letzteres gehört in die Kategorie «Schizophrenie, paranoider Typ» des *Diagnostic and Statistical Manual of Mental Disorders* und wird dort folgendermaßen charakterisiert: «Verfolgungs- und Größenwahn, häufig mit Halluzinationen verbunden. Gelegentlich exzessive Religiosität. Häufig zeigt der Patient eine feindselige und aggressive Grundhaltung.»[35] Ersteres ist ein abweichendes religiöses Verhalten, wie man es oft bei Schizophrenie und anderen Psychosen beobachtet. Die letzten vier Kategorien von Geistern im 77. Kapitel stehen ebenfalls zu diesem Verhaltenstyp in Beziehung. Beim hebephrenen Typ der Schizophrenie zeigen sich häufig «unmotiviertes Kichern, albernes und regressives Verhalten, Manierismen . . .»,[36] was uns an Menschen erinnert, die von der dämonischen Wirkung der Geruchesser besessen sind und gern «singen, tanzen und spielen». Kranke, die von der dämonischen Wirkung der Antigötter besessen sind, «schauen indirekt aus den Augenwinkeln und reden sehr dreist daher. Sie sind voller Überheblichkeit und grimmigem Zorn» – eine beinah klassische Beschreibung der Manie. An depressive Formen der Psychose erinnert uns die Darstellung in dem Abschnitt über die Wirkung der unsichtbaren Fleischesser; deren Opfer «schämen sich ihrer selbst; sie reden mit leiser Stimme und sind von gedrückter Art. Sie werden grundlos ohnmächtig und reden unzusammenhängend. Sie kratzen die Erde und die Felder auf.»

Solche deskriptiven Übereinstimmungen zwischen dem uralten tibetischen System und der modernen westlichen Psychiatrie scheinen Jungs provozierende Behauptung zu bestätigen, an der Psychopathologie der Schizophrenie lasse sich ohne Zweifel die Erzeugung archaischer Motive und Muster aus dem Unbewußten erkennen. Im übrigen bleibt festzuhalten, daß Schizophrene selbst häufig das Gefühl haben, daß sie von irgendwelchen äußeren Kräften kontrolliert werden; sie geben an, daß sie Schwierigkeiten haben zu unterscheiden, ob ihre Gedanken wirklich ihre eigenen sind oder die Gedanken jener Mächte. Dieses Phänomen stimmt recht gut mit dem überein, was in der tibetischen Psychiatrie unter Besessenheit verstanden wird.

Man könnte noch manche andere Parallele zur Wirkungsweise der Dämonen aufzeigen. Hier mag der Hinweis genügen, daß die Wirkungen dieser Wesen vor allem im *Gyü-shi* auch zu organischen und psychosomatischen Störungen in Beziehung gesetzt werden. Mit den Dämonen des 79. Kapitels sind physische Symptome verbunden, wie sie auch vom *DSM* als psychophysiologische Störungen aufgezeigt werden: Hautprobleme, Kreislauf- und Verdauungsstörungen und ähnliches.

Weiterhin können Ernährungsmängel und Gifte entweder für sich allein Auslöser für psychopathologische Störungen sein oder dem Eindringen der unsichtbaren psychischen Störenfriede Vorschub leisten. Auch hier nennt das *DSM* Formen der Psychose, die mit Stoffwechsel- und Ernährungsstörungen oder mit Giften in Zusammenhang stehen. Die Behandlungsweisen des tibetischen Systems erinnern uns an Megavitamin- und Ernährungstherapie.

Insgesamt sind die im 78. und 79. Kapitel beschriebenen Symptome weniger markant, aber auch weniger befremdend als die des 77. Kapitels. In den Kapiteln 78 und 79 wird deutlich, daß die tibetische Psychiatrie eine Vielzahl verschiedener Ursachen kennt – emotionale Reaktionen, organische Krankheiten, metabolische oder humorale Störungen, Ernährungsmängel und Gifte –, die spezifische Psychoneurosen (vor allem Kapitel 78) und organische Psychosen (vor allem Kapitel 79) verursachen. Dies stimmt mit der modernen medizinischen Klassifizierung dieser Gruppen überein, wo beispielsweise toxische Verwirrungszustände, organischer Schwachsinn, Schilddrüsen-«Wahnsinn» und der (auch im *Gyü-shi* beschriebene) Fall, daß keine erkennbare Ursache vorliegt, unter dem Oberbegriff «Organpsychosen» zusammengefaßt werden. Insbesondere erinnert die Symptombeschreibung im 79. Kapitel an das Krankheitsbild des organischen Schwachsinns, bei dem Gedächtnisverlust ebenfalls einer der hervorstechenden Züge ist.

Die drei Kapitel erwähnen auch die bereits ausführlich beschriebenen Beziehungen zwischen den Säften und bestimmten Persönlichkeitstypen und psychischen Krankheiten. Katatonie entspricht zum Beispiel der Form des Wahnsinns, die dem Schleim zugeordnet ist. Die humoralen Charaktermodelle des tibetischen Systems zeigen auch Übereinstimmungen zu W. H. Sheldons Versuchen, Körpertypen mit Persönlichkeitstypen zu korrelieren: Seine schlanken «Ektomorphen» entsprechen dem tibetischen Wind-Typus und gelten als besonders anfällig für Schizophrenie; die dickleibigen «Endomorphen» entsprechen dem Schleim-Typus, und die athletischen «Mesomorphen» ähneln dem Galle-Typus.

11. Die Pharmakologie der tibetischen Psychiatrie

Weitere psychiatrische Arzneien

So alt das *Gyü-shi* auch ist, seine pflanzlichen Heilmittel werden auch heute noch von den tibetischen Ärzten angewendet, in der Psychiatrie ebenso wie in der allgemeinen Medizin.

Heutige tibetische Ärzte verwenden daneben noch andere Arzneien, die nicht in den hier besprochenen Kapiteln des *Gyü-shi* erwähnt werden. Um das Bild der psychiatrischen Kräuterheilkunde zu vervollständigen, füge ich fünf weitere psychiatrische Arzneien an, die heute im Gebrauch sind. Zusammen veranschaulichen sie das Fortbestehen und die Weiterführung der psychopharmakologischen Tradition Tibets. Wie schon gesagt, erfreuen sich diese Mittel bei den Tibetern größter Wertschätzung, aber soweit ich weiß, ist keines von ihnen bisher wissenschaftlich auf seine Eigenschaften und Wirksamkeit untersucht worden.

Das erste dieser Heilmittel trägt den Namen «Die kostbare Essenz, die den Geist des Kummers fortnimmt» *(sems-kyi gdung-sel rin-chen snying-po shes)*. Es handelt sich um ein Rezept in einem kurzen medizinischen Text, der dem «Türkis-Arzt» Yuthog zugeschrieben wird, dem berühmten Arzt und Heiligen des achten Jahrhunderts. Wie aus dem Kolophon des Texts hervorgeht, hatte Yuthog von diesem Mittel eine so hohe Meinung, daß er stets etwas davon bei sich trug. Der Text wurde mir von dem tibetischen Arzt Amchi Lama Wangla aus Ghoom in Darjeeling erklärt.

Diese Arznei ist nicht nur gegen Geisteskrankheiten und damit verbundene psychische Beschwerden wirksam, sondern kann in kleinen Dosen (eine Pille pro Tag) auch als hochwirksames Kräftigungsmittel genommen werden. Als seine Heiligkeit Düdjom Rinpoche gefragt wurde, ob es eine tibetische Arznei gebe, die die heute im Westen so verbreiteten psychischen Krankheiten lindern könne, nannte er diese «Kostbare Essenz». Der Text zu diesem Heilmittel, das seit über tausend Jahren in Gebrauch ist, lautet:

OM SWASTI! Dies wird genannt «Kostbare Essenz, die den Geist des Kummers fortnimmt», und das niedergeschriebene Rezept unterliegt strengster Geheimhaltung.

Sammle *Costius speciosus*, Kalmuswurzel, langen Pfeffer, wilden Ingwer, schwarzes Salz und, in einer Menge, die dem Gewicht all dieser Zutaten zusammengenommen entspricht, goldenhäutigen Myrobalan [Lama Wangla fügt noch schwarzes Aloeholz hinzu]. Wiederum in gleicher Menge wie all dies, füge «den Yak der höchsten Medizin» [gemeint ist die beste Art von schwarzem Eisenhut] hinzu. Und noch einmal die Menge von allem zusammen an Muskatnuß.

Darüber kostbares entgiftetes Quecksilber.[37] [Zu entgiften ist es so:] Mische vier Gramm reinen Schwefel mit vier Gramm Quecksilber; verreibe diese einen halben Tag lang. Füge diesem so viele Herzen wie möglich hinzu – das Blut eines gesunden Papageien, das Herz eines wilden Yak aus dem Norden und so weiter. Füge auch andere kraftvolle Arzneien hinzu, sofern du sie kennst. Verreibe all dies zu einem sehr feinen Pulver. Während dieser drei Tage [der Reinigung des Quecksilbers] füge soviel Urin eines achtjährigen Kindes hinzu, daß er gerade noch aufgesogen wird [so daß die Mixtur eine schlammige Konsistenz bekommt].

Wenn es die Farbe von Indigo annimmt [nachdem es mit den anderen Zutaten vermischt wurde], rolle es zu Pillen von Erbsengröße. Segne es in einem kostbaren Gefäß, indem du das glückbringende Mantra rezitierst – unmittelbar nach der Tagesmitte.

Es gibt nichts, was durch diese Methode nicht überwunden werden kann, wenn man je nach den Umständen drei, fünf oder sieben

Pillen gibt; insbesondere gilt dies für alle Herzwind-Krankheiten [*snying-rlung nad* – emotionale Leiden des heftigen und depressiven Typs, Streßkrankheiten, hoher Blutdruck, Herzkrankheiten], für Weinen und Schreien im Wahnsinn, ernsten Sensibilitätsverlust, Schluckauf, grundlose Angst und Traurigkeit, rasende Wut, Vergeßlichkeit, verschwommenes Sehen und Schmerzen im oberen Brustraum beim Einatmen.

Vor allem bei schwer zu behandelnden Krankheiten und bei solchen, die von bösen Kräften ausgelöst werden, ist diese Medizin von höchster Heilkraft, selbst wenn man sie einfach nur im Haus hat [was solche Krankheiten sogar verhüten kann].

Auch andere Krankheiten – durch Schleim, Galle und Lymphe, Kälte und Würmer [Mikroorganismen], ja alle heißen und kalten Krankheiten, verursacht durch die drei Säfte – werden von dieser höchsten Medizin überwunden, die Yuthog stets in einem kleinen Beutel am Hals trug.

Dies ist der Schatz des Vaters aller kundigen und geschickten Ärzte, Yuthog von Trong-tse. EMAHO! Wunderbar!

Die nächste Arznei ist ein bei allen psychischen Erkrankungen anwendbarer Weihrauch, den Dodrag Amchi, ein Lama-Arzt in Bodhnath, Nepal, zubereitet und anwendet. Eine Prise davon wird auf einer Kohle abgebrannt. Der Patient hält den Kopf darüber, und wie bei einer Dampf-Inhalation wird zeltartig ein Tuch über ihn gebreitet, so daß er allen Rauch einatmen kann.

Ausschwitzung des schwarzen Aloeholzes
Weihrauch aus weißgrauem Aloeholz *(Boswelia serrata)*
Weihrauch aus rotem Aloeholz
weißer Weihrauch des Salbaums
schwarzer Weihrauch einer Myrrhenart
Muskatnuß
Kubebenpfeffer
Wacholderart

rispiger Myrobalanenbaum
Terminalia belerica
graue Myrobalane
großblütiger Rittersporn

Die folgenden drei psychiatrischen Arzneien stammen aus einem Büchlein mit dem Titel *The Gist Prescriptions of Tibetan Traditional Medicine* («Die Hauptarzneien der überlieferten tibetischen Medizin»). Es wurde vom Tibetan Medical Centre in Dharamsala veröffentlicht und verzeichnet 150 Medikamente, die über das Zentrum zu erhalten sind und überwiegend von den tibetischen Flüchtlingen in Indien verwendet werden. Die ersten siebzehn der hier aufgeführten Arzneien sind gegen Streßkrankheiten und emotionale Probleme; einige stimmen exakt mit den Rezepten im Zweiten Tantra des *Gyü-shi* überein.

Der Text ist auf tibetisch abgefaßt. Er beschreibt die Störung und die Anwendungsweise des Mittels, sagt aber nichts über dessen Zusammensetzung. Der Leiter des Zentrums gab freundlicherweise über die Namen der Zutaten Auskunft.

Die Hauptarznei Nummer 1 trägt den Namen «Asafoetida plus Fünfundzwanzig». Die Beschreibung dazu lautet:

«Man nehme eine Dosis dieser Medizin, je nach Vorliebe in der Morgen- oder Abenddämmerung; damit werden Windkrankheiten im oberen, unteren und mittleren Teil des Körpers günstig beeinflußt: Krankheiten durch äußere Winde, die durch die Poren der Haut, das Fleisch und die Adern eindringen, durch innere Winde, die in die fünf Vollorgane und die sechs Hohlorgane eindringen, und durch den geheimen Wind, der in die Lebenskraft und die feinstofflichen Kanäle eindringt.»

Das Mittel enthält:

Asafoetida
Muskatnuß
schwarzes Aloeholz

die «Sechs Guten Dinge» (Gewürznelken, Safran, Kardamom, Kubebenpfeffer, Bambusmark, Muskatnuß)
schwarzer Weihrauch einer Myrrhenart
weißer Weihrauch des Salbaums
Alant
Malabarnuß
Nymphaea stellata
Bambusmark
rispiger Myrobalanenbaum
Gewürznelken
nying-sho
«Menschenfleisch»
die «Drei Hitzen» (Ingwer, langer Pfeffer, schwarzer Pfeffer)
verschiedene Herzen

Die Hauptarznei Nummer 12 trägt den Namen «Elf Lebenserhalter». Der Text lautet: «Man nimmt diese Medizin mit lauwarmem abgekochtem Wasser je nach Vorliebe morgens oder abends bei Schmerzen im oberen Brustraum und Rücken, bei Brust und Zwerchfellschmerzen, wenn die Sprache verstummt und wenn das Bewußtsein verwirrt ist, weil erregter Wind in Herz-Chakra und Lebensader eingedrungen ist.»

Das Mittel enthält:

schwarzes Aloeholz
Muskatnuß
nying-sho
Bambusmark
weißer Weihrauch des Salbaums
Costus speciosus
rispiger Myrobalanenbaum
Kastanienrose
Gewürznelken
«Menschenfleisch»
Asafoetida

Und schließlich das Rezept Nummer 13, «Geistiges Glück» oder «Zufriedenheit der Seele». Der Text lautet: «Man nimmt eine Dosis dieser Medizin mit Bier, Knochenbrühe oder abgekochtem Wasser, je nach Vorliebe am Morgen oder Abend. Sie hilft bei Windkrankheiten, vor allem bei Depressionen, die häufig von Zittern begleitet sind, verursacht durch das Eindringen des Windes in die Lebensader, so daß das Bewußtsein nicht länger an seinem natürlichen Ort weilt.»

Das Mittel enthält:

Quecksilber
schwarzes Aloeholz
Gewürznelken
Muskatnuß
Akonit
die «Drei Hitzen» (Ingwer, langer Pfeffer, schwarzer Pfeffer)
verschiedene Herzen

Einige wichtige Heilmittelbestandteile und die Probleme ihrer Identifizierung

In Tibet gibt es keine systematische Klassifizierung der Pflanzen wie im Westen, und die tibetischen *Materia medica* sind demzufolge häufig schwer zu identifizieren. Wichtige Grundsubstanzen haben sogar in verschiedenen Teilen Tibets unterschiedliche Namen, und die haben sich auch noch im Lauf der Jahrhunderte verändert. Nicht genug damit, werden gelegentlich für unterschiedliche Pflanzen gleichlautende Namen verwendet.

Die meisten medizinischen Substanzen aus dem Tier-, Mineralien- und Pflanzenreich haben – sogar innerhalb ein- und derselben Gegend – viele verschiedene Namen. Für *a-ru-ra*, den rispigen Myrobalanenbaum, gibt es im Tibetischen nicht weniger als siebenunddreißig Synonyme und im Sanskrit zweiundvierzig. Eine weitere

Schwierigkeit: In vielen tibetischen Arzneien sind zwar tierische Substanzen enthalten, aber wenn ein Mittel einen Namen aus dem tierischen Bereich trägt, muß dies keineswegs unbedingt ein Hinweis auf tierische Bestandteile sein. Theodor Burang illustriert dieses Problem:

> Bei der Identifizierung tibetischer Heilstoffe können leicht schwere Fehler unterlaufen. Ein Beispiel: Eine manchmal zu Heilzwecken gebrauchte Substanz, *ne-zen*, ist in einer abendländischen Übertragung mit «Sperlingsfleisch» übersetzt worden. Tatsächlich handelt es sich aber um Gerstenkörner, die, von Sperlingen verspeist, bereits in den Verdauungsorganen des Tieres einen Teil der Verdauungsprozesse durchgemacht haben und dann dem Innern vor kurzem gestorbener Sperlinge als Zusatz zu Heilmittelzusammensetzungen entnommen werden.[38]

Überdies beruht die medizinische Lehre Tibets zu einem Großteil auf mündlicher Übermittlung, und ohne diese mündlichen Unterweisungen bleibt die wahre Bedeutung der niedergeschriebenen Substanzennamen im dunkeln. Diese Informationen waren stets geheim und wurden nur an besonders würdige Schüler weitergegeben.

Da die meisten tibetischen Lamas und Ärzte, selbst die wenigen, die europäische Sprachen sprechen, in der botanischen oder medizinischen Fachsprache des Abendlands wenig versiert sind, wird es gemeinsamer Anstrengungen westlicher Wissenschaftler und tibetischer Ärzte bedürfen, um eine zuverlässige Identifizierung der wichtigsten medizinischen Substanzen zu erarbeiten. Diese Arbeit würde die wissenschaftliche Erforschung der tibetischen Medizin ein großes Stück voranbringen, doch bis heute wurde sie nicht geleistet. Ohne diese Basis ist aber das Übersetzen der Namen von Heilsubstanzen ein – vorsichtig ausgedrückt – gewagtes Unterfangen.

Vielleicht liegt es an diesen Schwierigkeiten, daß noch keines der vielen Pflanzenbücher und pharmakologischen Werke Tibets mit korrespondierender lateinischer Terminologie in eine europäische Sprache übersetzt wurde. In China soll es ein tibetisch geschriebenes Buch geben, das die tibetische Pharmakologie mit ihren chinesischen Äquivalenten enthält. Leider ist es mir weder in Indien noch im Westen gelungen, ein Exemplar dieses Buchs aufzutreiben.

Um die Heilsubstanzen in den hier vorgelegten oder besprochenen Werken zu identifizieren, mußte ich daher auf eine ganze Anzahl englischer Nachschlagewerke zurückgreifen, und hier war die Bedeutung pharmakologischer Begriffe, sofern sie überhaupt aufgenommen wurden, nicht unbedingt übereinstimmend dargestellt.

Das beste Nachschlagewerk zu diesem Thema war das *Tibetan English Dictionary* von Chandra Das, erschienen 1902 – nicht gerade ein modernes Werk, aber eine ausgezeichnete Arbeit. Es enthält jedoch nicht alle pharmakologischen Substanzen und gibt in vielen Fällen weder den lateinischen noch den englischen Namen an, sondern identifiziert die Dinge nur als medizinisch verwendete Substanzen. Einer der nützlichsten Züge dieses Wörterbuchs besteht darin, daß es sehr informative Zitate aus tibetischen Medizinwerken über die Eigenschaften der Substanzen anführt. Ebenfalls nützlich für die Identifizierung ist Jäschkes tibetisch-englisches Wörterbuch, doch dieses Werk ist noch älter als das von Chandra Das. Dhongthogs modernes englisch-tibetisches Wörterbuch ist brauchbar für die Verifizierung der Namen von allgemein gebräuchlichen Substanzen.

Es gibt ein russisches Werk (Gammermann), das die tibetischen, lateinischen und russischen Pflanzennamen gegenüberstellt. Auch hier sind nicht alle pflanzlichen Rohstoffe verzeichnet, und an manchen Stellen stößt man auf Unstimmigkeiten. Dennoch, es ist ein sehr umfassendes Werk und das beste, das uns zur Verfügung steht.

Ebenfalls hilfreich ist eine unveröffentlichte Arbeit von Lokesh Chandra, in dem zu den Sanskritbegriffen aus einem alten Āyurveda-Text die tibetischen Äquivalente angeführt werden.

Darüber hinaus habe ich mich auch anderer Werke (von Chopra, Dastur, Jain und anderen) über medizinische Substanzen des Orients bedient.

Mit all diesen Hilfen unternahm ich eine vorläufige Identifizierung der Substanzen, die in den hier vorgestellten psychiatrischen Arzneien und Texten genannt werden. Zusammengefaßt sind diese Materialien in der Tabelle der tibetischen Psychopharmakologie im Anhang. Diese Tabelle wurde in einem frühen Stadium von dem indischen Āyurveda-Gelehrten und Arzt Dr. Vaidya Bhagwan Dash gegengelesen und korrigiert.

Aus diesem Material möchte ich hier noch einige der wichtigsten Substanzen herausheben, die in Tibet zur Behandlung von Geisteskrankheiten verwendet werden: Eisenhut, Asant, *Costus speciosus*, Muskatnuß, Gewürznelken, Kalmus und verschiedene Arten von Räucherwerk.

Eisenhut, Aconitum-Arten (bong-nga). Eisenhut ist so stark giftig, daß man schon beim Hantieren mit der Pflanze gefährdet ist und achtgeben muß, daß man den Staub nicht einatmet, denn er kann die Schleimhäute in Rachen und Magen zerstören. Er ist stets zusammen mit anderen Substanzen zu verwenden, die seine Giftigkeit neutralisieren.

Es gibt sieben Hauptarten des Eisenhut, die im Himalaja wachsen, und alle unterscheiden sich je nach Standort in Qualität und Wirkung. Arzneirezepte verlangen meist ganz bestimmte Arten von Eisenhut. Schwarzer Eisenhut ist die stärkste und heilkräftigste Art. Er wird auch «Große Medizin» genannt. Man verwendet ihn in kleinsten Mengen.

Eisenhut ist in der modernen Pflanzenheilkunde als beruhigendes und Depressionen linderndes Mittel bekannt. Nach tibetischer Auffassung heilt er Herzkrankheiten, die durch ein Übermaß an Wind verursacht wurden – damit sind allerdings nicht einfach physische Herzkrankheiten gemeint, sondern Störungen des Herz-Chakra, die sich auf die geistige Verfassung negativ auswirken. Er wurde früher auch im Westen häufig bei Herzbeschwerden und Erkrankungen der Atmungsorgane angewendet.

Asant, Ferula assafoetida (shing-kun). Verwendet wird das Gummiharz der Wurzel. In der modernen Pflanzenheilkunde ist es als Anregungsmittel für Gehirn und Nervensystem, aber auch als Beruhigungsmittel, schleimlösendes Mittel, Tonikum, Abführmittel, harntreibendes Mittel und Aphrodisiakum bekannt. In der tibetischen Medizin wird es bei Windstörungen am Herz-Chakra, gegen Impotenz und altersbedingte Organdegeneration angewendet.

Heilmittel werden von Tibetern häufig als «besonders gut», «mittelmäßig» und «weniger gut» eingestuft. Dr. Ama Lobsang, die bekannte tibetische Ärztin in Dharamsala, hebt Asafoetida als «besonders gut» unter den psychiatrischen Heilsubstanzen hervor. Gereinigt, abgekocht und mit Milch gemischt, ist es eine sehr heilkräftige Medizin und ein starker Schlaftrunk. Die Güte einer Pflanze wird beurteilt, indem man den Stengel einschneidet und einen weißen Faden zweimal durch den Schnitt zieht. Färbt er sich blau, so ist die Pflanze von bester Qualität.

Costus speciosus (ru-rta). *Ru-rta* kann auch *Saussurea lappa*, eine ganz andere Pflanze sein. In der wissenschaftlichen Literatur sind diese beiden Pflanzen oft verwechselt worden. Die hellbraune, würzige Wurzel von *Costus speciosus* kommt in den psychiatrischen Arzneien der tibetischen Medizin sehr häufig vor. Sie ähnelt der Wurzel des echten Alant (*Inula helenium*, tib. *ma-nu* oder *ma-nu ru-rta*), die in der abendländischen Medizin früher als Lungenheilmittel verwendet wurde.

In der tibetischen Medizin wird *ru-rta* zur Regulierung des Blutdrucks und des Herzwindes angewendet; das Mittel erleichtert außerdem die Nachgeburt und hilft bei Ausbleiben der Regel, aufgetriebenem Bauch und Lungenbeschwerden.

Muskatnuß, Myristica fragrans (dzaa-ti). Wird insbesondere bei Windkrankheiten angewendet, vor allem wenn Lebenswind und Herz-Chakra in Mitleidenschaft gezogen sind. Es heißt sogar, wenn bei psychischen Problemen keine andere Medizin verfügbar sei, könne allein mit Muskat, dem «königlichen Räucherwerk», durch Inhalation eine Heilung erzielt werden. Hierzulande wird Muskat gelegentlich als psychedelische Droge benutzt, kann aber bei falscher Anwendung giftig sein.

Gewürznelke, Caryophyllus aromaticus (li-shi). Ist vor allem ein Heilmittel für die Lebensader *(srog-rtsa)*, die mit dem Herz-Chakra in Verbindung steht, wo die feinstoffliche Lebenskraft, die als Träger des Bewußtseins dient, ihren Sitz hat. Heilsam auch für die feinstofflichen Leitbahnen des Bewußtseins beim Herz-Chakra.

Gewürznelken werden bei fast allen Arten von psychischen Winderkrankungen benutzt, daneben auch bei Windstörungen des Herzens, wozu auch *Angina pectoris* gehört. Die Kraft der Gewürznelken wirkt erwärmend; sie erzeugen Körperwärme und sind gut für die Verdauung.

Kalmus, Acorus calamus (shu-dag). Medizinisch wird nur der aromatische Wurzelstock (Rhizom) verwendet. Er hat viele Heilanwendungen und ist auch in der abendländischen Pflanzenheilkunde als ausgezeichnetes Mittel gegen Schlaflosigkeit und Nervosität bekannt.

Räucherwerk und Duftdrogen. Die Tibeter kennen viele Mittel dieser Art, die sich besonders gut für die Behandlung psychischer Krankheiten eignen. Sie gelten als besonders heilig.

Die Bestandteile des Aloeholz- oder Adlerholzbaums, *Aquilaria agallocha (a-ga-ru)*, können in bestimmten psychiatrischen Fällen, wo Dämonen eine Rolle spielen, sogar für sich allein angewendet werden. In diese Kategorie gehören auch die schwarze und weiße Weihrauchart, die aus der indischen Myrrhe, *Commiphora mukul (gu-gul)*, auch «Schrecken der Geister» genannt, gewonnen werden, und der Weihrauch des Salbaums, *Shorea robusta (spos-dkar)*. Auch die Beeren der Wacholderart *Juniperus pseudosabina (shug-pa)* werden als Weihrauch verbrannt und sollen so gegen Delirien wirksam sein. Die meisten dieser Substanzen werden nicht nur als Weihrauch angewendet, sondern kommen auch in einzunehmenden Arzneien und medizinischen Einreibungen vor.

Heutige tibetische Ärzte schätzen vor allem den Weihrauch des Aloeholzbaumes als ein Mittel gegen die ganze Palette von psychischen Störungen – Angst, Depression, Erregbarkeit und so weiter –, die in die Rubrik «Lung» fallen: Störungen des Lebenswindes im Herz-Chakra. Dieser Weihrauch ist auch sehr gebräuchlich als ein mildes Beruhigungsmittel. Andere Zutaten, die in psychiatrischen Arzneien fast immer vorkommen, sind langer Pfeffer, Kardamom, Kubebenpfeffer und Bestandteile der Kiefer oder Schwarztanne.

Wichtig ist hier, daß die Wirksamkeit psychiatrischer Arzneimittel im allgemeinen weniger von den Eigenschaften einzelner Substanzen abhängt, sondern eher von der Kombination, dem Zusammenwirken der Zutaten. Ohne eine eingehende wissenschaftliche Untersuchung, die auch die feineren Aspekte nicht ausschließt, können wir nicht beurteilen, ob alle Zutaten eines Mittels zusammen die Heilwirkung erzielen oder manche nur noch aus Gründen der Tradition mitverwendet werden. Jedenfalls sind diese Fragen gewiß der Untersuchung wert.

Tibetische Ärzte halten es im allgemeinen nicht für angebracht, sofort die stärkste Medizin einzusetzen. Ihnen geht es nicht darum, ein Symptom so schnell wie möglich zu beseitigen, sondern sie wollen das Übel von der Wurzel her bereinigen. Vorsicht ist auch deshalb geboten, weil starke Mittel schädliche Nebenwirkungen haben können. Zum Beispiel gilt *Asafoetida*-Medizinbutter (zum Einnehmen oder Einreiben) als besonders wirksam gegen Psychosen. Die tibetischen Texte raten jedoch, bei besonders intelligenten Menschen zunächst mit milderen Arzneien zu beginnen, um deren intellektuelle Fähigkeiten nicht negativ zu beeinflussen.

Der medizinische Gebrauch von solchen Substanzen wie Blut oder Urin mag dem westlichen Bewußtsein als ekelhaft oder zumindest haarsträubend erscheinen, doch solche Substanzen finden sich weltweit in den traditionellen Heilsystemen, und bei der wissenschaftlichen Erforschung stellt sich gelegentlich heraus, daß sie durchaus ihren Sinn und Nutzen haben. In neuerer Zeit wurde beispielsweise festgestellt, daß Urin Substanzen enthält, die als hochwirksame Beruhigungsmittel fungieren können, jedoch ohne die Nebenwirkungen synthetischer Tranquilizer.

Die meisten psychiatrischen Arzneien der tibetischen Medizin, auch wenn sie starke Substanzen enthalten, sind harmlos und von langsamer, aber anhaltender Wirkung. Sie sind nicht dazu gedacht, radikale, aber möglicherweise schädliche Veränderungen zu bewirken.

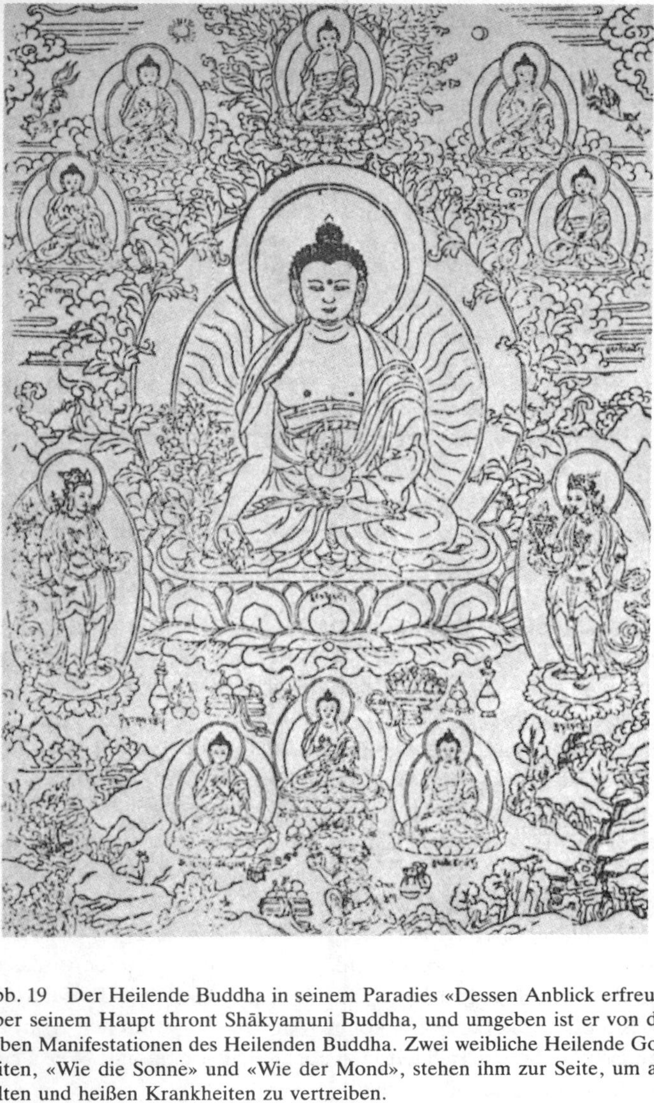

Abb. 19 Der Heilende Buddha in seinem Paradies «Dessen Anblick erfreut». Über seinem Haupt thront Shākyamuni Buddha, und umgeben ist er von den sieben Manifestationen des Heilenden Buddha. Zwei weibliche Heilende Gottheiten, «Wie die Sonne» und «Wie der Mond», stehen ihm zur Seite, um alle kalten und heißen Krankheiten zu vertreiben.

12. Schlußbetrachtung und Ausblick

Ich habe in diesem Buch den Versuch unternommen, das uralte System der buddhistischen Medizin und Psychiatrie Tibets in seinem religiösen, philosophischen und kulturellen Kontext darzustellen.

Die Wurzeln dieses medizinischen Systems liegen, wie wir gesehen haben, im vedischen Indien des zweiten vorchristlichen Jahrtausends. Der Buddha selbst drückte sich in den Begriffen dieses Systems aus, wenn er von der Wahrheit sprach, und mit der Entwicklung des Buddhismus entwickelte und verfeinerte sich auch die alte ayurvedische Heilkunde. Zur Zeit seiner größten Strahlkraft in seinem Mutterland wurde das Juwel des indischen Buddhismus wie auch der Āyurveda nach Tibet übermittelt und dadurch vor der Zerstörung bewahrt. Sie fanden im höchsten Land der Erde eine neue Heimat und blühten dort bis in unsere Zeit hinein weiter. Doch jetzt drohen die Kräfte der Zeit, der Geschichte und des Materialismus dieses Juwel unter sich zu begraben, den Diamantweg des Heilens, der eines der ältesten noch lebendigen Heilsysteme der Welt ist und zudem eines von immenser ethischer, philosophischer und spiritueller Tiefe.

Daß alle Formen früher oder später sterben, liegt im Gesetz der Vergänglichkeit beschlossen und ist der Grund des Leidens, das die buddhistische Medizin heilt. Doch wie der Heilende Buddha dem Ur-Buddha eingeboren ist, könnte auch die inspirierende Kraft der tibetischen Medizin sich auf jetzt noch nicht vorstellbare Weise neue Ausdrucksmöglichkeiten schaffen.

Die tibetische Medizin, vor allem aber die Psychiatrie, mag jemandem, der mit ihrer Terminologie nicht vertraut ist, zunächst allzu fremdartig, wenn nicht gar abwegig erscheinen. Wir haben jedoch unter die Oberfläche geschaut und gesehen, daß dieses System tiefe Einsichten in das Wesen des Geistes und des Bewußtseins zur Grundlage hat. Die buddhistische Sprache, in der diese Dinge ausgedrückt werden, mag für uns eine «Fremdsprache» sein, aber die Erfahrungen sind auch für uns dieselben.

Vor allem sind die Ausdrücke, mit denen in der tibetischen Tradition über Geisteskrankheiten gesprochen wird, ganz anders als die entsprechenden Begriffe unserer Kultur. Ihre Geister sind unsere Psychosen; ihre feinstofflichen Bewußtseinsadern, in denen «der Geist den Wind reitet», sind unsere Synapsen und biochemischen Wechselwirkungen.

Die deskriptiven Übereinstimmungen, die bei bestimmten Formen der Psychopathologie zwischen dem tibetischen und dem westlichen System der Psychiatrie bestehen, wurden in früheren Kapiteln erörtert. Es gibt jedoch noch viele andere Berührungspunkte und Vergleichsmöglichkeiten.

Sigmund Freud betonte immer wieder, daß man psychische Störungen erst dann heilen kann, wenn man das Wesen der Krankheit erfaßt hat. Die Konsequenz aus dieser Anschauung war die Forderung nach intensiver klinischer Beobachtung, und so bekam die Psychologie einen quasi-naturwissenschaftlichen Status. Die Tibeter haben sich zwar keiner naturwissenschaftlichen Methoden im abendländischen Sinne bedient, doch auch sie verfügten, in ihrer eigenen Art und Sprache, über Methoden, den Ursprung einer Krankheit aufzudecken. Diese Methoden beruhen auf der buddhistischen Psychologie, die nicht nur ein rationales System der Klassifizierung von psychischen Krankheiten nach ihren beobachtbaren Symptomen und ihrer jeweiligen Entwicklungsgeschichte darstellt, sondern auch einen breiten Fächer von Behandlungsmöglichkeiten anbietet.

Der psychosomatische Ansatz der tibetischen Medizin besteht in der Auffassung, daß das Bewußtsein die Quelle von Gesundheit und Krankheit ist. Daher sind mentale und spirituelle Heiltechniken hier mit dem regulären oder somatischen Ansatz zu einer Einheit integriert. Meditative und rituelle Praktiken heilen auf einer inneren Ebene und sind darauf angelegt, die Psyche zu integrieren, zu läutern und zu wandeln.

Auch bei der psychiatrischen Behandlung ist diese Integration gegeben: Weder der psychologische noch der physiologische, noch der Umweltaspekt werden für sich allein betrachtet, sondern sie bilden zusammen ein ganzheitliches Modell der Diagnose und Therapie. Eine breite Vielfalt aufs feinste abgestimmter natürlicher Arzneien, aber auch Behandlungsweisen wie Akupunktur oder spezielle Massagetechniken und Übungen werden mit einem ganzen Programm anderer Maßnahmen kombiniert, etwa Veränderungen in Lebensstil, Verhalten und Ernährungsweise, aber auch spirituelle Arzneien und Meditationen, die als Katalysatoren für die Selbstheilungskraft von Geist und Körper wirken.

Neben der Ernährungsweise, die in der tibetischen Medizin gezielt als Heilmittel eingesetzt wird, spielen hier auch Farbe, Temperatur und Art der engeren Umgebung eine wichtige Rolle für die Genesung; welche Gestaltung jeweils die günstigste ist, wird nach der Art der Erkrankung und dem humoralen Typus des Betroffenen genau spezifiziert. Vor allem aber ist wichtig, in welcher Geisteshaltung Pfleger, Ärzte, Therapeuten und Freunde dem Kranken begegnen. Der tibetischen Anschauung, daß der Heilende moralische Integrität und Erbarmen in hohem Maße besitzen muß, wird gewiß auch im Westen manch einer beipflichten, aber dies wird im allgemeinen als kein entscheidender Aspekt für den Heilungsprozeß angesehen; jedenfalls wurden diese Eigenschaften hier nie systematisch entwickelt, wie es in Tibet anhand der Gestalt des Heilenden Buddha geschah. Moderne Autoren auf dem Gebiet der Medizin betonen, daß das Vertrauen zum Therapeuten eine wichtige Voraussetzung für die Heilung ist, und dem würden die Tibeter gewiß zustimmen. Sie wissen seit jeher um die Selbstheilungskraft des Geistes und kennen Methoden, mit denen diese Kraft zu aktivieren ist. Ihr Modell des Heilers ist das am höchsten entwickelte, das man sich vorstellen kann – der Heilende Buddha.* Nur der Heiler, der diesem Vorbild nacheifert und sein Können, seine Weisheit und sein Erbarmen entsprechend ausbildet, ist vertrauenswürdig und in der Lage, das Vertrauen anderer zu erringen.

Psychologisch gesehen ist die tibetische Psychiatrie ein erstaunlich differenziertes System, vor allem wenn man ihr hohes Alter bedenkt. Auf einfache, aber das Grundlegende erfassende Weise benennt sie die psychischen Ursachen der Geisteskrankheiten, die entweder für sich allein wirksam werden oder in Verbindung mit biologischen, Verhaltens-, Umwelt- und spirituellen Faktoren.

Die Wirkungen dämonischer Kräfte, die Geisteskrankheiten heraufbeschwören, sind in einem medizinischen Text beschrieben, der etwa tausend Jahre alt ist. Heutige tibetische Ärzte sprechen von Geistern und Dämonen nicht mehr auf dieselbe Weise wie das *Gyüshi*, sondern meinen damit unsichtbare Energien und Kräfte, die das Bewußtsein beeinflussen. Sie können von innen kommen, aus dem persönlichen oder kollektiven Unbewußten, oder von außen, also von anderen Menschen, aus der Umgebung oder von den Planeten.

Unsichtbare negative Kräfte sind nach tibetischer Auffassung nur eine der möglichen Ursachen von Geisteskrankheiten. Daneben werden organische und innerpsychische Ursachen genannt.

Selbst in Fällen von Besessenheit durch dämonische Kräfte sind jedoch psychische Faktoren mit im Spiel. (Halten wir uns vor Augen, daß das Verständnis der psychischen Hintergründe des Wahnsinns in der westlichen Psychologie erst im 18. Jahrhundert einsetzte.) Einige dieser psychischen Faktoren, die das Auftreten dämonischer Kräfte begünstigen, sind: Isolation, der Bruch von Gelübden und Versprechen, «Sünde», der Verlust von Besitz, geliebten Menschen oder der Selbstachtung und das beharrliche Festhalten an

* der dem «Heiland» im ursprünglichen Sinn des abendländischen Wortes entspricht. (Anm. d. Übers.)

seelischem Schmerz. Den letzteren Fall können wir mit dem vergleichen, was Norbert Wiener die «kybernetische Maschine» nannte: ein «Teufelskreis morbider Ideen», die sich einer ohnehin schon melancholischen Persönlichkeit bemächtigen und diese Disposition weiter verstärken. Egas Moniz, klinischer Professor an der Universität Lissabon,

> war besonders von dem Umstand beeindruckt, daß gewisse Geisteskranke als Typus – ich dachte an Fälle von Zwangsideen und Melancholie – eine umschriebene geistige Existenz haben, die auf einen begrenzten Ideenzyklus eingeengt ist, der, alle anderen beherrschend, dauernd im krankhaften Gehirn des Patienten kreist.[1]

Unseligerweise greift er nach dieser an sich richtigen Beobachtung dann allerdings zum Messer, um seinen Patienten Teile des Gehirns herauszuschneiden – kein Tibeter käme auch nur im Traum auf so eine Idee, denn erstens ist das Gehirn für ihn nicht Zentralorgan des Bewußtseins (sondern nur eine Schaltstelle), zweitens könnte er sich nie eine so isolierte Betrachtungsweise psychischer Prozesse zu eigen machen und drittens wäre er nicht zu solch gewalttätiger Symptombehandlung imstande, sondern würde nach den tieferen Ursachen forschen. In der tibetischen Medizin ist seit jeher bekannt, daß eine Beseitigung von Symptomen auf längere Sicht nur zu einer Verschiebung des Krankheitsbildes führt, solange die tieferen Ursachen nicht bereinigt werden.

Verlust von geliebten Menschen, Besitz, Status und Selbstachtung sind auch im Westen als psychopathogene Faktoren anerkannt, und selbst die religiösen Ursachen – «Sündigen» oder der Bruch von Versprechen – sind in der psychiatrischen Tradition des Abendlandes nicht ohne Parallelen. Für den Psychiater Heinroth (1773–1843) war «Sünde» der eigentliche und tiefste Grund für alle geistig-seelischen Störungen, und was er unter Sünde verstand, ähnelt stark den negativen Kräften, die im Buddhismus genannt werden: Selbstsucht, das Ego mit seiner instinktiven und intellektuellen Neigung zur Selbstverherrlichung. Als die höchste Ebene der Ich-Entwicklung nannte Heinroth die Ausbildung des Gewissens, eines geistigen Altruismus, dem es um das Wohlergehen anderer zu tun war – und das ist das Bodhisattva-Ideal des Mahāyāna-Buddhismus.

Was bei Heinroth noch «Sünde» hieß, wird in der modernen Psychiatrie «Schuldgefühl» genannt. Es entsteht aus inneren Konflikten auf Grund von Verletzungen des eigenen moralischen Bewußtseins und führt zu geistig-seelischen Störungen. In der modernen Psychoanalyse arbeitet der Therapeut darauf hin, die in inneren Konflikten gebundene Energie freizusetzen und das Unbewußte mit dem Ich, dem Über-Ich und den Anforderungen der Wirklichkeit in Einklang zu bringen. Die buddhistische Psychologie stimmt dieser Zielsetzung zu, geht aber in der von Heinroth angedeuteten Richtung über sie hinaus und strebt eine Ebene der Integration an, auf der das Ich sich das Wohlergehen anderer zum ureigensten Anliegen macht.

Hier geht es darum, unbewußte Motivationen und innere Konflikte zu verstehen und in eine bewußte Bodhisattva-Haltung zu verwandeln, also für alle Wesen den Erleuchtungsgedanken zu erzeugen und zu ihrem Wohl zu handeln. Dieses Erbarmen entsteht spontan mit der sich entwickelnden Weisheit und kann niemals ohne sie konkret wirksam werden. Es kann auch niemals Anlaß zur Selbstgefälligkeit sein, etwa wegen kleiner Freundlichkeiten, die man anderen erweist, denn die Motivation, nicht das Handeln als solches, entscheidet darüber, ob unser Tun voller Erbarmen oder egoistisch ist. Der Bodhisattva-Weg ist eine offene, nichts abwehrende und nichts verwerfende Art, zu sein und zu lieben. Die ständige Bereitschaft zu kritischer Selbsteinschätzung ist eine der Bedingungen für diesen Weg zur Wahrheit und Freiheit. Darin läßt sich eine Übereinstimmung mit der Psychoanalyse erkennen. Erich Fromm schrieb: «Sowohl im humanitär-religiösen Denken als in der Psychoanalyse ist die Fähigkeit des Menschen, nach der Wahrheit zu forschen, untrennbar mit dem Erlangen von Freiheit und Unabhängigkeit verknüpft.»[2]

Das führt uns wieder auf die religiöse Ausrichtung der tibetischen

Medizin und Psychiatrie zurück, auf ihre untrennbare Verknüpfung mit den philosophischen und psychologischen Anschauungen des Buddhismus. Die Religion, die der Buddha begründete, wurde eine Weltreligion – unter den nicht-theistischen, «psychologischen» Religionen gewiß die wichtigste –, und wir können den Buddha deshalb als den ersten großen introspektiven Psychologen der Welt bezeichnen. Seine Philosophie und das mit ihr zusammenhängende medizinische System beruhen auf einer schonungslosen und bis zu den Wurzeln vordringenden Betrachtung des Bewußtseins. Durch furchtlose Introspektion und nicht auf Grund von göttlichen oder anderen übernatürlichen Hilfen wurde aus dem Prinzen Siddhārtha der Buddha. Seine Lehre, der Dharma, ist keine dogmatische Theologie, sondern eine Hilfe oder «Stütze» (eine der möglichen Übersetzungen für «Dharma») für die Suche nach einem echten Lebenssinn und für das Bestreben, sich selbst, den eigenen Geist und das Wesen der eigenen Erfahrung zu begreifen.

Der letzte Sinn des Dharma besteht darin, Leiden zu lindern – und nicht nur das Leiden der offensichtlich Kranken und Elenden, sondern das tiefere Leiden, von dem wir alle betroffen sind durch unseren Egoismus, unsere Verblendung, unsere Vorlieben und Abneigungen. Einer der buddhistischen Grundsätze des Pali-Kanon lautet: *Subbe putha jana ummattaka* – «Alle Weltlinge sind geistig zerrüttet.» Dies deutet, wie Francis Story schreibt, darauf hin, «daß es im Buddhismus darum geht, mentale Therapie auf einen Zustand anzuwenden, der allgemein als normal akzeptiert wird, in Wahrheit aber nichts als universale Verblendung ist».[3]

In seinem Bestreben, die «Zerrüttung» der «Weltlinge» zu heilen, hat der Buddha sozusagen eine Art Psychotherapie entwickelt, und viele Autoren auf diesem Gebiet haben tatsächlich ähnliche Gedanken geäußert. Moderne Psychologen wie Erich Fromm schreiben andererseits der Psychoanalyse eine letztlich religiöse Funktion zu, wenn sie etwa von einer «Heilung der Seele» sprechen. Die therapeutischen Mittel, die der Buddha einsetzte und die bis heute angewendet werden, sind natürlich nicht psychoanalytischer Art, sondern streben die Wandlung des Ich durch Moralität, Meditation und Weisheit an. Insbesondere durch die Meditation wird man auf unbewußte Motivationen, mentale Gewohnheiten und innere Konflikte aufmerksam und kann sich allmählich aus diesen Fesseln befreien.

Durch Meditation wird die repressive Kraft des Über-Ich bewußt abgebaut, so daß emotionales und mentales Material aller Art an die Oberfläche dringt. Man beobachtet einfach alles, was sich im Bewußtsein abspielt, man läßt die Inhalte aufsteigen, ohne sie abzuwehren, aber auch ohne sich eigens mit ihnen zu befassen, und dadurch können sie integriert werden und verlieren ihre Macht über uns. Wenn dies auch ein ganz anderes «Verfahren» ist als das der Psychoanalyse, so gibt es doch manche Übereinstimmung – etwa Freuds Beobachtung, daß eine Persönlichkeitsstörung ihren Einfluß auf die unbewußte Motivation der Person verliert, wenn Ursprung und Struktur dieser Störung bewußtgemacht werden.

Das buddhistische Modell geht jedoch darüber hinaus mit der Anschauung, daß es hinter dem analytischen Sehen noch ein Sehen vom Standpunkt der absoluten Wirklichkeit aus gibt: die Einsicht in die Tatsache, daß alles aus der LEERE aufsteigt. Die Erfahrung der LEERE, zu der man nur durch Meditation gelangen kann, löst selbst die allerfeinsten, durch lange Gewohnheit verfestigten und unbemerkbar gewordenen psychischen Strukturen. Selbst Gewohnheiten, die sich durch ungezählte Lebenszyklen fortgesetzt haben mögen, lösen sich auf, und von innen her dämmert, wie an einem blankgefegten Himmel, das Licht der Weisheit herauf.

Durch Meditation und die anderen Formen spiritueller Übung, die der Buddhismus kennt, wird eine Wandlung der Persönlichkeit in Gang gebracht. Was im Westen als das «Ich» oder «Ego» bezeichnet wird – die gesunde, integrierte, rationale Persönlichkeit –, geht durch den Verlust dessen, was der Osten unter «Ego» versteht – nämlich selbstsüchtige, unreife Begierden, Verhaftung und Ängste aufgrund von Einbildung –, nicht verloren, sondern gewinnt neue Kraft. Es geht darum, aus dem Gefängnis der Neurosen und Konditionierungen auszubrechen in den weiten offenen Raum jenseits des

Ich und der Ichverhaftung. Diese Ausrichtung hat sich in jüngster Zeit die noch im Entstehen begriffene Transpersonale Psychologie zu eigen gemacht.[4]

In seinem Buch *The Self in Transformation* hat Herbert Fingarette eine Parallele zwischen buddhistischer Philosophie und Psychologie einerseits und der Psychoanalyse andererseits aufgezeigt:

> Menschen, denen diese harmonische Integration [des Ego] nicht gelingt, sehen sich Hindernissen gegenübergestellt, deren Wesen sie nicht verstehen (Verblendung), oder sie sind «von großem Trotz, von Gier oder feindseligen Impulsen beherrscht». Verblendung, Hochmut, Begierde und Haß – da haben wir das «Syndrom», das von Mystikern in aller Welt mit der Krankheit der Selbstsucht in Verbindung gebracht wird. Die Psychoanalyse erklärt die Neurosen in analoger Weise. Libido und Aggression in ihrer unsublimierten Form (Begierde, Haß, Habgier) führen zu verzerrten, von der Phantasie gefärbten Erfahrungen («Verblendung», «Illusion»).[5]

Durch systematische Schulung der Fähigkeit zu geistiger Sammlung gelingt es schließlich, einen Zustand tiefer meditativer Versunkenheit zu erreichen, der zu Befreiung oder Erleuchtung führen kann. In dieser Meditation werden alle diskursiven mentalen Prozesse transzendiert. In diesem Erleuchtungserlebnis wird auch die Dualität von Ich und Nicht-Ich transzendiert, so daß eine unmittelbare Erfahrung der Wahrheit und Wirklichkeit möglich wird. Dieser Bewußtseins- und Seinszustand ist allerdings im Westen häufig mißverstanden worden. Medizinhistoriker und Psychiater wie Alexander und Selesnick haben beispielsweise behauptet, er sei narzißtisch, antisozial und regressiv. Sie bezeichnen ihn als «psychologische und physiologische Regression auf den vorgeburtlichen Zustand der Unbewußtheit.»[6]

Die tibetische Medizin betrachtet jedoch Unbewußtheit, wie wir gesehen haben, als eine besonders schwere Krankheitsform. Volles

Gewahrsein – nicht Unbewußtheit – ist die Bewußtseinsqualität, die mit der Erfahrung der LEERE verbunden ist. Im übrigen wird der vorgeburtliche Zustand, auch das haben wir erörtert, im Buddhismus keineswegs als ein Zustand seliger Unbewußtheit aufgefaßt, sondern als ein Entwicklungsstadium, in dem es bereits Bewußtsein und Leiden gibt. Schon der Buddha bezeichnete den Schmerz des Geborenwerdens als eines der vier Hauptleiden. Aber der Buddhismus kennt nicht nur das Geburtstrauma im Sinne der abendländischen Psychologie, sondern auch die traumatischen Erfahrungen des ungeborenen Lebens, und darin weicht er radikal von dem westlichen Mythos eines glücklichen Lebens im Mutterschoß ab. In der tibetischen Tradition sind die Bewußtseinszustände und Leiden dieses Entwicklungsabschnittes in allen Einzelheiten dargestellt.

Für Freud war der «Ödipuskomplex» der Grundstein aller Neurosen, und in unseren frühesten Trennungsängsten, die mit diesem Komplex zusammenhängen, sah er das Urbild aller Ängste. Damit wurden die Sexualität und die Ängste, von denen sie umgeben ist, zum zentralen Aspekt der Psychopathologie.

Die tibetische Tradition verkennt nun keineswegs die Bedeutung der Sexualität für psychische Störungen. Unsere Begierden beeinflussen die humoralen Winde, und unser Geisteszustand hängt direkt von der Verfassung der Winde ab; eine Störung des Lebens-Windes spielt, als primäre oder sekundäre Ursache, bei allen Geisteskrankheiten eine Rolle. Das Wirken der Libido ist also von größter Bedeutung für unseren Geisteszustand. Bei geeigneten psychiatrischen Fällen wird Geschlechtsverkehr sogar als Form der Therapie verordnet. Ein aktives Geschlechtsleben galt in Tibet schon immer als erstrebenswert und vom medizinischen Standpunkt aus sogar als gesundheitsnotwendig. Die Methoden der Disziplinierung, Transformierung und schließlich Transzendierung des Geschlechtstriebes sind demgegenüber Bestandteil der spirituellen Praxis. Unterdrückung und Verdrängung in unserem Sinne wird jedoch unter jedem Gesichtspunkt als für Körper und Geist ausgesprochen ungesund abgelehnt.

Was den Ödipuskomplex angeht, ist die buddhistische Psychologie erstaunlich «freudianisch», denn sie betrachtet das Hingezogensein zum einen Elternteil und den Widerwillen gegen den anderen als das Wirkprinzip, das den karmischen Bewußtseinsstrom zur Wiedergeburt hinlenkt. Das *Gyü-shi* spricht es ganz deutlich aus:

> Wenn ein neuer Körper geboren werden soll, ist das Gefühl des Hingezogenseins zum einen Elternteil und des Widerwillens gegen den anderen entscheidend. Wenn keines dieser Gefühle eintritt, gibt es keine Empfängnis und keine Geburt.[7]

Die tibetische Psychiatrie kennt allerdings keine Theorie des Ödipuskomplexes in Hinsicht auf seine psychischen Auswirkungen in der Zeit nach der Geburt. Interessant ist jedoch, daß die Identifikation mit der Essenz («Samen» oder «Menstruationsblut») des einen Elternteils eine Abneigung gegen diesen Elternteil und eine Hinwendung zum anderen mit sich bringt. Hier scheint eine grundlegende psychische Spaltung vorzuliegen, eine dualistische Tendenz, mit der wir geboren werden. Die Dharma-Praxis ist das Mittel, aus dieser grundlegenden Spaltung oder Zersplitterung wieder ein Ganzes zu fügen.

Allgemein läßt sich sagen, daß die tibetische Psychiatrie in ihrer Auffassung der dynamischen Natur psychologischer Prozesse erstaunlich modern ist. Sie kennt keine dauerhafte Selbst-Wesenheit, nur den stets im Wandel begriffenen Fluß von Reaktionen und Wahrnehmungen, Hoffnungen und Ängsten, Gewohnheiten und Motiven, die wir in die äußere Welt projizieren (womit wir sie zugleich entstehen lassen) – bis wir den dynamischen Prozeß in seinem Entstehen und Ablauf als das erkennen, was er ist. Dieses Erkennen steht am Anfang des Pfades zur Erleuchtung.

Das Primat des Geistes und seiner Projektionen und Wahrnehmungen ist der Kernpunkt buddhistischer Philosophie, Psychologie und Psychiatrie. So sagt Padmasambhava:

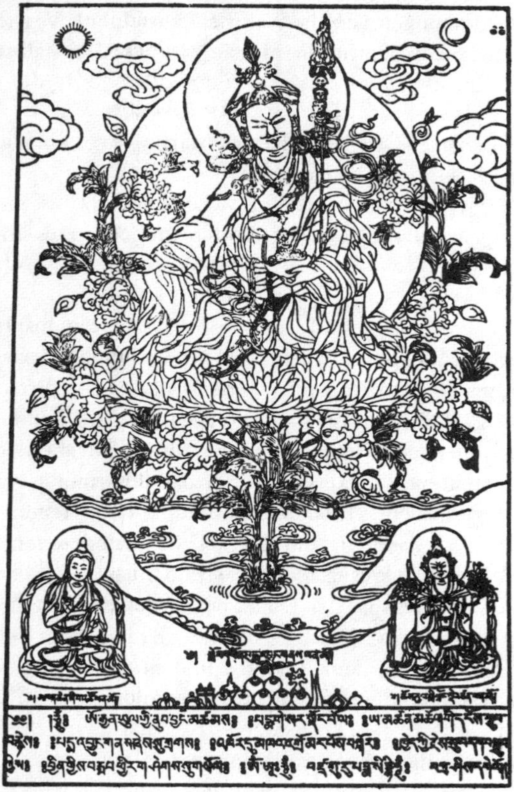

Abb. 20 Guru Padmasambhava mit dem Abt Shāntirakshita zu seiner Rechten und König Trisong Detsen zu seiner Linken. Gemeinsam verhalfen sie vor 1200 Jahren der Dharma-Medizin des Buddha, der Meditationspraxis der Heilenden Gottheiten und dem *Gyü-shi* zu einer neuen Heimat in Tibet. Alle Lehren der buddhistischen Medizin Tibets blieben bis in die jüngste Zeit eine lebendige Tradition, doch nun droht die Kultur, in die sie eingebettet waren, unterzugehen. Was von der tibetischen Medizin überlebte, steht nun im Exil einer modernen Welt gegenüber. Padmasambhava, Shāntirakshita und Trisong Detsen beten darum, daß diese Lehren auch künftigen Wesen zugute kämen. Möge es so sein.

> Alle Erscheinungen sind in Wahrheit nur eigene Vorstellungen, die wie Spiegelungen in einem Spiegel vom Geist selbst erdacht werden.
>
> Da der Dharma ausschließlich im Geist ist, gibt es keinen anderen Ort der Meditation als den Geist.
>
> Es ist . . . ganz unmöglich, den Buddha anderswo als im Geist zu finden.[8]

Die tibetische Medizin und Psychiatrie bietet ein inspirierendes ganzheitliches Modell des Heilens und der Gesundheit, das auch uns im Westen wertvolle Anregungen geben kann. Das zentrale Bild des tibetischen Buddhismus ist auch das zentrale Bild der tibetischen Psychiatrie: die rituelle Glocke, Symbol für die Weisheit der LEERE, und der demantene Vajra, Symbol für das erbarmungsvolle, jeder Situation angemessene Handeln, in den über dem Herzen gekreuzten Händen. Die Reinheit und Klarheit der demantenen LEERE ist hier zum Wohl aller Wesen mit dem strahlenden Licht der Manifestation vereinigt. Das ist der Diamantweg des Heilens und für uns eine Erinnerung und Mahnung, daß wir unsere hochentwickelte medizinische Technik mit dem Herzen und dem Geist vereinigen müssen, wenn wir heilen und geheilt werden wollen.

Mögen wir, die wir alle miteinander
dem Heilenden Buddha verbunden sind,
durch Erleuchtung inspiriert werden.
Möge der Segen von Gesundheit und Wohlbefinden
wie ein Blütenregen aus dem
Paradies der Heilung sein.
Möge der Dharma gedeihen; mögen alle Wesen
glücklich sein und die Große Vollkommenheit erfahren.

Danksagung

Dieses Buch entstand im Rahmen meiner Arbeiten für die Promotion in Psychologie und Religionsforschung. Das begann zunächst als Untersuchung der überlieferten medizinischen Psychiatrie Tibets, mußte sich dann aber zwangsläufig auf den Buddhismus als Medizin und die tibetische Medizin insgesamt ausweiten, als mir klar wurde, daß die tibetische Psychiatrie nicht losgelöst von diesen Aspekten zu betrachten ist.

In seiner jetzigen Gestalt stellt das vorliegende Buch den Versuch dar, die buddhistische Medizin und Psychiatrie Tibets in ihrem religiösen, medizinischen und historischen Kontext darzustellen in der Absicht, ein Bild der einzigartigen Verflochtenheit von Medizin und Religion im Buddhismus zu vermitteln.

Der größte Teil der Forschungsarbeit fiel in das Jahr 1976, und 1977 wurde die Niederschrift abgeschlossen. Für die Buchveröffentlichung habe ich den Text meiner Dissertation 1980 noch einmal überarbeitet. Da aber die Thematik so umfassend ist, nur sehr wenig publiziertes Material dazu vorliegt und ich zudem keine Expertin der tibetischen Sprache bin, werden gewiß manche Mängel und Irrtümer verblieben sein, weshalb dieses Buch keineswegs als fertig oder gar endgültig betrachtet werden darf. Auf das Drängen von Freunden, die sich für das Thema interessieren, veröffentliche ich es trotz seiner Unvollkommenheiten in dieser Form und hoffe, daß es ein tieferes Interesse an der buddhistischen Medizin Tibets wecken wird – einer stark vernachlässigten Disziplin, die aber zu den Wurzeln aller Fragen über Gesundheit und Krankheit vordringt. Ich wünsche mir aufrichtig, daß künftige Studien die vorliegende verbessern, die sich vor allem auf dem Gebiet der tibetischen Psychiatrie eher als eine erste Terrainsondierung versteht.

Ich möchte diese Gelegenheit wahrnehmen, meinem spirituellen Lehrer, seiner Heiligkeit Dudjom Rinpoche, meinen tiefen und herzlichen Dank dafür auszusprechen, daß er diesem Vorhaben seinen Segen gab, und seiner Heiligkeit dem Sechzehnten Gyalwa Karmapa für die Einweihung des Medizin-Buddha. Größten Dank schulde ich auch all den anderen Lamas, die die Güte besaßen, mich den heiligen Dharma zu lehren.

Insbesondere danke ich dem ehrwürdigen Tulku Pema Wangyal und Prof. Dr. Lokesh Chandra, M.P., ohne deren Hilfe und Zuspruch dieses Buch nie zustande gekommen wäre, und den folgenden Personen, die mir beim Recherchieren, bei der Ausarbeitung und Fertigstellung dieser Arbeit halfen: den ehrwürdigen Lamas Khyentse Rinpoche, Dodrup Chen Rinpoche, Thinle Norbu Rinpoche, Dobum Tulku Rinpoche, Ngo-Shul Khen Rinpoche, Khenpo Palden Sherab, Yeshe Dorje Rinpoche, Lama Dodrag Amchi, Amchi Lama Wangla, Geshe Jamspal, Lama Sonam Topgyal, Lama Namdrol Gyatso; ferner Anila Yangchen-la und ihrer Schwester Choskyi-la, Ama Lobsang, Dr. Pema Dorje, E. Gene Smith, Gyurmed Dorje, John Canty, Dr. Vaidya Bhagwan Dash, Jigme Tsarong, Dr. Philip Romero, Glenn H. Mullin, Dr. Jared Rhoton, Arthur Mandelbaum, Bettyann Lopate, Dr. Daniel Goleman, Dr. Jonathan Kane, Dr. Edwin Bokert, Dr. Mary Newman, Edward Henning, Rick Fields, Jim Battaglino und vielen Freunden in Chanteloube. Schließlich gilt mein Dank auch Donald Weiser und allen, die dazu beitrugen, aus dem Manuskript ein Buch zu machen.

Terry Clifford

Anhang

Tabelle der Arzneisubstanzen der tibetischen Psychiatrie

Diese Tabelle, die den Grundbestand der tibetischen Psychopharmakologie wiedergeben möchte, wird gewiß in Zukunft noch Korrekturen und Erweiterungen erfahren. Die tibetischen Begriffe stammen aus den Originaltexten, die im vorliegenden Buch besprochen wurden. Die lateinischen und deutschen Entsprechungen stellen Ergebnisse eigener Forschungsarbeit dar. Wo ein tibetischer Ausdruck mehrere Bedeutungsvarianten besitzt, habe ich mehrere Übersetzungsmöglichkeiten angeführt.

In der Spalte der zusätzlichen Informationen ist auf verkürzte Weise nur das wiedergegeben, was die tibetische Tradition über die betreffende Substanz zu sagen hat. Hier sind gelegentlich tibetische Synonyme mit aufgenommen.

Hier ist für jede Substanz auch angegeben, wo sie in unseren Quellen genannt wird. Ich habe mich folgender Abkürzungen bedient: Die besprochenen Kapitel aus dem Dritten Tantra des *Gyüshi* sind G-s 77, 78 und 79; die «Kostbare Essenz, die den Geist des Kummers nimmt», ist Kost.Ess; der psychiatrische Weihrauch für alle Zwecke ist psych.Weih.; die Hauptrezepte sind Haupt. 1, 12 und 13.

	tibetischer Name	lateinischer Name	deutscher Name	Information
ཀ་ཀོ་ལ་	*ka-ko-la*	*Piper cubeba* oder *Amomum sabulatum*	Kubebenpfeffer oder Kardamomart («Nepal-Kardamom»)	Eines der «Sechs guten Dinge». Gut für die Milz. G-s 78 (dreimal), 79; Psych. Weih.; Haupt. 1.
སྐྱུ་རུ་ར་	*skyu-ru-ra*	*Emblica officinalis*	Graue Myrobalane	Saure Frucht, die Schleim- und Windkrankheiten heilen soll. Vermehrt Galle. Eine der «Drei Hauptfrüchte». G-s 77, 78 (zweimal); Psych. Weih.
སྐྱེར་པ་	*skyer-pa*	*Berberis aristata*	Berberitzenart	Blüten gegen Durchfall; Früchte zum Ausziehen von Galleflüssigkeit; Rinde gegen Wassersucht. Stark kühlend. G-s 77.
ཁ་རུ་ཚ་	*kha-ru-tsha*		Schwarzes Salz: Schmelze einer bestimmten Salzart mit geringem Zusatz von Früchten der Grauen Myrobalane. Es entsteht ein medizinisch wirksames Salz.	Eine von drei Kostbaren Substanzen, die den Lebenswind an seinem richtigen Ort halten. Gegen Blähungen, Schleim und Wind. G-s 78; Kost. Ess.
གནྡྷ་པ་ཏྲ་	*gandha-pa-tra*	*Fanacetum sibiricum*		Ein duftendes Kraut mit gelben Blüten. G-s 77.
གུ་གུལ་	*gu-gul*	*Commiphora mukul*	Myrrhenart	Weihrauch. Das Gummiharz *(ind. Bedellium)*. Die heilige schwarze Form der harzigen Ausschwitzung. Der Duft soll böse Geister vertreiben. «Schrecken der Geister.» Psych. Weih.; Haupt. 1.

	tibetischer Name	lateinischer Name	deutscher Name	Information
གུར་གུམ་	*gur-gum*	*Crocus sativus*	Safran	Heilt alle heißen Krankheiten. Gut für die Leber. Gut bei Gallestörungen. Wird in der chinesischen Literatur über Pflanzen «tibetischer Saflor» genannt. G-s 77, 78 (zweimal); Haupt. 1.
རྒྱ་སྤོས་	*rgya-spos*	*Valeriana wallichi*	Indische Narde (Baldrianart)	G-s 77, 78.
རྒྱམ་ཚྭ་	*rgyam-tshwa*		Eine Salzart	G-s 78.
སྒེ་གཤེར་	*sge-gsher*	*Zingiber officinale*	Ingwer	Vermindert Schleim und Wind und verflüssigt das Blut. G-s 78.
སྒྲོན་ཤིང་	*sgron-shing*	*Pinus silvestris* *Pinus Picea*	Kiefer Rot- oder Schwarztanne	Vermindert Schleim, Kälte und Wind im Magen. G-s 77 (zweimal), 78 (zweimal); Haupt. 1, 13.
དངུལ་ཆུ་	*dngul-chu*		Quecksilber	Das einzige flüssige mineralische Element. Im Charakter dem Geist und dem Wind verwandt. Im Naturzustand extrem giftig. Fördert Vitalität und langes Leben. Haupt. 13; Kost. Ess.
ཅུ་གང་	*cu-gang*		Bambusmark	Süßes Sekret aus den Nahtstellen des Bambus. Heilt Wunden und Entzündungen der Lunge. Eines der «Sechs Guten Dinge». G-s 78; Haupt. 1, 12.
ཆང་	*chang*		Tibetisches Bier	Eine Trägersubstanz zur Einnahme von Arzneien. G-s 78, 79.
སྙིང་སྣ་	*snying-sna*		*Verschiedene Herzen*	*Haupt. 1, 13.*

—	tibetischer Name	lateinischer Name	deutscher Name	Information
སྙིང་ཤོ་ཤ་	*snying-sho-sha*	Verwandt mit *Canavalia gladiata*	(Schwertbohne)	Gut bei Herzkrankheiten. Die Frucht oder Bohne in ihrer langen Hülse sieht wie ein Herz aus. Haupt. 1.
ཏིག་ཏ་	*tig-ta*	*Gentiana barbata* *Swertia chirata* *Gentiana chiretta*	Enzianarten	Drei Arten: indischer, tibetischer und nepalesischer. Heilt Gallenfieber und andere Gallenkrankheiten. Bitter. G-s 78 (zweimal).
རྟ་	*rta*		Pferd	Meist männlich. Hier Kot. G-s 79.
སྟག་ཚེར་	*stag-tsher*	*Rubus idaeus* oder *Solanum xantho-carpum*	Himbeere oder ein Nacht-schattengewächs (Wurzel)	G-s 78.
ཐལ་ཏྲེས་	*thal-tres*	*Hemidesmus indicus*	Indische Sarsaparille, Halbfaden.	Eine Wurzel, die als Sarsaparilla-Ersatz gebraucht wird. G-s 78.
ད་ལིས་	*da-lis*	*Rhododendron chry-santhum*	Gichtrose	Eine Rhododendronart mit duftenden Blättern. Schwarze und weiße Spielart. Heilt Schleim und Gonorrhoe und ver-leiht ein langes Leben. G-s 78.
དུག་ཉུང་	*dug-nyung*	*Holarrhena anti-dysenterica*	Ruhrholarrhena	Kleiner Baum; verwendet werden Rinde (in Indien unter dem Namen *Kurchi* im Handel) und Samen. Gut gegen Ruhr und Gallebeschwerden. G-s 77.
དུར་བྱིད་	*dur-byid*	*Ricinus communis*	Rizinus, Wunderbaum	Purgativum. Die Wurzel vertreibt alle heißen und kalten Krankheiten. G-s 78.
དོང་ག་བ་	*dong-ga-ba*	*Cassia fistula* oder *Pterospermium acerifolium*	Röhrenkassie, Purgier-kassie	Fruchtfleisch und Blüte werden als Abführmittel benutzt. G-s 78.

	tibetischer Name	lateinischer Name	deutscher Name	Information
དྲི་ཆུ་	*dri-chu*		Urin	«Duftendes Wasser». Hier Urin einer roten Kuh oder eines Kindes. G-s 78; Kost. Ess.
ལྡོང་རོས་	*ldong-ros*		Ein gelbes Mineral	«Verführerin». Mineralische Medizin von weiblichem Charakter. G-s 77.
ནཱ་ག་གེ་སར་	*na-ga-ge-sar ge-sar*	*Mesua ferrea*	Kastanienrose, Eisenbaum	In der tib. Medizin drei Arten. Die Blütenkrone wird ähnlich wie Safran verwendet. G-s 78; Haupt. 12.
པ་རྣི་	*pa-rni*	*Desmodium gangeticum*	Bündelhülse	G-s 78.
པི་པི་ལིང་	*pi-pi-ling*	*Piper longum*	Langer Pfeffer	Eine der «Drei Hitzen». Heilt alle kalten Krankheiten. Hilft gegen Schleim. G-s 77, 78 (zweimal), 79; Haupt. 1, 13; Kost. Ess.
པུ་ཤེལ་རྩི་	*pu-shel-rtsi*	*Orchis*-Art oder *Vetiveria zizanoides*	Orchideenart oder Khaskhasgras	Die angenehm duftende Wurzel des *Khaskhas*-Grases aktiviert den Schleim und stillt das Erbrechen. G-s 77.
པོ་སོ་ཆ་	*po-so-cha*	*Sesbania grandiflora*	Turibaum, Agasta	Ein Strauch oder Baum. Arzneilich verwendet werden Blüten, Blätter und Rinde. G-s 78.
པྲི་ཡང་ཀུ་	*pri-yangku*	*Lavendula officinalis* oder *Callicarpa macrophylla*	Lavendel oder Schönfrucht	Medizinisch und wegen ihres Duftes verwendete Pflanzen. «Blume der Elementargeister». G-s 77, 78.
དཔའ་སེར་	*dpa-ser*			Eine bitterschmeckende gelbe Pflanze mit rettichähnlicher Wurzel. Gut bei Gallekrankheiten. G-s 78.

	tibetischer Name	lateinischer Name	deutscher Name	Information
སྤང་སྤོས་	*spang-spos*	*Valeriana officinalis*	Baldrian	«Wiesenweihrauch», auch «Haar der Elementargeister». Die Droge wird aus dem fein verästelten Wurzelballen gewonnen. G-s 77.
སྤང་མ་	*spang-ma*			Ein bläuliches Mineral. G-s 77.
སྤོས་དཀར་	*spos-dkar*	*Shorea robusta*	Salbaum	Aus dem Harz wird weißer Weihrauch gewonnen. Psych. Weih.; Haupt. 1, 12.
སྤྱང་ཚེར་	*spyang-tsher*	*Carduus crispus*	Krause Distel	Extrakte, vor allem aus der Wurzel. G-s 78.
སྤྲང་	*sprang*		Naturhonig	Eine wichtige Heilsubstanz, «Essenz des Blütenreichs». Verstärkt das vitale Leuchten. G-s 79.
སྤྲེལ་	*spre*		Affe	Hier Kot. G-s 79.
ཕོ་བ་རིལ་པོ་	*pho-ba-ril-po*	*Piper nigrum*	Schwarzer Pfeffer	Gut für die Verdauung. G-s 77, 78; Haupt. 1, 13.
བ་ཡི་འོ་མ་	*ba-yi-'o-ma*		Milch von roten Kühen	G-s 78.
བ་སེར་མཁྲིས་པ་	*ba-ser-mkhris-pa*		Gallenflüssigkeit von gelben Kühen	G-s 79.
བ་རུ་ར་	*ba-ru-ra*	*Terminalia belerica*	Myrobalanenbaum	Früchte (belerische Myrobalanen). Eine der «Drei Hauptfrüchte». G-s 77, 78; Psych. Weih.
བ་ཤ་ཀ་	*ba-sha-ka*	*Adhatoda vasica*	Malabarnuß	Strauch mit gelben Blüten. Gut für Galle und Leber. G-s 78; Haupt. 1.
བུ་རམ་	*bu-ram*		Zuckerhaltiger Pflanzen-	Eine Trägersubstanz zum Einnehmen

	tibetischer Name	lateinischer Name	deutscher Name	Information
བོང་ང་	*bong-nga*	*Aconitum*-Art	Echter oder blauer Eisen-	Im Himalaja wachsen sieben Haupt-
བོང་ང་ནག་པོ་	*bong-nga nag-po*	*Aconitum Napellus*	hut, Sturmhut, Akonit	arten von Akonit. Der echte oder blaue Eisenhut (die Tibeter nennen ihn «schwarz») ist sehr giftig. Er schürt die Hitze und heilt Herz- und Geisteskrankheiten, die durch Wind-Überschuß am Herz-Chakra entstehen. «Große Medizin.» G-s 78 (zweimal); Haupt. 13; Kost. Ess.
བོང་ང་དཀར་པོ་	*bong-nga dkar-po*	*Aconitum heterophyllum*		«Weißer Akonit». Heilt Gallenfieber. G-s 77, 78.
བོང་ང་དམར་པོ་	*bong-nga mar-po*			«Roter Akonit». G-s 78.
བོང་ང་སེར་པོ་	*bong-nga ser-po*	*Curcuma zerumbet*		«Gelber Akonit». G-s 78.
བྱ་ཀྲི་	*bya-kri*			Möglicherweise eine Vogelart. G-s 77.
བྱ་རྐང་བ་	*bya-rkang-ba*	*Delphinium grandiflorum*	Großblütige Ritterspornart	Psych. Weih.
བྱ་རོག་	*bya-rog*		Krähe	Hier Federn. G-s 79.
བྱ་རྒོད་	*bya-rgod*		Geier	Hier Federn. G-s 79.
བྱི་ཏང་ག་	*byi-tang-ga*	*Erycibe paniculata*		Frucht, die gegen Würmer und zur Verbesserung der Verdauung wirksam sein soll. G-s 78.
བྱི་ལ་	*byi-la*		Katze	Hier Urin, Kot, Gallenflüssigkeit und Haar. G-s 78; nur Kot: G-s 77.

	tibetischer Name	lateinischer Name	deutscher Name	Information
འབྲི	*'bri*		Yak-Kuh, *dri*	Hier das Herz. Haupt. 13.
དབྱི་མོང་	*dbyi-mong*	*Piper chaba*	Langer javanischer Pfeffer	Gegen Delirien. G-s 77, 78.
སྦྲུལ་ལྤགས་	*sbrul-lpags*		Schlangenhaut	Die Haut gegen Leukodermie (fleckförmiger Verlust der Hautfarbstoffe); das Fleisch vorbeugend gegen Verstopfung und Augenkrankheiten. G-s 77, 79.
མ་ནུ་	*ma-nu*	*Inula helenium*	Alant	Arzneilich verwendet wird der Wurzelstock. G-s 78; Haupt. 1.
མར་རྙིང་	*mar-rnying*		Alte Butter	Am besten geeignet, wenn mindestens neun Jahre alt. Wird in ihren Elementen und Essenzen im Laufe der Zeit immer kraftvoller. G-s 77, 78, 79.
རྨ་བྱ་	*rma-bya*		Pfauenfedern	Hier können wirkliche Pfauenfedern gemeint sein, und zwar der Teil, der das Pfauenauge trägt, aber auch eine Grasart, die «Pfauenfeder» genannt wird. G-s 77.
ཙན་དན་	*tsan-dan*	*Santalum album*	Weißer Sandelbaum	Liefert weißes Sandelholz. Aromatisch und antiseptisch. Vielfache medizinische Verwendung. Dämpft Wind. G-s 77, 78 (zweimal).
ཙི་ཏྲ་ཀ་	*tsi-tra-ka*	*Capsicum annuum* oder *Plumbago ceylanica*	Spanischer Pfeffer (bzw. Paprika) oder Bleiwurzart	Von Bleiwurz werden Wurzel und Same verwendet. Scharfer, blasenziehender Inhaltsstoff. G-s 78.

	tibetischer Name	lateinischer Name	deutscher Name	Information
ཛཱ་ཏི	*dzaa-ti*	*Myristica fragrans*	Muskatnuß	Eines der «Sechs Guten Dinge». Bei Wind-Störungen und Herzkrankheiten. Sehr wichtig bei Geisteskrankheiten. «König des Weihrauchs». G-s 78 (viermal); Haupt. 1, 12, 13; Psych. Weih.; Kost. Ess.
ཝ	*wa*		Tibetischer Fuchs	Hier Urin, Kot, Gallenflüssigkeit, Krallen und Haut; die Leber bei Lungenkrankheiten. G-s 78.
ཟེར་མོ	*zer-mo*			Kleiner gelber Vogel mit rotem Streifen auf dem Kopf. Hier gelbe und rote Federn. G-s 79.
འུ་སུ	*'u-su*	*Coriandrum sativum*	Koriander	Vermindert heißen Schleim im Magen. G-s 78.
འུག་པ	*'ug-pa*		Eule	Hier Federn und Kot. G-s 78.
ཡུང་བ	*yung-ba*	*Curcuma longa*	Gelbwurz, Kurkuma, Safranwurz	G-s 78 (zweimal).
ཡུངས་དཀར	*yungs-dkar*	*Brassica alba*	Weißer Senf	G-s 77.
གཡག་རྒོད	*gyag-rgod*		Wilder Yak	Herz. Haupt. 13; Kost. Ess.
ར་ཐུག	*ra-thug*		Widder	Hier Urin, Kot, Gallenflüssigkeit, Klauen, Haar und Haut. In Räucherwerkmischungen gegen dämonische Kräfte. G-s 78.
རི་བོང	*ri-bong*		Kaninchen	Hier das Herz. Kost. Ess.
རུ་རྟ	*ru-rta*	*Costus speciosus* oder *Sausurea lappa*		Hellbraune aromatische Wurzel. G-s 77, 78 (zweimal), 79; Haupt. 12; Kost. Ess.

	tibetischer Name	lateinischer Name	deutscher Name	Information
རུས་ཆེན་	*rus-chen*		Menschenknochen	Sollen von einem jungen, gesunden Menschen stammen, der durch einen Unfall starb. G-s 78.
རེ་རལ་	*re-ral*			Eine Farnart oder deren Wurzel. Durch Kochen gewonnener Extrakt. G-s 78.
ལ་ལ་ཕུད་	*la-la-phud*	*Trachyspermum ammi*		G-s 78.
ལི་ཤི་	*li-shi*	*Syzygium aromaticum, Caryophyllus aromaticus*	Gewürznelken(-Baum)	Eines der «Sechs Guten Dinge», insbesondere für die Lebensader. Auch gegen kalte Krankheiten und Leberbeschwerden. «Blume der Götter». G-s 78 (viermal); Haupt. 1, 12, 13.
ཤ་ཆེན་	*sha-chen*		Menschenfleisch	Von einem gesunden, sechzehn- bis dreißigjährigen Menschen, der durch Unfall starb. Soll vor Gebrauch ein Jahr lang trocknen. Ersatzweise rotes Fleisch oder Hühnerfleisch. G-s 78; Haupt. 12.
ཤིང་ཀུན་	*shing-kun*	*Ferula assafoetida*	Asant	Medizinisch verwendet wird das stark riechende Gummiharz der Wurzel (*Asafoetida* oder Teufelsdreck genannt). Einer der «Drei Kostbaren Halter des Lebenswindes». Wurm-Mittel; heilt kalte Krankheiten und durch Wind-Überschuß verursachte Herzkrankheiten. Aphrodisiakum und Verjüngungsmittel. G-s 77; Haupt. 1, 12.

	tibetischer Name	lateinischer Name	deutscher Name	Information
ཤུ་དག་	*shu-dag*	*Acorus Calamus*	Kalmus	Wächst in Gewässernähe. Verwendet wird der aromatische Wurzelstock. G-s 77, 78, 79.
ཤུག་པ་	*shug-pa*	*Juniperus pseudo-sabina* und *Juniperus exelsa*	Wacholderarten	Eine heilige Pflanze. Die Beeren werden als Räucherwerk bei Fieberdelirien verwendet. G-s 77, 79; Psych. Weih.
སུག་སྨེལ་	*sug-smel*	*Elettaria cardamomum*	Kardamom	Eines der «Sechs Guten Dinge». Besonders geeignet für Erkrankungen der Nieren. G-s 77, 78 (zweimal), 79; Psych. Weih.; Haupt. 1.
སེ་འབྲུ་	*se-'bru*	*Punica granatum*	Granatapfelbaum	Soll alle kalten Krankheiten heilen; wärmt die Körpermitte, besonders den Magen. G-s 77, 79.
སྲན་ཕུབ་	*sran-phub*		Erbsenschoten	G-s 77.
གསེར་མེ་ཏོག་	*gser-me-tog*	*Magnolia champaca*	Magnolienart	Goldgelbe Blüten. Gut bei Gallestörungen. G-s 78.
ཧ་རི་ནུ་ཀ་	*ha-ri-nu-ka*	*Vitex agnus-castus*	Mönchspfeffer	Heilpflanze mit duftenden, bitteren Inhaltsstoffen. Gut gegen Hitze. G-s 78.
ཧོང་ལེན་	*hong-len*	*Picrorhiza kurroa*		Im Himalaja bis in Höhen von viertausend Metern verbreitete kleine Pflanze. Arzneilich verwendet wird der Wurzelstock (Kutkiwurzel). Bitter und aromatisch. G-s 77, 78.

	tibetischer Name	lateinischer Name	deutscher Name	Information
ཨ་ག་རུ་	*A-ga-ru*	*Aquilaria agallocha*	Aloeholz-, Adlerholzbaum	Besonders heiliger immergrüner Baum. Drei Arten. Medizinisch und als Räucherwerk werden Gummiharz, Holz und das essentielle Öl verwendet. Duft vertreibt böse Geister.
ཨ་ག་རུ་ནག་པོ་	*A-ga-ru nag-po*			Hier die beste, die schwarze Form. Weihrauch und Holz bei Geisteskrankheiten. Psych. Weih.; Haupt. 1, 12, 13; Kost. Ess.
ཨར་སྐྱ་	*Ar-skya*	*Boswellia serrata*		Zählt auch zu den Aloehölzern. Liefert den weniger wertvollen indischen Weihrauch. Psych. Weih.
ཨར་དམར་	*Ar-dmar*			«Rotes Aloeholz» und Weihrauch. Psych. Weih.
ཨ་རུ་ར་	*A-ru-ra*	*Terminalia chebula*	Rispiger Myrobalanenbaum	Sieben Unterarten. Alle Teile dieses Baums werden für verschiedene Krankheiten benutzt. Emblem des Heilenden Buddha. «Höchste Medizin», «Universale Medizin». G-s 78 (zweimal); Kost. Ess.
ཨུཏྤལ་	*Ut-pala* oder	*Nymphaea stellata*		Blaublühende lotos-ähnliche Pflanze.
དན་ད་ཨུ་ཏ་པ་ལ་	*Dan-da-u-ta-pa-la*			Arzneilich verwendet werden die Wurzeln und die blühende Pflanze. Steigert die Fruchtbarkeit. G-s 78; Haupt. 1.

Inhaltsübersicht der Vier Tantras des Gyü-shi

I. *rtsa-rgyud*, «Wurzeltantra» (6 Kapitel)

1. Grundlegende geschichtliche Erörterung: Wie der Buddha sich in den Heilenden Buddha verwandelte und seine Lehren verkündete
2. Grund der Erörterung
3. Grundsätzliches – der «Baum von Gesundheit und Krankheit»
4. Untersuchungsmethoden – Diagnose
5. Heilmethoden – Therapie
6. Zusammenfassende Beschreibung des Systems der Heilkunde

II. *bshad-rgyud*, «Erklärungs-Tantra» (31 Kapitel)

1. Allgemeine Einführung
2. Embryologie
3. Anatomie
4. Physiologie
5. Charakterisierung des Körpers und seiner Prozesse
6. Die Körpertypen und ihre Funktionsweisen
7. Vorboten des Todes
8. Die Saat (Ursachen) der Krankheit
9. Begleitende Krankheitsursachen
10. Einfallswege der Krankheit
11. Symptome, Charakter der Krankheit
12. Klassifizierung der Krankheiten
13. Lebensweise im Hinblick auf den Tag
14. Lebensweise im Hinblick auf Jahreszeiten und Klima
15. Vernünftiges Verhalten im Besonderen und Allgemeinen; natürliche Impulse nicht unterdrücken

16. Nahrung und Getränke
17. Diätregeln; schädliche Kombinationen von Nahrungsmitteln
18. Die richtigen Mengen von Speisen und Getränken
19. Geschmack und Verdauungseigenschaften von Arzneien; Zubereitung von Arzneien
20. Materia medica
21. Pharmakologie, Spezifizierung
22. Chirurgische Instrumente
23. Allgemeine Gesundheitsregeln
24. Diagnostik humoraler Krankheiten
25. Schädliche geistige Neigungen als Krankheitsursachen
26. Arzt, Pfleger und Patient
27. Allgemeine Regeln des Heilens
28. Wie die Behandlung bestimmter Krankheiten zu beginnen hat
29. Fasten und Diät als Mittel der Gesunderhaltung
30. Humoralpathologie und -behandlung
31. Qualifikation und Pflichten eines Arztes

III. *man-ngag rgyud*, «Unterweisungs-Tantra» (92 Kapitel)

1. Einführung – wie man bei der Heilung von Krankheiten vorgeht
2. Windkrankheiten
3. Gallekrankheiten
4. Schleimkrankheiten
5. Kombination von Wind-, Galle- und Schleimkrankheiten
6. Verdauungsbeschwerden
7. Bauchtumor
8. Erstes Stadium der Wassersucht
9. Zweites Stadium der Wassersucht
10. Voll entwickelte Wassersucht
11. Tuberkulose
12. Gewöhnliches Fieber
13. Hitzeursachen des Fiebers
14. Kälteursachen des Fiebers
15. Beginnendes Fieber
16. Voll ausgereiftes Fieber
17. Leeres oder latentes Fieber
18. Verstecktes Fieber
19. Chronisches Fieber
20. Gemischtes Fieber
21. Sich ausbreitendes Fieber
22. Veränderliches Fieber

23. Fieber, Krankheit und Epidemien durch Infektion
24. Pocken
25. Koliken
26. Scharlach, geschwollener Rachen und Geschwüre
27. Schnupfen
28. Kopfkrankheiten
29. Augenkrankheiten
30. Ohrenkrankheiten
31. Nasenkrankheiten
32. Mundkrankheiten
33. Halskrankheiten; Kropf
34. Herzkrankheiten
35. Lungenkrankheiten
36. Leberkrankheiten
37. Milzkrankheiten
38. Nierenkrankheiten
39. Magenkrankheiten
40. Dünndarmkrankheiten
41. Dickdarmkrankheiten
42. Männliche Genitalkrankheiten
43. Weibliche Genitalkrankheiten
44. Heiserkeit
45. Appetitlosigkeit
46. Durst
47. Schluckauf
48. Asthma
49. Akute Bauchschmerzen
50. Wurmkrankheiten
51. Erbrechen
52. Durchfall
53. Verstopfung
54. Harnverhaltung
55. Häufiges Wasserlassen
56. Ruhr (als «indische Hitzekrankheit» bezeichnet)
57. Gicht
58. Rheumatismus
59. Gelbsucht
60. Lähmung («weiße Ader»)
61. Hautprobleme
62. Kleine Krankheiten
63. Angeborene Drüsenkrankheiten
64. Hämorrhoiden

65. Hautflechte
66. Krebsartige wunde Stellen
67. Tumore
68. Hodenschwellung
69. Elephantiasis
70. Rektumabszeß
71. Geburtshilfe, Säuglingskrankheiten
72. Kinderkrankheiten
73. Nervenkrankheiten bei Kindern, hervorgerufen durch böse Geister
74. Gynäkologie (allgemein)
75. Besondere Frauenkrankheiten
76. Häufige Frauenkrankheiten
77. Geisteskrankheiten durch Besessenheit von bösen Geistern
78. Die Geister, die Geisteskrankheiten hervorrufen
79. Geister, die Gedächtnisverlust verursachen
80. Planetarische Dämonen, die Epilepsie und Lähmungen verursachen
81. Lepra und Auszehrung des Körpers bei chronischen Geisteskrankheiten, verursacht durch Schlangengeister
82. Wunden, Verletzungen (allgemein)
83. Kopfwunden
84. Halswunden
85. Bauchwunden
86. Wunden an Armen und Beinen
87. Eigens hergestellte Gifte
88. Nahrungsmittelgifte
89. Pflanzliche, tierische und mineralische Gifte
90. Altersschwäche; Verjüngungsmittel
91. Stützung des alternden Menschen; Mittel gegen Impotenz
92. Stärkung des alternden Organismus; Mittel gegen Unfruchtbarkeit.

IV. *phyi-ma rgyud*, «Schlußtantra» (27 Kapitel)

1. Pulsuntersuchung
2. Urinuntersuchung
3. Kräutertees (77 Arten)
4. Gepulverte Arzneien (165 Arten)
5. Pillen (22 Arten)
6. Kondensierte, pastöse Arzneien, gesüßt (20 Arten)
7. Medizinische Butter (23 Arten)
8. Medizinische Aschen (13 Arten)
9. Eingedickte Abkochungen, Sirups (17 Arten)

10. Medizinische Weine (19 Arten)
11. Kostbare Arzneien aus Edelsteinen oder Metallen (20 Arten)
12. Kräuterarzneien
13. Behandlung mit Ölen, die zum Abführen eingenommen werden
14. Abführmittel (82 Arten)
15. Therapeutisches Erbrechen, Brechmittel
16. Mittel zur Reinigung der Nase (16 Arten)
17. Klistiere aus Säften
18. Instrumente zum Einbringen von Arzneien in den Dickdarm
19. «Nervenwaschung», Elixiere zur Reinigung der Kanäle
20. Aderlaß bei heißen Krankheiten (77 Adern)
21. Moxibustion bei kalten Krankheiten
22. Heiße und kalte Kompressen auf schmerzenden Stellen; Anwendung giftiger Mixturen
23. Medizinische Bäder
24. Massage und medizinische Einreibungen
25. Chirurgische Heilmethoden
26. Zusammenfassung der 1200 Untersuchungsarten zu drei Hauptkategorien
27. Klassifizierung und moralische Bedeutung der 404 Krankheiten

(Diese Übersicht beruht auf verschiedenen Quellen, vor allem auf Angaben von Dr. Pema Dorje und dem Abriß von A. Csoma de Körös.)

Anmerkungen

(Bibliographische Angaben zu den genannten Werken siehe Literaturverzeichnis S. 306)

Erster Teil

1. Darüber hinaus besitzt das Zentrum eine Apotheke, eine Forschungsabteilung und ein Museum. Stets mit einem zu kleinen Etat ausgerüstet, trägt es die kostenlose medizinische Versorgung in seinem Hospital, aber auch andere Einrichtungen durch den Verkauf traditioneller tibetischer Arzneien und anderer Produkte. Für nähere Informationen schreibe man an den Director des Tibetan Medical Centre, Dharamsala, H.P. Indien.

2. Shāntideva 1979, S. 179.

3. *The Ambrosia Heart Tantra*, S. 76.

4. Alexander und Selesnick, S. 22–31.

5. Burang, S. 133.

6. Finckh, S. 33–42.

7. Neben der Übersetzung bietet dieses Werk eine Geschichte der indotibetischen Medizin und einen Index tibetischer Medizinbegriffe. Vgl. auch C. Vogels Übersetzung der ersten fünf Kapitel der tibetischen Version von Vāgbhatas *Ashtangahridaya-Samhitā* (dieser Text existiert auch noch in der ursprünglichen Sanskrit-Fassung).

8. Neue Bücher und eine Zeitschrift für tibetische Medizin sind bei der Library of Tibetan Works and Archives und beim Tibetan Medical Centre in Vorbereitung.

9. Conze 1959, S. 187, 189.

10. Ebenda S. 187.

11. Conze 1956, S. 17 f.

12. Diese Darstellung beruht hauptsächlich auf Unterweisungen von Seiner Heiligkeit Düdjom Rinpoche, Oberhaupt der Nyingmapa-Schule des tibetischen Buddhismus.

13. Nimalasuria, S. 7.

14. Thoreau; Übertragung einer französischen Übersetzung ins Englische.

15. Shāntideva 1981.

16. Zimmer 1961, S. 465.
17. Ebenda S. 464.
18. *Crystal Mirror*, Vol. IV, Berkeley, Calif. (Dharma Publishing) 1975, S. 124 f.
19. Geshe Rabten, zitiert in Willis, S. 37.
20. Zitiert in Olschak 1966, S. 15.
21. Leslie, S. 7.
22. Zimmer 1948, S. 52.
23. Ebenda, S. 50.
24. Unterschiedliche Zeitbegriffe führen häufig dazu, daß zurückliegende Zeitabschnitte in Ost und West verschieden datiert werden. Zudem kommt es vor, daß bedeutende Gestalten, die in verschiedenen Jahrhunderten lebten, den gleichen Namen tragen. So nimmt Sylvan Levo das zweite nachchristliche Jahrhundert als Charakas Lebenszeit an, während Bhagwan Dash die Zeit um 600 v. Chr. angibt. Nähere Einzelheiten zu dieser Kontroverse in Jaggi 1973 a.
25. Zitiert in Nimalasuria, S. 32.
26. A. L. Basham: «The Practice of Medicine in Ancient and Medieval India», in Leslie (Hrsg.), S. 24.
27. Zimmer 1948, S. 32.
28. Jyotir Mitra: «Lord Buddha – A Great Physician», in: Udupa (Hrsg.), S. 50 f.
29. Zitiert in Olschak 1966, S. 14.
30. Huard und Ming Wong, S. 92.
31. Nach tibetischer Anschauung sind Ashvaghosha und Vāgbhata dieselbe Person, in Indien als Vāgbhata bekannt, in Tibet als Ashvaghosha. Die meisten der großen indischen Heiligen waren unter mehreren Namen bekannt.
32. Mitra in Udupa (Hrsg.), S. 53.
33. Zitiert in Dasgupta, S. 89.
34. Abgekochtes Wasser ist heute noch eines der Grundheilmittel der tibetischen Medizin bei Verdauungsbeschwerden aller Art. Es muß mindestens zwanzig Minuten lang gekocht werden. Manche Rezepte verlangen ein noch längeres und wiederholtes Kochen, um das Wasser in den Zustand geläuterter flüssiger Essenz zu überführen.
35. Die acht Heilenden Buddhas sind: *mtshan-legs-yongs-grags-dpal, sgra-dbyangs-rgyal-po, gser-bzang-dri-med-rin-chen-snang, myang-ngan-med-mchog-dpal, chos-grags-rgya-mtsho'i-dbyangs, mngon-mkhyen-rgyal-po, rgyal-ba-seng-ge'i-nga-ro, rin-chen-gtsug-tor-chen*.
36. Die acht weiblichen Heilenden Gottheiten sind: *bdud-rtsi-ma, grub-pa'i-lha-mo, gze-brjid-lha-mo, 'od-ljag, rmug-bsel, gdong-khra-ma, mdangs-ldan, ri-gy-byed-ma*.
37. Rechung Rinpoche, S. 180.
38. Da die persische Medizin das klassische griechische Heilsystem in sich

aufnahm und bewahrte, kann man annehmen, daß er diesen Namen zu Ehren des großen griechischen Arztes Galenos (Galen) angenommen hatte. Auch dies ein Hinweis darauf, daß griechisches Wissen Eingang in die tibetische Überlieferung fand.

39. Nach der Darstellung von Seiner Heiligkeit Dudjom Rinpoche (*Nyingmapa History*, unveröffentlichtes Manuskript) nahm er das Buch nachts um zwölf Minuten nach ein Uhr am fünfzehnten Tag des siebenten Monats im Erde-Tiger-Jahr aus dem Vasenpfeiler in der Haupthalle des Oberen Schreins von Samye, schrieb es ab und legte es an seinen Platz zurück.

40. V. Bhagwan Dash, in: Norbu (Hrsg.), S. 13.

41. Leslie, S. 356–367 («The Ambiguities of Medical Revivalism in Modern India»).

42. Wegen des mongolischen Āyurveda besteht in Rußland schon lange ein großes Interesse an der tibetischen Medizin. Zar Alexander I. gab eine Übersetzung des *Gyü-shi* in Auftrag (die nie fertiggestellt wurde), und führende moderne Wissenschaftler und Gelehrte der russischen Akademie der Wissenschaften haben die bislang gründlichsten wissenschaftlichen Arbeiten über tibetische Medizin hervorgebracht.

43. Rechung Rinpoche, S. 26.

44. Snellgrove und Richardson, S. 262.

45. Chang, S. 116.

46. Tulku Thondup Rinpoche, Nachschrift.

47. Stablein in Norbu (Hrsg.), S. 39–51.

48. Eliade 1976, S. 183.

49. Diese Darstellung beruht auf den Lehren von Dodrup Chen Rinpoche.

50. Dodrup Chen Rinpoche, S. 5.

51. Diese Meditation und Mantrapraxis kann ohne Einweihung geübt werden. Wenn die Möglichkeit besteht, die Übertragung und Einweihung durch einen qualifizierten Angehörigen der Übermittlungslinie zu erhalten, ist dies natürlich vorzuziehen.

52. Pema Dorje, ein junger, Englisch sprechender Arzt, der an der Tibetan Medical School in Dharamsala lehrt.

53. Nach verschiedenen Lehren und den Aussagen einiger Lamas sind die Sitze des «lebentragenden Windes» und des «durchdringenden Windes» austauschbar. Sie entsprechen sich im Charakter und sind austauschbar, weil das weiße Thigle im Kopf-Chakra vom zentralen Primär-Thigle im Herzen stammt und beide im ganzen Körper das Bewußtsein tragen. Sowohl Kopf als auch Herz stehen also in Beziehung zu den mentalen Funktionen.

54. Diese Darstellung beruht vor allem auf dem von Csoma de Körös gegebenen Abriß.

55. Rechung Rinpoche, S. 96f.

56. Ebenda.

57. Yeshe Dhonden und J. Hopkins, in: D. Norbu (Hrsg.), S. 28 f.

58. Bei diesem Erlangen des «Regenbogenkörpers» *('ja-lus)* werden die inneren Elemente des Körpers in ihre aufs höchste verfeinerten Entsprechungen überführt, die als fünffarbiges Licht erscheinen. Nur Nägel und Haare bleiben wie zuvor. Es soll zahlreiche Heilige gegeben haben und geben, die diese Stufe erreicht haben.

59. In Evans-Wentz 1971, S. 42.

60. Rechung Rinpoche, S. 32.

61. sGam Po Pa, S. 65.

62. Rechung Rinpoche, S. 37.

63. Ebenda, S. 57.

64. Ebenda.

Zweiter Teil

1. Die acht Zweige der tibetischen Medizin, etwas anders benannt als im klassischen Āyurveda, sind: Körperliche Krankheiten, Frauenkrankheiten, Wunden durch Waffeneinwirkung, Kinderkrankheiten, Krankheiten durch Geister, Krankheiten durch Gifte, Krankheiten des Alters, Sterilität.

2. Dr. Ama Lobsang, leitende Ärztin des Tibetan Medical Centre in Dharamsala.

3. Chang, S. 19.

4. Nach der Beschreibung im Zweiten Tantra. Vgl. Rechung Rinpoche, S. 40.

5. Yeshe Dhonden und J. Hopkins, in: D. Norbu (Hrsg.), S. 25.

6. Denken wir zum Beispiel auch an das schamanistische Modell, wo gerade junge Menschen mit psychotischer Persönlichkeit als besonders geeignet für die Schulung zum Schamanen gelten. Siehe hierzu Mircea Eliades monumentales Werk *Schamanismus und archaische Ekstasetechniken*, Zürich (Rascher) 1957.

7. Aussage von Dr. Ama Lobsang.

8. Im tibetischen System beginnt die Zählung beim ersten vorspringenden Wirbel an der Nackenbasis, das ist in der westlichen Anatomie der siebente Halswirbel.

9. *The Diagnostic and Statistical Manual of Mental Disorders (DSM)*, S. 33–34.

10. Ebenda.

11. Patrul Rinpoche, Blatt 639–673 («Instructions on How to Become Victorious over Demons by Abandoning Them and Checking Their Origins»).

12. Ma-Chig-la, S. 6.

13. Burang, S. 136 f.

14. Etymologie nach Prof. R. A. F. Thurman, Amherst College.

15. Zitiert in Kelsey, S. 77.

16. Chang 1970, S. 5.

17. Trungpa, S. 194 f.

18. Burang, S. 135.

19. Diese Informationen über die Entstehung von Geistern beruhen auf Aussagen von Tulku Pema Wangyal. Interessanterweise zeigen auch westliche Untersuchungen über das Auftreten von Geistern, daß fast immer ein Zusammenhang mit Selbstmord, Mord und «nicht abgeschlossenen Angelegenheiten» besteht.

20. Die Angaben wechseln in verschiedenen Linien der tibetischen Überlieferung. Anstelle der 360 Dämonen, die René de Nebesky-Wojkowitz in seinem Buch erwähnt (das gründlichste und umfassendste Werk zu diesem Thema), nennt ein tibetisches Buch mit dem Titel *Der weiße Regenschirm* 420 *gdon*. Neben vielen anderen Informationen werden hier auch die Namen der verschiedenen Gottheiten genannt, die vor bestimmten *gdon* schützen. Es gibt von diesem Buch noch keine Übersetzung.

21. Nach Burang besteht besondere Anfälligkeit für epileptische Anfälle an folgenden Tagen des lunaren Monats: 4., 8., 11., 15. (Vollmond), 18., 22., 25. und 29.

Hinsichtlich der «Strahlungseffekte», die epileptische Anfälle auslösen, ist interessant, daß unsere heutigen allgegenwärtigen Dämonen – Fernsehapparate und Leuchtstoffröhren mit ihrem feinen Flimmern – dazu auch imstande sind, wie wissenschaftliche Untersuchungen erwiesen haben.

22. Der Garuda symbolisiert hier die absolute Weisheit, die Nāga-Schlange die Verblendung und die Lepra die Folgen der Verblendung.

23. Der Kanal im rechten Ringfinger hat mit dem Aufsteigen negativer Emotionen zu tun. Um sich gegen Dämonen und destruktive Emotionen zu schützen, die den Geist entzünden, soll man mit dem Daumen auf den Ansatz (Handinnenseite) des Ringfingers drücken.

24. Patrul Rinpoche, Blatt 207–210.

25. Angaben von Yeshe Dorje Rinpoche, Regenmacher und Exorzist.

26. Longchenpa, Bd. II, S. 48.

27. Zitiert von Gam Po Pa, S. 223.

28. Guenther 1969, S. 223.

29. Ebenda, S. 36 f.

30. Diese Klassifizierung der verschiedenen Arten des Exorzismus beruht auf Angaben von Dobum Rinpoche, Director der Library of Tibetan Works and Archives in Dharamsala.

31. Ins Deutsche übers. nach W. E. Evans-Wentz, *Tibetan Yoga and Secret Doctrines*, London 1935.

32. *Charaka-Samhitā*, Bd. III.

33. Textvorlage: Siehe Literaturverzeichnis unter *rGyud'bźi*. Die englische Übersetzung von Namdrol Gyamtso und Lodro Thaye beruht hauptsächlich auf

mündlichen Unterweisungen und Erklärungen durch den tibetischen Lama-Arzt Dodrag Amchi aus dem Kloster Kedrup Sherab Ling in Bodhnath, Nepal. Der schottische Yogi Gyurmed-Dorje half bei der Rohübersetzung. Geshe Jamspal vom Buddhist Institute in New Jersey übernahm die Endredaktion.

34. Weshalb die Besessenheit von diesen fünf «großen Elementargeistern» der voll entwickelten Psychose vorausgeht, wie sie von den anderen Mitgliedern dieser Gruppe von Dämonen herbeigeführt wird, ist nicht eindeutig zu klären. Eine Interpretationsmöglichkeit besteht darin, daß diese fünf, die alle eine Beziehung zum höheren spirituellen Leben haben, den Versuch repräsentieren, sich spirituell zu entwickeln und aus dem Gefängnis der Jedermanns-Mentalität auszubrechen. Dann wären sie eine Art fehlgeleitete Einsicht oder entgleiste spirituelle Entwicklung, aufgrund derer der Geist nicht mehr fähig ist, seine Öffnung für höhere Dimensionen zu verkraften: er kann die Erfahrungen nicht positiv integrieren und wird von ihnen überwältigt. Dies erinnert an die Anschauung, daß Wahnsinn und spirituelle Entwicklung die beiden Möglichkeiten sind, die sich aus echter Wirklichkeitsschau ergeben.

Eine zweite Interpretationsmöglichkeit betrifft die folgende Entsprechung: In der buddhistischen Philosophie gibt es «fünf große Elemente», die manchmal als subatomare kosmophysikalische Prinzipien beschrieben werden; und es gibt «achtzehn Elemente», in denen sich die Funktionen des Normalbewußtseins ausdrücken – sechs dominante Elemente oder Sinnesorgane, darunter auch der Verstand; sechs Sinneselemente oder Aktivitäten der Sinne, darunter auch das Denken; und sechs Objekt-Elemente. Wenn die fünf großen Elemente (*'byung-ba*, dieselbe Wortwurzel wie bei den Elementargeistern, *'byung-po'i gdon*, wörtlich «Geister der Elemente») durch den Einfluß von Geist und Emotionen in Unordnung geraten, so liegt eine Störung des Lebens-Grundgefüges vor, aus der achtzehn Arten von verzerrter Wahrnehmung und gestörtem Bewußtsein entstehen können.

35. *Diagnostic and Statistical Manual*, S. 34.

36. Ebenda, S. 33.

37. An kaum einer anderen Stelle wird der Transformierungs-Aspekt der Medizin deutlicher als bei der Verarbeitung von Quecksilber. Quecksilber, so heißt es, ist dem Geist ähnlich. Es ist beweglich, flüssig und flüchtig wie der Geist. Und es ist in seinem Normalzustand ein tödliches Gift. Stabilisiert und geläutert, wird es – wie der Geist in seinem höchsten Entwicklungszustand – ein Elixier, dem nichts widersteht.

Die überlieferte Reinigungsprozedur, zu der zahlreiche Zutaten gehören, die in bestimmten Mengenverhältnissen auf genau festgelegte Weise anzuwenden sind, ist sehr schwierig und dauert mindestens drei Tage. Um nur einige Einzelheiten zu nennen: Das rohe Quecksilber wird mit einer bestimmten Wurzel und wildem Ingwer vermischt und diese Mischung auf ein Stück weiches Moschushirsch-Leder gebracht, das man dann fest mit einer Kordel zusammenbindet, so daß ein Beutel entsteht. Dieser Beutel wird einen Tag lang in der Hand gerieben; dabei sollen die Kräuter die Giftigkeit des Quecksilbers ausziehen. Auch das Leder dient diesem Zweck. Beim Öffnen sieht man, daß die Kräutermischung schwarz geworden ist und das Quecksilber jetzt viel sauberer und glänzender wirkt.

Nach einigen weiteren Zwischenschritten wird das Quecksilber zusammen mit weiteren Kräutern, Salzen und Metallen in Kuh-Urin gekocht. In späteren Stadien wird das Quecksilber in Öl gekocht und dann mit pulverisiertem Schwefel verrieben, der ebenfalls einen Reinigungsprozeß durchlaufen hat. Die Vermischung wirkt der Giftwirkung beider Substanzen entgegen. Man erhält ein gelbes Pulver, das eineinhalb Tage lang ohne Unterbrechung verrieben werden muß, bis es ein extrem feines, pechschwarzes Pulver ergibt.

38. Burang, S. 74f.

Schlußbetrachtung und Ausblick

1. Zitiert in Alexander und Selesnick, S. 357.
2. Fromm, S. 94.
3. Francis Story: «Buddhist Mental Therapy», in: Nimalasuria, S. 30.
4. Wegbereitende Arbeit zur Anwendung der buddhistischen Psychologie in der modernen klinischen Psychologie wurde in Amerika von Tarthang Tulku Rinpoche am Nyingma Institute in Berkeley, Kalifornien, und von Chögyam Trungpa Rinpoche am Naropa Institute in Boulder, Colorado, geleistet. Inzwischen haben diese Bemühungen durch die Transpersonale Psychologie eine breitere Basis bekommen. Vgl. Walsh und Vaughan.
5. Fingarette, S. 180.
6. Alexander und Selesnick, S. 45.
7. Rechung Rinpoche, S. 32.
8. Evans-Wentz 1972, S. 264, 271.

Literaturverzeichnis

A. Bücher und Artikel

Ackerknecht, Erwin H.: *Kurze Geschichte der Medizin*, Stuttgart (Enke) 1959.

Alexander, Franz Gabriel, und Sheldon T. Selesnick: *Geschichte der Psychiatrie*, Zürich (Diana) 1969.

The Ambrosia Heart Tantra: The Secret Oral Teaching on the Eight Branches of the Science of Healing, Vol. I, Dharamsala (Library of Tibetan Works and Archives) 1977.

Bai Dur sNgon Po («Der Lapislazuli-Kommentar zum *Gyü-shi*») von *Sangs-rgyas rGya-mtsho* (Sengye Gyatso), Leh, Ladakh (T.Y. Tashigangpa) 1973, Vol. 3.

Bajra, Mana: *An Outline of Ayurveda*, Kathmandu (Piyusavarsi Ausahala) 1975.

Beau, Georges: *La médicine chinoise*, Paris (Ed. du Seuil) 1965.

Bharati, Agehananda (= Leopold Fischer): *Die Tantra-Tradition*, Freiburg i. Br. (Aurum) 1977.

Bhattacharyya, Benoytosh: *Gem Therapy*, Kalkutta (Mukhopadhyay) 1971.

Birnbaum, Raoul: *Der Heilende Buddha*, München (O.W. Barth) 1984.

Blofeld, John: *The Tantric Mysticism of Tibet*, New York (Dutton) 1970 *(dt. Der Weg der Macht)*.

ders.: *Rad des Lebens*, Zürich, Stuttgart (Rascher) 1961.

Burang, Theodor: *Tibetische Heilkunde*, Zürich (Origo) 1974.

Burtt, Edwin: *The Teachings of the Compassionate Buddha*, New York (Mentor) 1955.

Chandra, Lokesh (Hrsg.): *An Illustrated Tibeto-Mongolian Materia Medica of Ayurveda of 'Jam-dpal-rdo-rje of Mongolia*, New Delhi (International Academy of Indian Culture) 1971.

Chang, Garma C. C.: *The Hundred Thousand Songs of Milarepa*, New York (Harper Colophon Books) 1970.

ders.: *The Teachings of Tibetan Yoga*, New Hyde Park, New York (University Books) 1963.

Charaka-Samhita, Vol. 3, übers. v. Pareshnath Sarma, Kalkutta (P. Sarma) 1906.

Chen, Chien-min: *Discrimination between Buddhist and Hindu Tantras*, Kalimpong, Indien (C. M. Chen) 1969.

ders.: *The Practice of Sunyata in the Hinayana, Mahayana and Vajrayana*, Kalimpong, Indien (C. M. Chen) 1972.

Chinese Medical Herbs, zusammengetragen von Li Shih-Chen, San Francisco (Georgetown Press) 1973.

Chopra, Sir Ram Nath: *Indigenous Drugs of India*, Kalkutta (Art Press) 1933.

Conze, Edward: *Buddhist Meditation*, London (Allen & Unwin) 1956.

ders.(Hrsg.): *Buddhist Scriptures*, London (Penguin) 1959.

ders.: *Buddhist Wisdom Books*, London (Allen & Unwin) 1958.

Csoma de Körös, Alexander: «Analysis of a Tibetan Medical Work», in: *Journal of the Asiatic Society of Bengal*, Jan. 1835, S. 1–20.

Dargyay, Eva M.: *The Rise of Esoteric Buddhism in Tibet*, Delhi (Motilal Banarsidass) 1977.

Das, Sarat Chandra: *A Tibetan English Dictionary*, 1902, Reprint Delhi (Motilal Banarsidass) 1970.

Dasgupta, Shashibhusan: *Obscure Religious Cults*, Kalkutta (Mukhopadhyay) ^{3}1969.

Dash, Vaidya Bhagwan: «The Drug *Terminalia Chebula* in Ayurveda and Tibetan Medical Literature», in: *Kailash, A Journal of Himalayan Studies*, 4 (1976) S. 5–20.

ders.: «Indian Contribution to Tibetan Medicine», in: Dawa Norbu, siehe dort.

ders.: «Saffron in Ayurveda and Tibetan Medicine», in: *The Tibet Journal* I (Apr.–Jun. 1976) S. 59–66.

ders.: *Tibetan Medicine: With Special Reference to Yoga Sataka*, Dharamsala (Library of Tibetan Works and Archives) 1976.

Dastur, J. F.: *Medicinal Plants of India and Pakistan*, Bombay (D. B. Taraporevala) 1962.

Dhonden, Yeshe, und Jeffrey Hopkins: «An Anatomy of Body and Disease», in: Norbu, siehe dort.

ders. und Gyatsho Tshering: «What is Tibetan Medicine?», in: Norbu, siehe dort.

The Diagnostic and Statistical Manual of Mental Disorders (DSM II), Washington, D.C. (American Psychiatric Association) ^{3}1968.

Dodrup Chen Rinpoche: *Instructions for Turning Suffering and Happiness into the Path of Enlightenment*, Darjeeling (Ogyan Kiunsang Choekhorling Monastery) 1979.

Eliade, Mircea: *Patanjali and Yoga*, New York (Schocken Books) 1976.

ders.: *Yoga; Unsterblichkeit und Freiheit*, Zürich, Stuttgart (Rascher) 1960.

Evans-Wentz, Walter Y.: *Das Tibetanische Totenbuch*, Olten und Freiburg i. Br. (Walter) 1972.

ders.: *Das tibetische Buch der großen Befreiung*, München-Planegg (O. W. Barth) 1955.

ders.: *Yoga und Geheimlehren Tibets*, München-Planegg (O. W. Barth) 1937.

Filliozat, J.: *The Classical Doctrine of Indian Medicine*, Delhi (Munshiram Manoharlal) 1965.

Finckh, Elisabeth: *Grundlagen tibetischer Heilkunde*, Bd. 1, Uelzen (Medizinisch Literarische Verlagsgesellschaft) 1975.

Fingarette, Herbert: *The Self in Transformation*, New York (Basic Books) 1963.

Fromm, Erich: *Psychoanalyse und Religion*, Konstanz (Diana) 1966.

Gammermann, A. F., und B. V. Semičov: *Slovar' tibetsko-latino-russkich nazvanij lekarstvennogo rastitel'nogo syrja primenjaemogo v tibetskoj medicine*, Ulan-Ude, UdSSR, 1963 («Wörterbuch der tibetisch-lateinisch-russischen Bezeichnungen der Arzneipflanzen-Rohstoffe, die in der tibetischen Medizin verwendet werden»).

sGam Po Pa: *The Jewel Ornament of Liberation*, übers. v. Herbert V. Guenther, Berkeley, Calif. (Shambhala) 1971.

Gist Prescriptions of the Tibetan Traditional Medicine, Dharamsala (Tibetan Medical Centre) 1972.

Grousset, René: *Sur les Traces du Bouddha*, Paris (Plon et Nourrit) 1929.

Guenther, Herbert V.: *Philosophy and Psychology in the Abhidharma*, Berkeley, Calif. (Shambhala) ^{3}1976.

ders.: *The Royal Song of Saraha: A Study in the History of Buddhist Thought*, Berkeley, Calif. (Shambhala) 1969.

rGyud'bźi: A Reproduction of a Set of Prints from 18th Century Zung-cu-ze Blocks from the Collection of Prof. Raghu Vira, Leh, Ladakh (S. W. Tashigangpa) 1975.

Huard, Pierre, und Ming Wong: *Chinesische Medizin*, München (Kindler) 1968.

Hunt, R.: *The Seven Keys to Color Healing*, Ashington, Engl. (C. W. Daniel) 1968.

Jaggi, O. P.: *Indian System of Medicine*, Delhi (Atma Ram) 1973 a.

ders.: *Yogic and Tantric Medicine*, Delhi (Atma Ram) 1973 b.

Jain, S. K.: *Medicinal Plants*, Delhi (National Book Trust of India) 1968.

Kadans, Joseph: *Encyclopedia of Medicinal Herbs*, New York (Arco) 1973.

Kelsey, Morton: *Discernment: A Study in Ecstasy*, New York (Paulist Press) 1978.

Lati Rinpoche und Jeffrey Hopkins (Hrsg.): *Stufen zur Unsterblichkeit*, Köln (Diederichs, DG 41) 1983.

Leslie, Charles (Hrsg.): *Asian Medical Systems*, Berkeley (University of California Press) 1976; darin: Charles Leslie: «The Ambiguities of Medical Revivalism of Modern India.»

Longchenpa: *Kindly Bent to Ease Us*, übers. v. Herbert V. Guenther, Emeryville, Calif. (Dharma Publishing) 1975, 1976 (3 Bände).

ders.: «The Natural Freedom of Mind», in: *Crystal Mirror* IV (1975) S. 113–146.

Ma-Chig-la: «Demons: Routing the Forces of Obstruction», in: *Gesar* III (1976) S. 6–9.

Maury, Marguerite: *The Secret of Life and Youth*, London (MacDonald) 1964.

Medicinal Plants of Nepal, Kathmandu (H. M. G. Press) 1970.

Mipham Rinpoche: *Collected Writings of 'Jam-mgon 'Ju Mi-pham rGya-mtsho*, Gangtok, Sikkim (Sonam Topgay Kazi) 1975, Vol. 9.

Mitra, Jyotir: «Lord Buddha – A Great Physician», in: Udupa, siehe dort.

Nebesky-Wojkowitz, René de: *Oracles and Demons of Tibet*, London (Oxford Press) 1959.

Nimalasuria, Ananda (Hrsg.): *Buddha The Healer: The Mind and its Place in Buddhism*, Kandy, Sri Lanka (Buddhist Publication Society) 1960.

Norbu, Dawa (Hrsg.): *An Introduction to Tibetan Medicine*, Delhi (Tibetan Review Publications) 1976.

Olschak, Blanche C.: «The Art of Healing in Ancient Tibet», in: *CIBA Symposium* 12 (1964) S. 129–134.

dies.: «Traditional Therapies of Ancient India», in: *Sandoz News* 3 (1966).

dies.: *Mystik und Kunst Alttibets* (In Zusammenarbeit mit Geshe Thubten Wangyal), Bern, Stuttgart (Hallwag) 1972.

Patrul Rinpoche: *The Collected Works of dPal-sprul O-rgyan 'Jigs-med Chos-kyi dBang-po*, Gangtok, Sikkim (Sonam Topgay Kazi) 1970, Vol. 2.

Rechung Rinpoche, Jampal Kunzang: *Tibetan Medicine*, Berkeley (University of California Press) 1973.

Samdhong Rinpoche: «Medical Therapy in Buddhism – Its Aim and Nature», in: Udupa, siehe dort.

Shāntideva: *A Guide to the Bodhisattva's Way of Life*, Dharamsala (Library of Tibetan Works and Archives) 1979.

ders.: *Eintritt in das Leben zur Erleuchtung*, Köln (Diederichs, DG 34) 1981.

Sigerist, Henry E.: *Anfänge der Medizin*, Zürich (Europa) 1963.

Shnellgrove, David, und Hugh Richardson: *A Cultural History of Tibet*, New York (Praeger) 1968.

Stablein, William: «Tibetan Medical-Cultural System», in: Norbu, siehe dort.

Stcherbatsky, T.: *The Central Conception of Buddhism: The Meaning of the Word Dharma*, Varanasi (Motilal Banarsidass) 1970.

Thoreau, Henry David: *The Dial*, Vol. IV (3) 1844, darin die Übersetzung «The White Lotus of the Good Law.»

Trungpa, Chögyam: *Spiritueller Materialismus*, Freiburg i. Br. (Aurum) 1975.
Tucci, Guiseppe: *Geheimnis des Mandala. Theorie und Praxis*, Weilheim (O. W. Barth) 1972.
Udupa, K. N., und G. Singh (Hrsg.): *Religion and Medicine*, Varanasi (Benares Hindu University) 1974.
Uphof, Johannes C. T.: *Dictionary of Economic Plants*, Lehre (J. Cramer) ²1968.
Vogel, Claus: «On Bu-ston's View of the Eight Parts of Indian Medicine», in: *Indo-Iranian Journal* 6 (1963), S. 290–295.
Waddell, Laurence A.: *Tibetan Buddhism*, New York (Dover) 1972.
Wade, Carlson: *Health Secrets of the Orient*, West Nyack, New York (Parker) 1973.
Walsh, Roger N., und Frances Vaughan (Hrsg.): *Psychologie in der Wende*, Bern, München, Wien (Scherz) 1985.
Wangyal, Geshe: *The Door of Liberation*, New York (Girodias) 1973.
Wayman, Alex: «Buddhist Tantric Medicine Theory», in: Norbu, siehe dort.
Willis, Janice D.: *The Diamond Light of the Eastern Dawn*, New York (Simon & Schuster) 1971.
Zilboorg, Gregory: *A History of Medical Psychiatry*, New York (W. W. Norton) 1967.
Zimmer, Heinrich: *Hindu Medicine*, Baltimore (John Hopkins Press) 1948.
ders.: *Philosophie und Religion Indiens*, Zürich (Rhein) 1961.

B. Typoskripte, unveröffentlichte Manuskripte, Nachschriften und Tonbandaufzeichnungen

Barshi Phuntsel Wangyal: *A Short Explanation of Tibetan Medicine*, Long Island (Bodhi House) 1976; unveröff. Manuskript.
Chagmed Rinpoche: *Hymn in Praise of the Medicine Buddha*, Seattle (Karma Rigdrol Publications) 1974; Typoskript.
Chandra, Lokesh: *A Sanskrit-Tibetan Dictionary of Medical Terms*, New Delhi (Academy of Indian Culture); unveröff. Manuskript.
Dhonden, Yeshe: Vortrag über «Tibetan Humoral Medicine», New York (Dharmadhatu) 1974.
Doboom Rinpoche: Vortrag über «Methods of Exorcism», Dharamsala 1976; Nachschrift.
Dodrag Amchi Rinpoche: «Complete Teachings on Chapters 77, 78 and 79 of the *Man-Ngag rGyud*, the Third Tantra of the *rGyud-bzhi*, Kathmandu (Kloster Kedrup Sherab Ling) 1976; Tonbänder.
Dudjom Rinpoche: Seminar über «The Six Bardos», Greenville, New York, 1980; Nachschrift.

ders.: Seminar über «Mind and Healing», New York (Yeshe Nyingpo) 1980; Tonbänder.

ders.: Vortrag über «The Nature of Mind», New York 1976.

ders.: *Nyingma History*; unveröff. Manuskript.

Lobsang, Ama: Vortrag über «Tibetan Psychiatry», Dharamsala 1976; Tonbänder.

Pema Dorje: Kurs über «Tibetan Medicine», Dharamsala 1976; Notizen, Nachschrift.

ders.: Vortrag über «Tibetan Psychiatry», Dharamsala 1976; Tonbänder.

Romero, Philip: *Tibetan Medicine: An Ancient System Struggles to Survive*; unveröff. Manuskript.

Sogyal Rinpoche: Vorlesung über «The Tibetan Art of Healing», London 1975, Nachschrift.

Thinle Norbu Rinpoche: Seminar über «Tantric Practices According to the Nyingmapa Tradition», New York (Yeshe Nyingpo) 1977; Nachschrift.

Tulku Thondup Rinpoche: «A Summary of Mipham Rinpoche's Commentary on the Seven Line Prayer», Providence (Mahasiddha Nyingmapa Center) 1977; Nachschrift.

Wangla, Amchi Lama: Unterweisung über «The Medicine Called ‹The Precious Essence which Removes the Mind of Sorrow›», Ghoom, Darjeeling 1976, Nachschrift.

Yeshe Dorje Rinpoche: Vorträge über «Nagas, Exorcism and Compassion», Dharamsala 1976; Tonbänder.

Register